Suzanne Yates ◆ Bereit für eine glückliche Geburt

Titel der englischen Originalausgabe:
Beautiful Birth

Titel der französischen Ausgabe:
Merveilleuse Naissance

Chemin du Guillon 20
CH-1233 Bern
info@editions-jouvence.com
www.editions-jouvence.com

Erste Auflage 2016

In Zusammenarbeit mit der Autorin wurde die englische Originalausgabe nicht nur übersetzt, sondern gleichzeitig auch aktualisiert und erweitert durch:
Pirmoni-Verlag, Berlin
www.pirmoni.de

Planung und Lektorat: Monika Knaden, Berlin
Übersetzerin: Alexandra Gelny, Wien
Satz und Layout: Elly Scholten, Krefeld
Druck: Westermann, Zwickau
Umschlaggestaltung: Hedi Rachfahl, Berlin

Printed in Germany
978-3-9817460-2-0

Suzanne Yates

Bereit für eine glückliche GEBURT

Die Vorbereitung entspannt genießen

Aus dem Englischen von
von Alexandra Gelny

Pirmoni Verlag

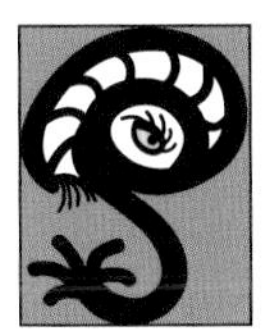

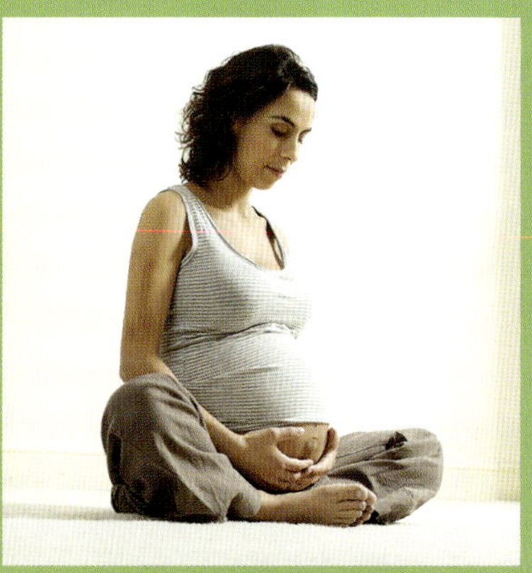
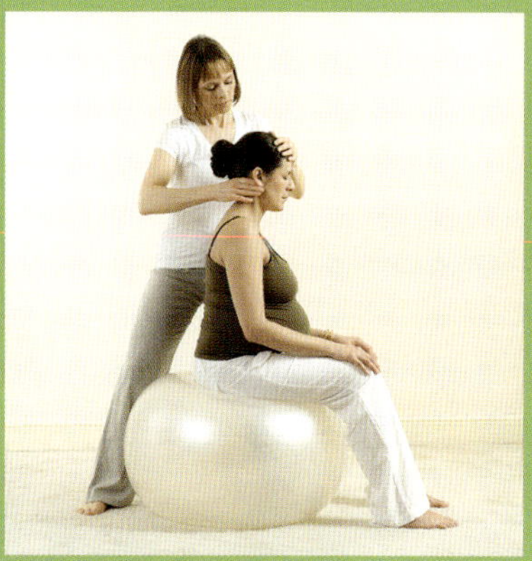

INHALT

Die Vorbereitung entspannt genießen

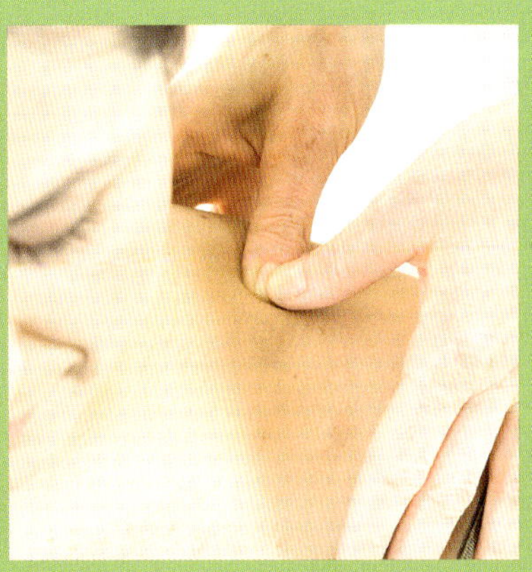

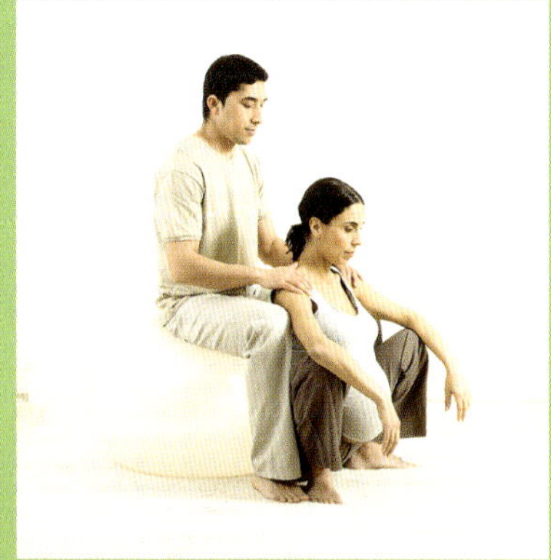

Die Autorin

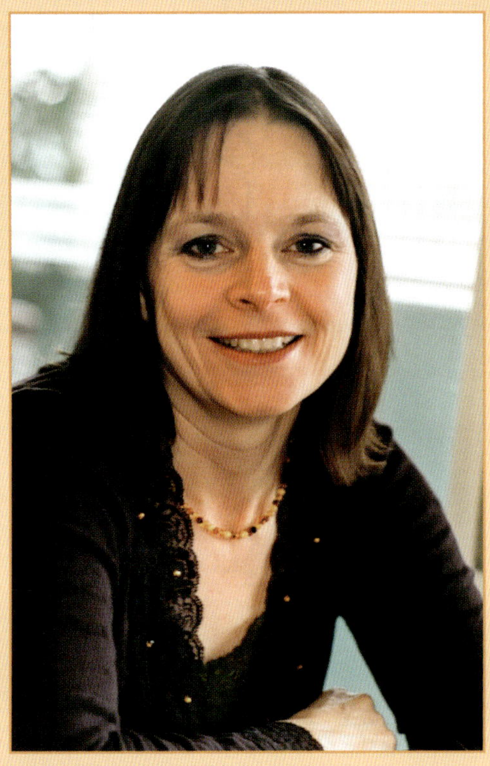

Die Engländerin Suzanne Yates ist eine renommierte Lehrerin und Pionierin auf dem Gebiet Shiatsu und Massage für Schwangerschaft und Geburt. Inspiriert durch ihre Ausbildungen zur Shiatsu-Praktikerin und Massage-Therapeutin vor nunmehr 30 Jahren begründete sie 1990 Well Mother, ihren eigenen ganzheitlichen Ansatz für Körperarbeit in der Schwangerschaft sowie rund um die Geburt. Seither leitet sie Ausbildungskurse für Shiatsu-PraktikerInnen, Hebammen und KörpertherapeutInnen weltweit. Sie ist Autorin der Bücher *Shiatsu for Midwives* (2003, Elsevier Verlag), das in deutscher Sprache unter dem Titel *Shiatsu für Schwangerschaft und Geburt* erhältlich ist, und *Pregnancy and Childbirth* (2010, Elsevier Verlag).

Ein paar Worte zur ersten deutschen Ausgabe

Ich freue mich sehr, dass mein Buch nun auch in deutscher Sprache erschienen ist. Leider spreche ich kein Deutsch, doch ich erinnere mich noch sehr gut, dass meine Lehrtätigkeit im Ausland im Jahr 1999 in Wien ihren Anfang nahm. Aus Wien stammt auch die Übersetzerin dieses Buches, eine langjährige Schülerin von mir, die jetzt selbst unterrichtet: Alexandra Gelny. Ich bin sehr glücklich und dankbar, dass es durch sie möglich war, die englische Originalfassung nicht nur zu übersetzen, sondern auch einige Stellen zu überarbeiten und somit wichtige Ideen noch besser zu verdeutlichen. Insbesondere haben wir nun auch wesentliche Grundkonzepte der Traditionellen Chinesischen Medizin ergänzt. Ich danke auch Monika Knaden, der Verlegerin dieses Buches, die uns mit wertvollen Beiträgen in diesem Prozess unterstützt hat.

In den letzten Jahren gewinnt eine ganzheitliche Herangehensweise in der Geburtsvorbereitung zwar immer mehr an Bedeutung, es ist jedoch meine Überzeugung, dass die Kraft der Berührung, insbesondere von Shiatsu (eine Form der Berührung, die auch Akupunkturpunkte mit einbezieht) noch nicht die volle Anerkennung findet. Viele hilfreiche Berührungstechniken, auch aus dem Shiatsu, sind für Partner einfach zu erlernen und können mit nur wenig Training sehr wirkungsvoll eingesetzt werden.
Meine intensive Beschäftigung mit Schwangerschaft und Geburt begann in Bristol, England, im Jahr 1990, als meine Arbeit hauptsächlich aus dem Unterrichten von Frauen und ihren Partnern bestand. Dabei entwickelte ich die Übungen und Techniken, wie sie in diesem Buch von mir beschrieben werden. Ich war damals beeindruckt, wieviel ein Partner zur Unterstützung seiner Partnerin beitragen kann. Schließlich kamen auch schwangere Hebammen zu meinen Kursen und ermutigten mich, meine Arbeit auch für die Fortbildung von Hebammen weiterzuentwickeln. Dies war der Ansporn für mich, mein erstes Buch *Shiatsu for Midwives* zu schreiben, das auch ins Deutsche übersetzt wurde.
Mein Verständnis von Geburt und Mutterschaft hat sich durch die Begegnung mit verschiedenen Kulturen vertieft und erweitert. Ich bin außerdem sehr dankbar, dass ich mit Shiatsu vor der Geburt meiner eigenen Kinder in Berührung kam. Auf diese Weise konnte ich die östliche Energiearbeit in mein Leben und meine Arbeit integrieren. Jede Kultur hat ihre ganz eigene Herangehensweise, doch allen liegt gleichzeitig auch etwas zutiefst Universelles, ja Ursprunghaftes in der Geburtserfahrung zugrunde.
Ich würde mir wünschen, dass Ihnen dieses Buch in der Vorbereitung auf die Geburt als praktischer Wegweiser dienen kann und Ihnen auch dabei hilft, Ihrer eigenen Intuition zu vertrauen und zu folgen. Denn jede Frau, jedes Baby und jeder Partner bringen sich auf ganz unterschiedliche Weise ein, mit ganz persönlichen Talenten und Vorlieben. Meine Übungsanleitungen können Sie übernehmen, aber auch nach Belieben abwandeln. Ich wünsche Ihnen viel Freude auf Ihrer ganz eigenen und einzigartigen Reise zur Geburt und Elternschaft.

Suzanne Yates
Bristol 2016

Die Geburt Ihres Kindes – Eine ganz persönliche Reise

Ich gratuliere Ihnen. Ein ganz spezieller Tag kommt immer näher – die Geburt Ihres Kindes. Sie dabei zu unterstützen, diesen Tag glücklich und mit viel Freude zu erleben, ist mir ein persönliches Anliegen.

Mit diesem Buch möchte ich Ihnen helfen zu lernen, wie Sie sich durch eine gute Verbindung zu Ihrem Körper und Ihrem Baby so auf die Geburt vorbereiten können, dass sie zu einer möglichst positiven, vielleicht sogar genussvollen Erfahrung werden kann. Ganz entscheidend dabei ist, sich bewusst zu machen, welche Kraft Massage und Berührung haben, wie wichtig körperlicher Kontakt und die emotionale Bindung zwischen Ihnen und Ihrem Geburtspartner ist und wie Sie dies alles bei Ihrer Geburtsvorbereitung nutzen können. Ich möchte Sie mit meinem Buch inspirieren und ich hoffe sehr, dass es Ihnen Freude bereiten wird, die beschriebenen Übungen auszuprobieren. Diese sollen dazu beitragen, dass Sie die Geburt noch bewusster erleben können. Selbst wenn Sie die Geburt nicht so genießen können, wie Sie vielleicht gehofft haben, so bleibt Ihnen immer noch das gute Gefühl, Ihr Bestes gegeben zu haben, indem Sie Ihren Körper und auch Ihr Baby optimal vorbereitet haben.

In unserer Kultur ist die Vorbereitung auf die Geburt oft unnötigerweise mit Angst und Furcht besetzt. Wir fragen uns, ob wir den Schmerz ertragen können. Aber bei der Geburt geht es nicht nur um körperliche Schmerzen. Sie begeben sich vielmehr auf eine aufregende Reise, die Sie nicht nur in Ihrem Körper und Ihrem Geist, sondern auch in der Beziehung zu Ihrem Partner in Bereiche vordringen lässt, die Sie vorher nicht für möglich gehalten hätten. Die Geburt ist auch eine Reise zu sich selbst, Sie werden viel über sich erfahren und sich selbst neu kennenlernen.

Vorbereitung

Wenn Sie bisher keine Kinder geboren haben, wird die Vorbereitung auf die Geburt Sie vielleicht mit Unruhe und Sorge erfüllen, denn vieles ist für Sie neu und unvorhersehbar. So können Sie nicht genau wissen, wie die Entbindung ablaufen wird, wie lange sie dauert, wann sie genau beginnt oder wie anstrengend sie sein wird.

Da auch Ihre innere Haltung Einfluss auf den Verlauf Ihrer Reise hat, sollten Sie sich sowohl mental als auch körperlich darauf vorbereiten. Wenn Sie schon von vornherein erwarten, dass die Geburt anstrengend wird, fordern Sie es förmlich heraus, dass Sie angespannt und ängstlich werden. Aber wenn Sie sich positiv einstimmen und sich gut vorbereiten, indem Sie lernen Ihren Körper und auch Ihren Geist zu entspannen, ist es wahrscheinlicher, dass Sie die Geburt auch genießen können. Selbst wenn Sie eine »schwierige« Geburt haben, kann eine positive Grundhaltung Ihnen dabei helfen, besser mit den Problemen umzugehen, die Ihnen begegnen könnten.

Visualisierungen und Atemübungen sind sehr hilfreich für die mentale Vorbereitung. Einige davon finden Sie in diesem Buch. Visualisierungen und Atemübungen können Ihnen dabei helfen, sich mental zu entspannen, was während der Geburt sowohl in emotionaler als auch in körperlichen Hinsicht wichtig ist. Die Verbindung zwischen einem entspannten Geist und körperlicher Leistungsfähigkeit ist in der Sportwelt wohlbekannt. Wenn wir unsere Aufmerksamkeit vom Denken aufs Fühlen verlagern und mehr spüren, was wir tun, können wir leichter eine körperliche Herausforderung bewältigen. Dieses Prinzip gilt nicht nur bei sportlichen Höchstleistungen, wie zum Beispiel bei einer Skiabfahrt oder beim Surfen in der Meeresbrandung, sondern auch bei einer Geburt. Daher sollten wir lernen, Geist und Körper nicht länger als getrennt voneinander zu betrachten und tief mit unserem Körper in Kontakt treten, um so unsere intuitiven Potenziale freisetzen und nutzen zu können.

Ein natürlicher Prozess

Es ist wichtig sich wieder daran zu erinnern, dass das Gebären eines Kindes ein ganz natürlicher Vorgang ist und der Körper einer Frau dafür schon großartig eingerichtet ist. Diese einfache Tatsache wird in unserer hoch technisierten Welt oft vergessen, wo körperliche Beschwerden und Schmerzen als negativ gewertet werden und beseitigt werden müssen. Obwohl wir dazu neigen, Schmerz durchweg als Leiden zu empfinden, ist Schmerz jedoch nicht gleich Schmerz. Während zum Beispiel Zahnschmerzen ein Hinweis darauf sind, dass mit unserem Körper etwas nicht stimmt, haben die Schmerzen bei der Geburt einen anderen Grund. Sie dienen als Orientierung und wollen uns darauf aufmerksam machen, was Körper und Geist während der Geburt gerade brauchen.

Wenn Sie sich zum Beispiel während der Wehen in einer Körperhaltung befinden, die den Geburtsfortschritt behindert, ist es hilfreich, wenn körperliches Unbehagen oder sogar Schmerzen Sie veranlassen, Ihre Position zu verändern. Auch ist es wichtig, den Druck des Babys zu spüren, wenn es sich auf seine Reise durch den Geburtskanal begibt, so dass Sie sich gemäß seinen jeweiligen Bedürfnissen anpassen können. Viele werdende Mütter – wenn sie gut vorbereitet und gute Unterstützung haben – machen die Erfahrung, dass sie keine Schmerzmittel während der Entbindung brauchen. Die Schmerzen sind in den meisten Fällen nicht so überwältigend und, wie Sie in diesem Buch erfahren werden, es gibt viele natürliche Wege, diese zu erleichtern. Unser Körper braucht jedoch manchmal zusätzliche Hilfe und heutzutage sind wir in der glücklichen Lage, Zugang zu Schmerzmitteln und medizinischen Interventionen zu haben, wenn sie nötig sind. Beides hat seinen Platz, aber oft werden sie als die erste Maßnahme im Verlauf einer Entbindung angesehen und nicht als die letzte. Die Mehrzahl der Mütter kann eine Geburt allein durch die Unterstützung des eigenen Körpers bewältigen. Wenn Sie auf diese Weise Ihr Kind geboren haben, werden Sie eine wundervolle Kraft und Energie in sich selbst entdecken. Ihnen dabei zu helfen, diese Kraft und Energie zu erleben, war mein erklärtes Ziel als ich dieses Buch schrieb.

Suzanne Yates

Suzanne Yates

Wie Sie dieses Buch benutzen können...

Sie und Ihr Partner stehen am Anfang einer großartigen und spannenden Reise. Für die Planung Ihrer Reise will ich Ihnen keinen festgelegten allgemeinen Fahrplan anbieten. Mein Ziel ist vielmehr, Ihnen zu helfen, die für Sie richtige emotionale und körperliche Herangehensweise zu finden.

Als schwangere Frau sind Sie es, die am meisten über sich selbst und Ihr ungeborenes Baby weiß. Wie die Entbindung Ihres Kindes verlaufen wird, ist in Ihrem eigenen Körper angelegt und ist abhängig von Ihrer eigenen Wahrnehmung. Sie sind diejenige, die am besten weiß und spürt, wenn die Dinge gut laufen oder wenn ein Problem auftaucht. Es liegt bei Ihnen zu entscheiden, welche zusätzliche Unterstützung von außen Sie brauchen werden.

Dieses Buch soll Sie mit einer Vielzahl von nützlichen Übungen auf dem Weg zu einer glücklichen Geburt unterstützen. Betrachten Sie es als einen praktischen Ratgeber mit nützlichen Tipps und hilfreichen Techniken und Übungen, aus dem Sie das für Sie richtige auswählen können, was Ihnen zu einer bewussteren und weniger schmerzhaften Geburt verhelfen kann.

In den ersten drei Kapiteln vermittle ich Ihnen praktisches Wissen und wie Sie es nutzen können. Ich beginne mit Atemübungen und Visualisierungen. Daran schließt sich ein Kapitel mit Übungen zur körperlichen Vorbereitung und zu den verschiedenen Geburtspositionen an. Schließlich stelle ich Ihnen im dritten Kapitel wichtige Shiatsu- und Massagetechniken vor. Ich beschreibe Ihnen nicht nur, wie Sie diese Übungen und Techniken anwenden und ausführen können, sondern ich erkläre Ihnen auch, wann und warum ihre Anwendung während der Geburt nützlich ist und, falls während des Geburtsvorganges erforderlich, welche möglichen Varianten es gibt.

Im vierten Kapitel führe ich Sie durch den ganzen Geburtsvorgang. Ich erkläre

Shiatsu-Techniken anwenden während der Schwangerschaft und der Geburt

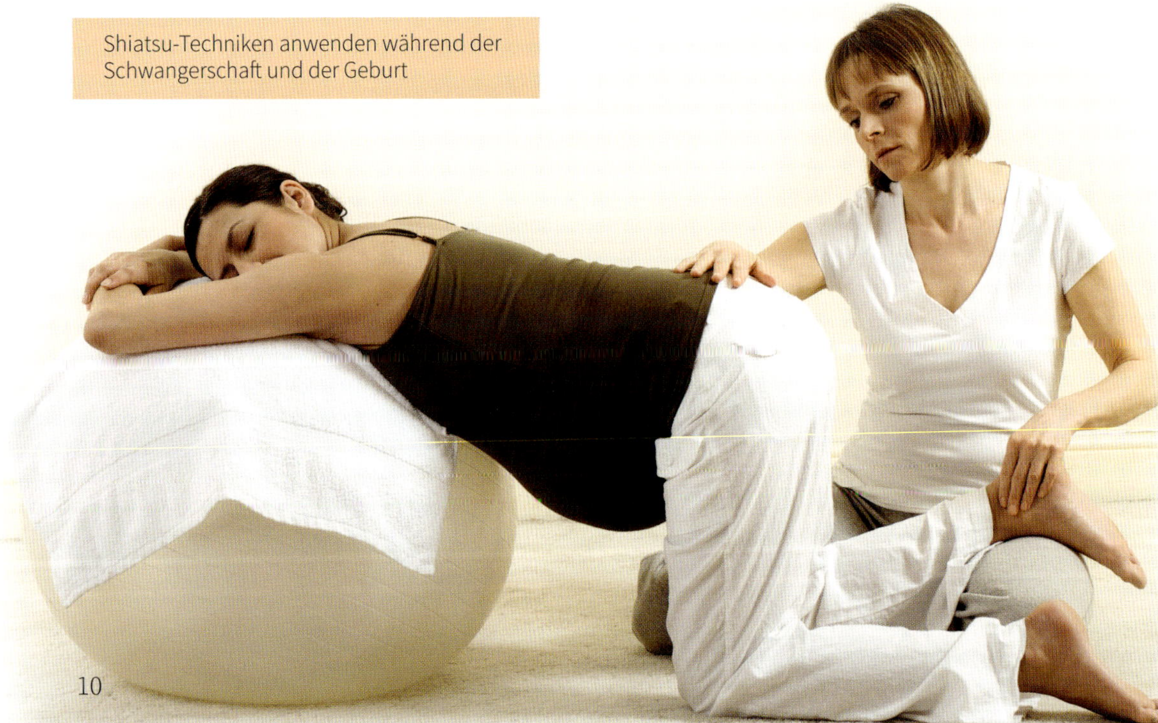

und beschreibe Ihnen die einzelnen Phasen der Geburt ausführlich, auch um Ihnen zu zeigen, wie Sie Schmerzen und ›dem Unbekannten‹ begegnen können. Auch schildere ich Ihnen, was Sie bei der Gestaltung Ihres Geburtsraumes und bei der Wahl Ihres Geburtspartners beachten sollten und wie Sie Ihr Baby auf die Geburt vorbereiten.

Das Buch bietet zusätzlich in der deutschen Ausgabe auch noch drei Exkurse, die über einzelne Themen, wie Becken und Kreuzbein sowie Traditionelle Chinesische Medizin und Shiatsu informieren.

Noch ein Wort zum (Geburts-)Partner

Im Buch habe ich durchgehend von Partner und Geburtspartner gesprochen. Das ist lediglich der besseren Lesbarkeit geschuldet. Obwohl sich viele Frauen gemeinsam mit dem Vater Ihres Kindes auf die Geburt vorbereiten werden, ist es genauso denkbar, dass Sie eine Geburtspartnerin wählen – eine Lebenspartnerin, eine Freundin oder Verwandte oder vielleicht sogar eine ausgebildete Well-Mother-Praktikerin.

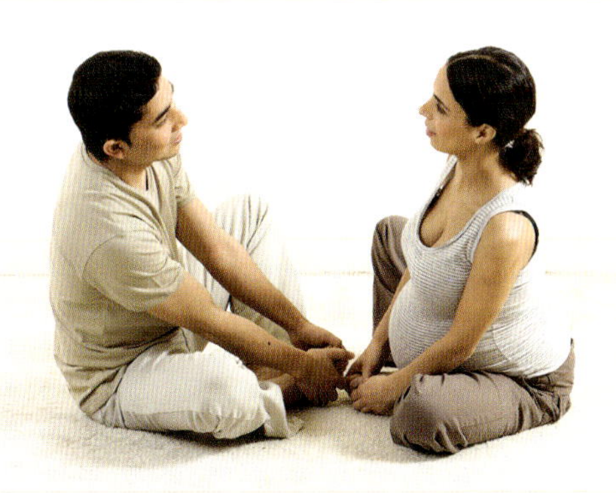

Übungen mit dem Partner

Lernen Sie verschiedene Geburtspositionen kennen

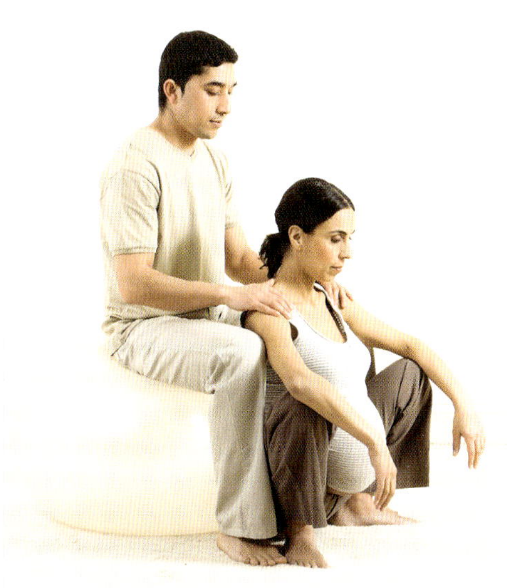

Ich schlage Ihnen vor, das Buch einmal ganz durchzulesen und dann zu den Übungen zurückzukehren, die Sie am meisten angesprochen haben. Sie brauchen nicht alle Übungen oder Techniken im Buch zu beherrschen, um sich optimal auf die Geburt Ihres Kindes vorzubereiten.

Vielleicht finden Sie beim Blättern in diesem Buch etwas, was Sie zu eigenen Ideen motiviert oder Ihnen dabei hilft, sich zu entscheiden, welche Art der Geburtsvorbereitung die beste für Sie ist. Sie können die von mir vorgestellten Übungen auch dazu nutzen, um das, was Sie in Ihrem Geburtsvorbereitungskurs gelernt haben, zu vertiefen.
Ich würde mich freuen, wenn Ihnen mein Buch als ein hilfreicher Begleiter auf Ihrer Geburtsreise dienen könnte. In welcher Weise es jedoch Ihrer Unterstützung dient, ist ganz Ihnen vorbehalten, genauso wie die Entscheidung, wie Sie Ihren Körper und auch Ihr Baby auf die Geburt vorbereiten möchten.

Einige Worte bevor Sie beginnen...

In diesem Buch möchte ich Ihnen praktisches Wissen vermitteln, das Ihnen helfen soll, sich im letzten Drittel Ihrer Schwangerschaft auf die Geburt Ihres Kindes vorzubereiten. Die meisten der beschriebenen Übungen, Visualisierungen, Shiatsu- und Massagetechniken sind ab der 29. Schwangerschaftswoche zu empfehlen – bis auf einige Ausnahmen, die nur für die Zeit unmittelbar vor oder während der Geburt geeignet sind. Für alles, was Sie ausprobieren und üben, ist ein Grundsatz ganz wesentlich:

Hören Sie auf Ihren Körper und auf Ihr Baby

Dadurch bekommen Sie ein Gespür dafür, wann welche Aktivität gerade für Sie passt. Die Zeit der Geburtsvorbereitung ist ein sehr individueller Prozess und jede Frau reagiert und fühlt anders. Daher gilt: Wenn Sie gerade bei einer Atem- oder Körperübung sind oder Berührungstechniken anwenden, und sich dabei nicht wohlfühlen, üben Sie nicht weiter. Bedenken Sie aber auch, dass sich Ihr Körper in der Schwangerschaft täglich verändert und es daher leicht möglich und auch ganz natürlich ist, dass sich an einem Tag eine Übung gut anfühlt, am nächsten Tag hingegen nicht. Daher empfehle ich Ihnen, eine Übung, die beim ersten Mal vielleicht nicht so ganz ›die Ihre‹ ist, mehr als einmal auszuprobieren. Es kann durchaus sein, dass Ihnen jetzt etwas gut tut, was Ihnen vorher nicht angenehm war. Schon alleine diese aufmerksame Beobachtung Ihrer eigenen Wahrnehmung ist eine gute Vorübung für die Geburt. Sie werden gerade während der Geburt einen schnellen und häufigen Wechsel Ihres Zustandes erleben und es wird Ihnen helfen, entsprechend darauf reagieren zu können.

Sich Zeit nehmen

Es wäre ideal, wenn Sie mit Ihrem Partner jeden Tag etwas Zeit einplanen könnten, um ganz bewusst mit Ihrem Baby in Verbindung zu gehen und um Ihrer Atmung mehr Aufmerksamkeit zu schenken. Wie viel Zeit das sein kann, hängt einerseits davon ab, wie lange es noch bis zur Geburt ist und natürlich auch, was Ihre Zeitplanung und Ihr Alltag erlauben. Dabei ist ein paar Minuten täglich schon viel wert, aber mehr wäre besser. Eine konkrete Empfehlung: Wenn es nur noch ein paar Wochen bis zur Geburt sind, versuchen Sie sich täglich mindestens eine halbe Stunde Zeit zu nehmen. In den Monaten davor planen Sie eine 30-Minuten-Einheit pro Woche und zusätzlich 5 bis 10 Minuten täglich ein. Wenn Sie schon Kinder haben, können Sie vielleicht auch diese mit in Ihre Vorbereitungsaktivitäten einbeziehen. Vieles in diesem Buch ist durchaus dafür geeignet und macht Kindern Spaß.

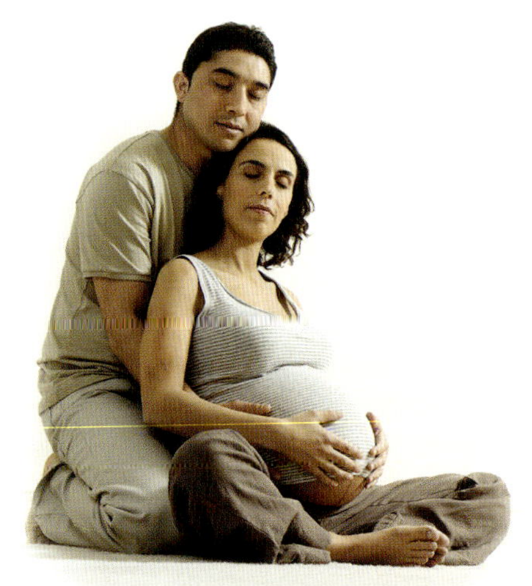

Der richtige Ort

Wählen Sie für Ihre Geburtsvorbereitung einen Ort, an dem Sie sich wohl und geborgen fühlen. Es sollte ein ruhiger Ort oder Raum sein, wo Sie sich gut – möglichst ohne Ablenkungen und ohne Unterbrechungen – auf Ihre Übungen einlassen können. Wichtig ist dabei, dass es an diesem Ort warm genug ist, denn wenn Sie frieren, wird es Ihnen schwerfallen, sich ausreichend zu entspannen. Viele Übungen werden am Boden ausgeführt. Wenn Sie keinen Teppichboden haben, verwenden Sie daher eine Yogamatte oder einen geeigneten Teppich zum Üben. Halten Sie auch einige Kissen bereit, damit Sie in verschiedenen Positionen immer angenehm und bequem sitzen oder liegen können. Ein Tipp: Die meisten Stillkissen eignen sich wunderbar für diesen Zweck. Es gibt viele Möglichkeiten es sich bequem zu machen – vielleicht möchten Sie Ihren Oberkörper auf einem großen Gymnastikball ablegen oder darauf sitzen.

Vertrauen Sie bei der Gestaltung Ihres Übungsortes auf Ihre persönlichen Vorlieben! Legen Sie eine CD mit Musik auf, die Ihnen gefällt, zünden Sie eine (Duft-)Kerze an, stellen Sie in Ihrem Blickfeld Fotos, Bilder oder Gegenstände auf, die eine besondere Bedeutung für Sie haben. Vielleicht fühlen Sie sich aber in einem klaren Raum mit freien Flächen am wohlsten oder ist doch eher draußen im Freien der beste Ort für Sie, um Ihre Übungen zu machen?

Bei der Wahl und der Gestaltung Ihres Ortes ist einzig und allein wichtig, dass die Umgebung für Sie stimmt und Sie diese als unterstützend erleben. Nehmen Sie sich also Zeit herauszufinden, wie ein Ort ausgestattet und gestaltet sein muss, an dem Sie sich geborgen und sicher fühlen. Das ist besonders wichtig, wenn Sie eine Hausgeburt planen. Aber auch, wenn Sie die Geburt Ihres Kindes in der Klinik oder in einem Geburtshaus planen, hat dieses Wissen um eine stimmige unterstützende Umgebung einen großen Wert. Es wird Ihnen leichter fallen zu entscheiden, welche Dinge Sie mitnehmen möchten, um auch im Kreißsaal möglichst viel Ihrer gewohnten Wohlfühl-Umgebung von zu Hause nachzuempfinden.

Machen Sie alles, was Ihnen hilft, wann auch immer Sie es als hilfreich erleben.

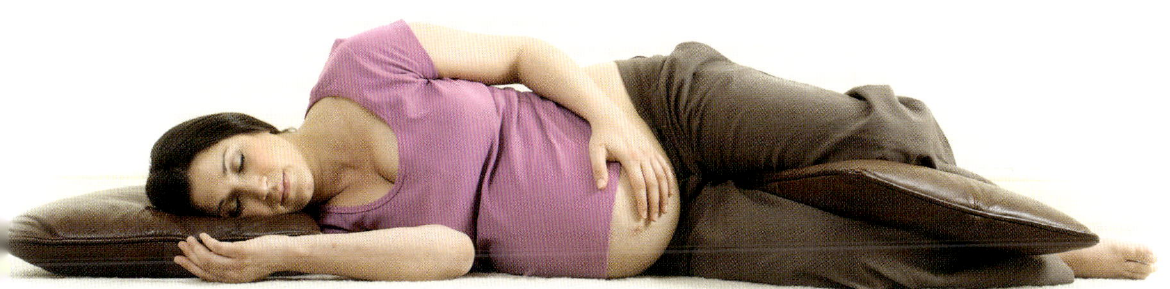

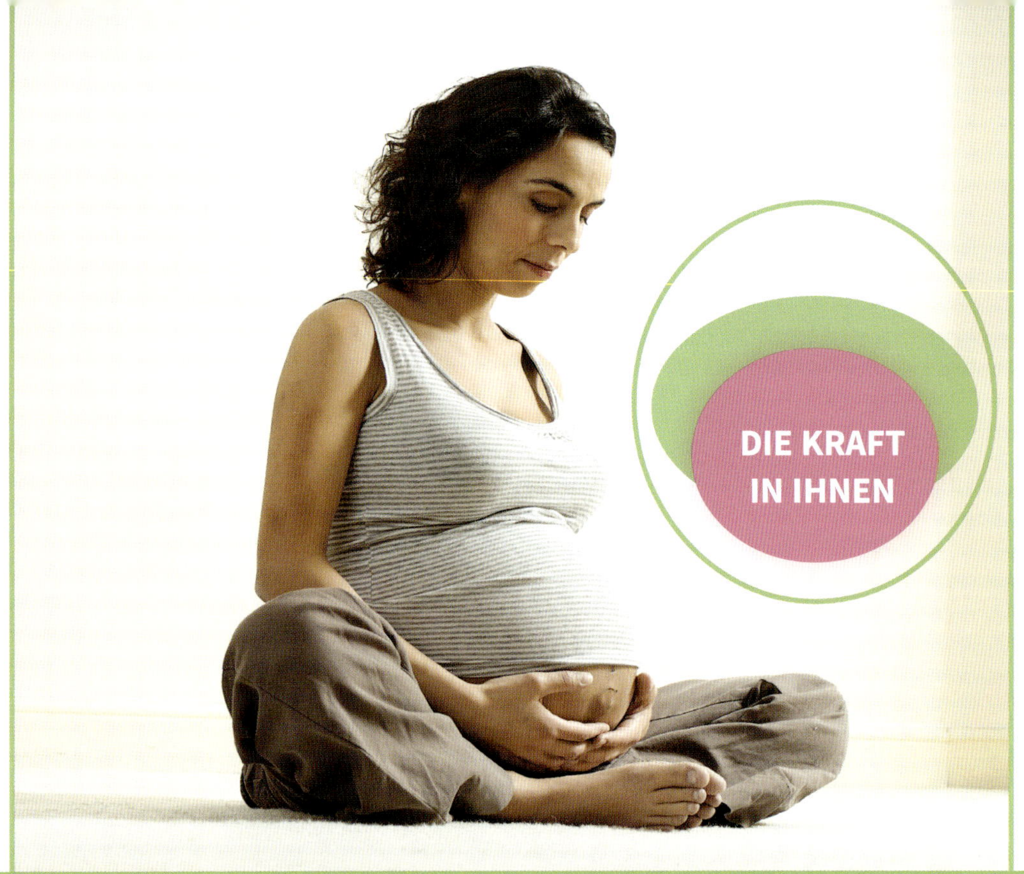

Atmung und innere Bilder

Atmung ist unsere Lebensgrundlage. Mit jedem tiefen Atemzug stellen Sie sicher, dass Sie und Ihr Baby gut mit Sauerstoff versorgt werden. Bei der Atmung geht es jedoch nicht allein darum, Luft in sich aufzunehmen und wieder auszustoßen, sondern sie kann Ihnen darüber hinaus dabei helfen, mit Gefühlen umzugehen, das heißt, sie zuzulassen oder aber auch wieder loszulassen. Mit der Einatmung können Sie alles in sich aufnehmen, was Sie gerade brauchen – sowohl körperlich als auch emotional. Mit dem Ausatmen wiederum befreien Sie sich nicht nur von verbrauchter Luft, sondern auch von negativen Gefühlen und Sie können Verspannungen in Ihrem Körper lösen.

In Geburtsvorbereitungskursen wurden bis in die 1990er Jahre vielfach Atemtechniken vermittelt, die ziemlich anspruchsvoll waren und schon früh in der Schwangerschaft erlernt werden sollten. Inzwischen wird dieser Übungsansatz als überholt betrachtet, vor allem, da er mit speziellen Konzentrationsübungen arbeitete, bei denen sich die Schwangere von dem zu lösen versuchte, was gerade mit ihrem Körper passierte. Dabei konzentrierte sie sich zum Beispiel darauf zu zählen oder sie richtete ihre ganze Aufmerksamkeit auf etwas außerhalb ihres eigenen Körpers. In manchen Situationen kann das sinnvoll und hilfreich sein. Die meisten Frauen empfinden diese Techniken jedoch als zu kompliziert und abgehoben, denn diese Übungen werden nur vom Kopf aus gesteuert und der Körper wird nicht mit einbezogen.

Wissenschaftliche Studien mit Spitzensportlern haben ergeben, dass hingegen einfache Strategien im Umgang mit Schmerz dann am effektivsten sind, wenn man ganz bewusst in Kontakt mit dem Schmerz geht und ihn so aktiv bewältigt.

Die Atemtechniken, die ich in diesem Buch vorstelle, sind einfacher, aber gleichzeitig wirkungsvoller als jene, die früher in Geburtsvorbereitungskursen unterrichtet wurden. Sie zielen auf eine Vertiefung der Atmung durch die Betonung des Ausatmens und machen sich Töne und Visualisierungen zunutze. Manche Übungen sind nur für Sie als werdende Mutter gedacht, andere für Sie beide, Sie und Ihren (Geburts-)Partner. Bei den Partnerübungen ist es wichtig, dass Sie sie beide üben, weil sie Ihnen helfen werden, auch während der Geburt gut miteinander in Verbindung zu bleiben.

Wenn Sie der Fähigkeit Ihres Körpers vertrauen, ein Kind leicht und sicher zur Welt zu bringen, werden Sie dem großen Ereignis Geburt zuversichtlich und ohne große Zweifel entgegen gehen. Oft fehlt aber dieses Urvertrauen.

Doch ein Weg, Ihren Sorgen und Ängsten wirkungsvoll zu begegnen, ist zu lernen, auf Ihren Körper und Ihr Baby zu hören und auch während der Geburt diese innere Verbundenheit aufrechtzuerhalten. Auch Ihr Geburtspartner kann lernen, gut auf Sie und Ihr Baby einzugehen und sich dazu geeignete Techniken aneignen, mit denen er Sie während der Geburt unterstützen kann.

Innere Bilder sind ein wichtiger Teil dieses Buches. Sie werden es Ihnen ermöglichen, Ihre Vorstellungskraft in einer gezielten Art und Weise zu nutzen. Sie können Ihr Bewusstsein in den Hintergrund treten lassen und die Kraft Ihres Unterbewussten besser nutzen. Die Visualisierungen funktionieren am besten, wenn Sie sie mit tiefer Atmung kombinieren, und Sie sollten jede Visualisierungsübung damit beginnen, Ihre Aufmerksamkeit auf Ihre Atmung zu richten.

Gutes Atmen ist auch beim Ausprobieren verschiedener Geburtspositionen wichtig, weil es Ihnen hilft, beim Üben entspannter zu sein. Dasselbe gilt für die Shiatsu- und Massagetechniken in diesem Buch, denn sie funktionieren am besten, wenn Sie dabei durch tiefes freies Atmen und die richtige Körperhaltung ganz entspannt sind.

Tipp

Nehmen Sie sich genügend Zeit für eine Atem- und Visualisierungsübung!
Als grobe Orientierung empfehle ich Ihnen, sich für eine Visualisierungsübung einen Zeitraum von etwa 30 Minuten zu reservieren – ca. 5 Minuten, um in Ihrer Atmung anzukommen, 10-20 Minuten für die Visualisierung selbst, und weitere 5 Minuten zum Nachspüren.
Vielleicht werden Sie insgesamt keine 30 Minuten brauchen, aber es ist wichtig, dass Sie frei entscheiden können, wie lange Sie in einer tiefen Atmung oder einem inneren Bild bleiben möchten.

DIE TIEFENATMUNG

Diese Übung ist für Sie und Ihren Partner wichtig. Sie soll Ihnen helfen, gut in Kontakt mit Ihrem Atemrhythmus zu kommen und zu verstehen, wie Sie Ihre Atmung vertiefen können. Von diesem Verständnis und Bewusstsein für tiefes Atmen werden Sie bei allen anderen Übungen profitieren.

So beginnen Sie

Nehmen Sie eine Haltung ein, in der Sie sich wohlfühlen. Sie können sitzen oder liegen, oder aber Ihren Oberkörper auf einem Ball oder einigen Kissen ablegen. Schließen Sie nun Ihre Augen. Wenn Sie Ihre Augen lieber geöffnet lassen möchten, fokussieren Sie Ihren Blick auf einen Gegenstand – das kann eine Blume sein, eine Kerzenflamme oder ein Bild, das inspirierend oder entspannend für Sie ist. Folgen Sie jetzt dem natürlichen Fluss Ihres Atems, atmen Sie ein und aus. Nehmen Sie die Bewegung Ihrer Atmung wahr, ohne diese bewusst in irgendeiner Art und Weise zu verändern. Beobachten Sie, wie lange Ihr

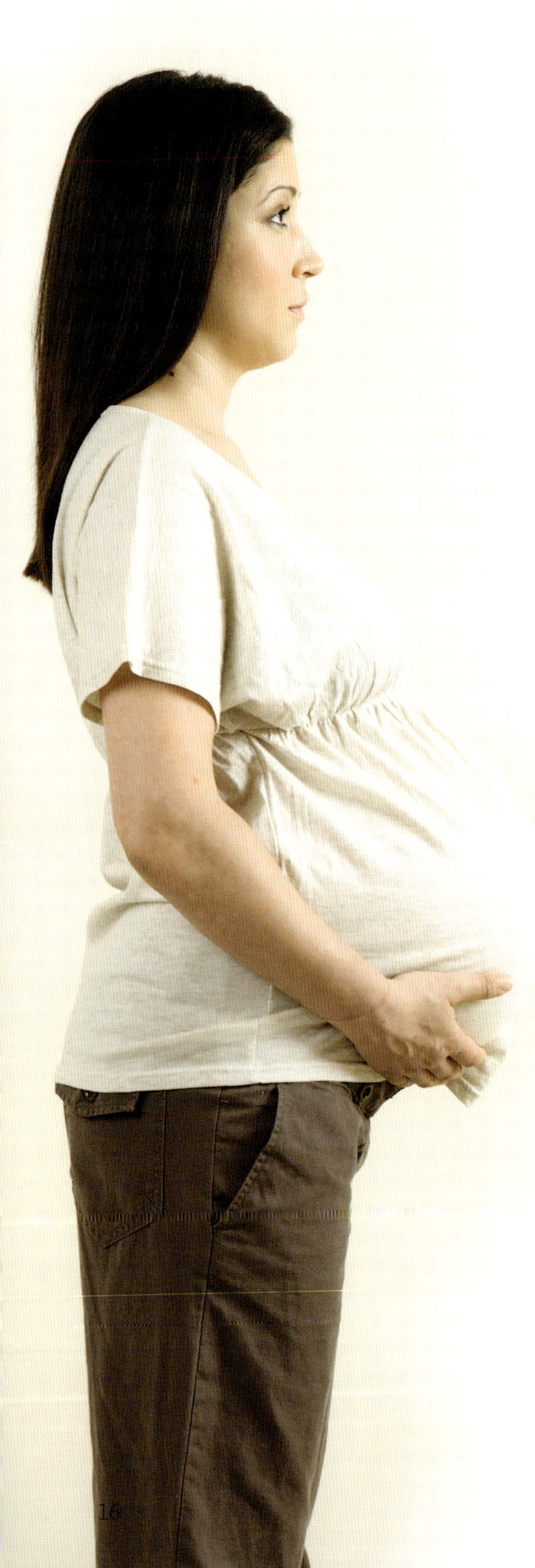

Einatmen dauert und wie lange Ihr Ausatmen, und achten Sie darauf, wie lange jedes Mal die Pause dazwischen ist.

Ein Atemmuster finden

Nach einiger Zeit lenken Sie Ihre Aufmerksamkeit nur auf Ihre Ausatmung und lassen diese nun tiefer werden. Lassen Sie jedes Ausatmen ein wenig langsamer geschehen. Indem das Ausatmen länger dauert, wird es jetzt auch tiefer. Beobachten Sie nun, wie langsam und wie tief Sie atmen können, ohne sich dabei anzustrengen.

Atmen Sie lange und langsam aus. Machen Sie dann so lange eine Pause, bis Sie ein Bedürfnis spüren einzuatmen, und atmen Sie dann lange und langsam ein. Es ist am besten, wenn Sie dabei durch Ihre Nase ein- und durch Ihren Mund ausatmen. So finden Sie ein einfaches tiefes Atemmuster, mit dem Sie sich wohlfühlen.

Bewusst die Bauchmuskeln wahrnehmen

Während Sie ausatmen, beobachten Sie, ob Ihre Bauchmuskeln sich zusammenziehen. Ist das der Fall, dann verstärken Sie diese Kontraktionsbewegung beim Ausatmen noch zusätzlich. Beim folgenden Einatmen versuchen Sie, die Muskeln auszudehnen. Seien Sie aber vorsichtig dabei, keine dieser Bewegungen sollte anstrengend sein.

Wenn Sie jedoch bemerken, dass sich Ihre Bauchmuskeln beim Ausatmen eher nach außen bewegen, dann versuchen Sie stattdessen, sie nach innen zu ziehen. Tun Sie auch das, ohne sich anzustrengen. Um diese Bewegung zu verstärken, können Sie Ihre Hände locker auf Ihren Bauch legen und sie beim Ausatmen leicht niederdrücken. Wenn sich die Bauchmuskeln jetzt beim Ausatmen zusammenziehen, atmen Sie richtig.

Legen Sie nun die Hände auf Ihren Bauch, in den Bereich unter Ihrem Nabel und konzentrieren Sie sich weiter auf Ihre Atmung. Fühlen Sie mit Ihren Händen, wie sich Ihre Bauchmuskeln leicht zusammenziehen während Sie ausatmen. Verstärken Sie dann diese Bewegung, indem Sie Ihre Hände sanft gegen Ihren Bauch drücken. Atmen Sie nun ein und spüren Sie, wie Ihr Bauch sich dabei sanft ausdehnt, wie sich die Bauchmuskeln entspannen und Ihre Hände dabei sanft nach außen gedrückt werden. Diese Bewegung geschieht ohne Anstrengung und es ist dabei nicht wichtig, ob sie klein oder groß ist. Lassen Sie Ihre Hände behutsam auf Ihrer Bauchdecke ruhen und lassen Sie die Bewegung im Rhythmus Ihres Atems geschehen. Besonders in der späteren Schwangerschaft wird sie nicht groß sein, da der Platz schon knapp und die Bauchdecke schon ziemlich gespannt ist.

Rippen und Wirbelsäule wahrnehmen

Gehen Sie nun mit Ihrer Aufmerksamkeit zu Ihren Rippen und Ihrer Wirbelsäule. Spüren Sie, wie sich beim Ausatmen Ihr Brustkorb zusammenzieht, sich Ihr Zwerchfell hebt und gleichzeitig Ihre Wirbelsäule immer mehr nachgibt? Achten Sie darauf, Ihre Wirbelsäule möglichst gerade zu halten, runden Sie Ihren Rücken nicht zu sehr, überstrecken Sie ihn aber auch nicht. Wenn Sie nun wieder einatmen, spüren Sie, wie sich Ihr Zwerchfell nach unten dehnt und senkt, wie sich Ihr Brustkorb weitet und wie Ihre Wirbelsäule länger wird.

Diese Flexibilität in Ihrer Wirbelsäule ist wichtig, denn sie unterstützt die Bewegung Ihrer Rippen und Ihres Zwerchfells. Beobachten Sie beim nächsten Ausatmen, wie sich die Spannung in Ihrem Körper zu lösen beginnt und spüren Sie die Spannung sanft vom Kopf bis zu den Zehen abfließen. Wenn Sie nun einatmen und sich Ihr Brustkorb wieder mit Atemluft füllt, spüren Sie, wie sich Ihre Wirbelsäule auf ganz natürliche Weise – dieses Mal schon mit mehr Kraft - aufrichtet und längt.

Loslassen

Atmen Sie nun durch Ihren Mund aus, entspannen Sie dabei Ihre Kiefermuskeln und die Muskeln rund um Ihren Kehlkopf, so dass Sie dabei fast seufzen. Lassen Sie mit jedem weiteren Ausatmen noch mehr los. Führen Sie Ihren Atem bis ganz hinunter in Ihren Beckenboden. Spüren Sie, wie sich mit jedem weiteren Ausatmen und der Entspannung in Kiefer und Kehlkopf auch Ihre Beckenbodenmuskulatur löst? Das ist für die Geburt wichtig und hilfreich! Wenn Sie kurz vor der Geburt sind, betonen Sie deshalb beim Üben dieses Loslassen und Öffnen. Ist Ihre Schwangerschaft jedoch noch nicht so weit fortgeschritten, machen Sie diese Übung sanfter.

Richten Sie Ihre Aufmerksamkeit nun wieder auf Ihre tiefe Atmung. Konzentrieren Sie sich auf jede Ausatmung, lassen Sie sie so lange fließen, bis Ihr Körper wieder ganz von selbst zum Einatmen anhebt. Sie brauchen dabei nichts zu tun. Es geschieht wie von selbst. Beobachten Sie nur und nehmen Sie wahr, wie tief und wie langsam Sie jetzt atmen und wie sich Ihr Körper jetzt anfühlt. Dieses Atmen ist eine gute Basis, die Sie auch bei allen Visualisierungen anwenden können.

Die Aufmerksamkeit lenken

Nun richten Sie Ihre Aufmerksamkeit auf Ihren Geist. Lassen Sie mit jedem Ausatmen alle störenden Gedanken ausströmen, erlauben Sie Ihrem Geist sich mehr und mehr zu entspannen und ruhig zu werden. Falls Sie diese Übung mit geöffneten Augen machen, konzentrieren Sie sich auf einen Gegenstand. Wenn Sie Ihre Augen schließen, richten Sie Ihre Aufmerksamkeit auf ein inneres Bild – zum Beispiel könnten Sie sich vorstellen, Ihr Bauch sei ein Ballon. Beim Ausatmen stellen Sie sich nun vor, wie Luft aus dem Ballon ausströmt und Ihr Bauch kleiner wird. Mit dem Einatmen bläst sich der Ballon auf und Ihr Bauch dehnt sich wieder aus.

Atmen Sie nun auf diese Weise mindestens 5 Minuten weiter. Zum Abschluss der Übung werden Sie sich nach und nach wieder Ihrer Körperhaltung gewahr. Wie sitzen Sie? Wie liegen Sie? Nehmen Sie Ihre Umgebung wieder bewusst wahr. Öffnen Sie Ihre Augen, falls Sie sie geschlossen hatten und kommen Sie langsam wieder im Hier und Jetzt an.

MIT DEM ATMEN ENTSPANNEN

Dies ist eine weitere Übung für Sie und Ihren Partner. Sie hilft Ihnen mithilfe Ihres Atems, Spannungen im Körper zu lösen. Das ist eine Fähigkeit, die während der Geburt sehr wichtig ist.

So beginnen Sie

Setzen oder legen Sie sich bequem hin, schließen Sie Ihre Augen und nehmen Sie Ihren Atemrhythmus wahr, ohne ihn in irgendeiner Art und Weise bewusst zu steuern oder zu verändern. Beobachten Sie, wie lange Sie ausatmen und wie lange Sie einatmen. Konzentrieren Sie sich dann nach einer Weile nur auf Ihre Ausatmung. Lassen Sie die Atemluft mit jedem Mal langsamer ausströmen. Sie werden bemerken, dass das Ausatmen nun immer länger und tiefer wird.

Ganz entspannen

Während Sie ausatmen, nehmen Sie jetzt bewusst Ihren ganzen Körper wahr. Erspüren Sie, wo es Bereiche gibt, die angespannt sind und erlauben Sie diesen Spannungen, sich zu lösen. Beginnen Sie bei Ihrem Kopf. Richten Sie Ihre ganze Aufmerksamkeit auf Ihr Gesicht. Sind Ihre Wangen angespannt? Ihre Augen? Oder Ihr Kiefer? Mit dem nächsten Ausatmen lassen Sie nun jegliche Spannung los. Mit jedem weiteren Atemzug spüren Sie, wie Ihr Gesicht immer lockerer wird.

Wandern Sie nun mit Ihrer Aufmerksamkeit in Ihrem Körper nach unten. Sobald Sie in einer Körperregion Anspannung wahrnehmen, lösen Sie diese, indem Sie mehrere Male tief ausatmen. Beginnen Sie bei Ihrem Nacken und Ihren Schultern, gehen Sie dann weiter zu Ihrem Brustkorb, Ihren Rippen und über die Vorderseite Ihres Körpers, und schließlich Ihren Rücken entlang hinunter. Danach richten Sie Ihre Aufmerksamkeit auf Ihre Gliedmaßen. Lassen Sie Ihre Arme locker werden, entspannen Sie Ihre Hände und erlauben Sie diesen sich sanft ganz zu öffnen, wie eine aufgehende Blüte. Schließlich gehen Sie zu Ihren Beinen und Füßen und entspannen diese mit jedem weiteren Atemzug. Lassen Sie Ihre Füße ganz weich werden und strecken Sie Ihre Zehen, wie ein Schmetterling, der seine Flügel ausbreitet.

Mit jedem Ausatmen lassen Sie mehr und mehr los. Bleiben Sie in dieser tiefen Entspannung, so lange es sich für Sie gut anfühlt. Dann, wenn es genug ist, werden Sie sich langsam wieder Ihres Körpers bewusst, spüren Sie, wie Sie sitzen oder liegen. Nehmen Sie nach und nach auch wieder Ihre Umgebung wahr, fühlen Sie auf welchem Untergrund Sie sich befinden und welche Unterstützung Sie von diesem Untergrund erfahren. Wenn Sie dazu bereit sind, öffnen Sie Ihre Augen.

DAS BABY ATMEND UMARMEN

Das Baby während der Geburt aktiv in sich wahrzunehmen, ermöglicht es vielen Frauen, die ganze Zeit hindurch positiv zu bleiben - sie berichten dann oft nicht nur von erträglicheren Wehen, sondern sogar davon, die Geburt genossen zu haben. Sich auf eine gute Verbindung mit dem Kind zu konzentrieren, ist also eine gute Voraussetzung dafür, dass Anstrengung und Schmerz nicht zu sehr in den Vordergrund treten. Die folgende Übung soll es Ihnen erleichtern, Ihre Aufmerksamkeit ganz auf Ihr Baby zu richten.

In Verbindung kommen

Atmen Sie aus und legen Sie Ihre Hände dabei auf Ihren Unterbauch. Richten Sie Ihre Aufmerksamkeit ganz auf Ihr Kind. Wenn sich Ihre Hände nun bei jeder Ausatmung mit der Bewegung Ihrer Bauchmuskeln leicht nach innen bewegen, fühlen Sie, wie Sie dabei Ihr Baby umarmen. Vielleicht bewegt es sich? Beim nächsten Einatmen nehmen Sie bewusst wahr, wie Sie für Ihr Baby wieder mehr Raum schaffen. Versuchen Sie mit jedem Ausatmen zu erspüren, in welcher Position Ihr Baby in Ihrem Bauch liegt. Wissen Sie, wo seine Wirbelsäule ist, können Sie

sie ertasten? Können Sie die Arme oder Beine Ihres Kindes fühlen?

Wenn Ihr Baby in einer günstigen Geburtsposition liegt, also mit dem Kopf nach unten und mit seinem Rücken in Richtung Ihrer Vorderseite, stellen Sie sich vor, wie sein Kopf nach und nach weiter nach unten in Ihr Becken wandert. Es bereitet sich auf die Geburt vor. Machen Sie sich bewusst, dass die Zeit, die Ihr Baby in Ihrem Bauch verbringt, langsam zu Ende geht. Erlauben Sie sich ein angenehmes Gefühl bei dem Gedanken, Ihr Kind hinaus in die Welt zu lassen.

Befindet sich Ihr Baby in einer weniger günstigen Geburtsposition, entweder mit seinem Kopf oben und weit weg vom Becken oder aber mit seiner Wirbelsäule in Richtung Ihres Rückens, versuchen Sie sich vorzustellen, wie es sich drehen und bewegen könnte, um seine Lage zu verbessern.

Sie können auch mit Ihrem Baby reden und es fragen, warum es sich in der Position wohlfühlt, die es sich ausgesucht hat. Erklären Sie ihm, warum und wie seine Reise aus Ihrem Körper hinaus einfacher wäre, wenn es sich drehen und seine Lage verändern würde. Sie können Ihrem Kind auch erzählen, wie Sie sich die Geburt wünschen und erhoffen. Versuchen Sie auch, sich in Ihr Baby hineinzuversetzen und sich vorzustellen, wie die Geburt wohl für Ihr Kind sein wird.

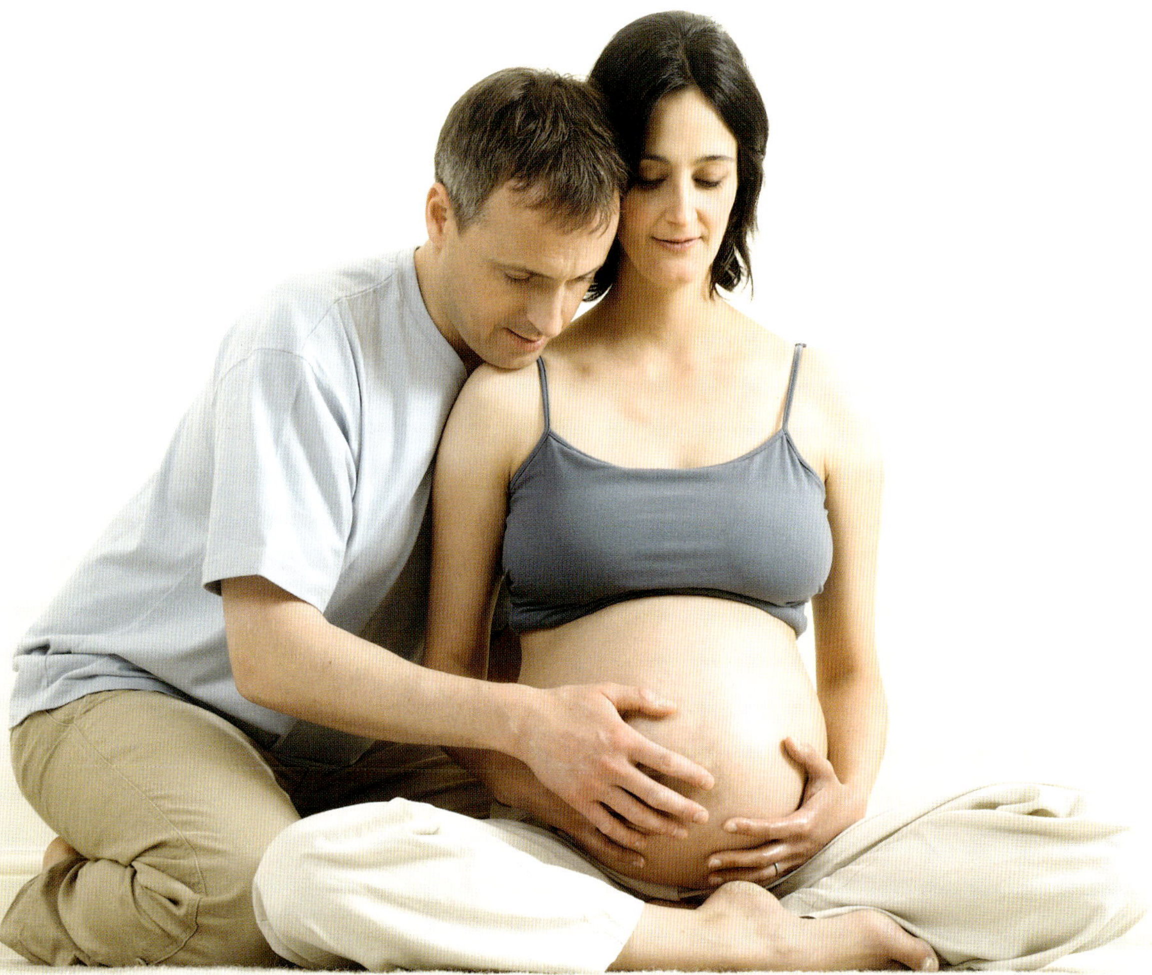

Zum Abschluss nehmen Sie sich noch etwas Zeit, sich einfach gemeinsam mit Ihrem Baby zu entspannen. Genießen Sie diese tiefe Verbundenheit miteinander. Nehmen Sie dabei bewusst wahr, was für Gedanken, Emotionen und Sinneseindrücke Sie erleben. Nach einer Weile richten Sie Ihre Aufmerksamkeit wieder auf Ihre Atmung. Kommen Sie langsam wieder aus der Entspannung im Hier und Jetzt an.

Info

Wie liegt Ihr Baby in Ihrem Bauch? Lesen Sie mehr zur Lage des Kindes in Ihrer Gebärmutter

ab Seite 128

GEMEINSAM ATMEN

Diese Übung hilft Ihnen und Ihrem Partner, schon während der Schwangerschaft eine gute Verbindung mit Ihrem Baby aufzubauen - das ist etwas, was sich während der Geburt als sehr hilfreich erweist. Nehmen Sie eine bequeme Position ein, in der Ihr Partner Ihnen nahe sein kann. Mit einer Hand sollte er entspannt Ihren unteren Rücken erreichen – dort, wo es sich für Sie beide angenehm anfühlt – und seine andere Hand auf Ihren Bauch legen. Sie könnten also nebeneinander sitzen, oder Sie knien und legen Ihren Oberkörper auf einem Gymnastikball ab, während Ihr Partner neben Ihnen kniet. Sie können auch seitlich liegen – achten Sie dabei auf eine gute Unterstützung durch Kissen unter Knien, Bauch oder Brustkorb.

Mit Ihrem Baby in Verbindung kommen

Atmen Sie jetzt gemeinsam tief und langsam aus. Machen Sie es wie vorher bei der Tiefenatmung. Während Sie ausatmen und sich dabei entspannen, wird Ihr Partner nach und nach immer besser Ihren Atemrhythmus wahrnehmen und sich mit seiner Atmung an Ihren Rhythmus anpassen können. Nach einigen solchen gemeinsamen Atemzügen kann Ihr Partner nun ganz bewusst das Baby unter seinen Händen ertasten. Vielleicht reagiert das Baby mit Bewegungen, sobald Ihr Partner es berührt. Mit jeder Ausatmung kann Ihr Partner nun seine Aufmerksamkeit noch intensiver auf das Kind richten und sich so mehr und mehr mit Ihnen beiden verbunden fühlen.

Sie und Ihr Partner können mit Ihrem Baby in Kontakt gehen, wie auch immer es sich für Sie passend anfühlt. Sie können versuchen, sanft über den Körper des Babys zu streichen, Sie können mit ihm sprechen. Vielleicht gibt es einen Namen, dem sie ihm jetzt für die Zeit im Bauch gegeben haben, oder vielleicht haben Sie schon einen Namen für Ihr Kind gewählt, wenn es geboren sein wird.

Nehmen Sie sich Zeit. Wenn Sie das Gefühl haben, dass Sie sowohl eine gute Verbindung miteinander als auch zu Ihrem Baby haben, probieren Sie diese Übung in verschiedenen Positionen aus – zum Beispiel auf allen Vieren, sitzend, stehend, nebeneinander liegend. Sie können in jeder Position Ihren gemeinsamen Atemrhythmus wahrnehmen und spüren, ob Sie beide und das Baby sich wohlfühlen. Verbringen Sie in der jeweiligen Position so viel Zeit, wie es Ihnen angenehm ist. Diese Übung lässt sich gut mit einigen der Shiatsu- und Massagetechniken kombinieren, die weiter hinten im Buch (siehe Seiten 66-68) beschrieben sind.

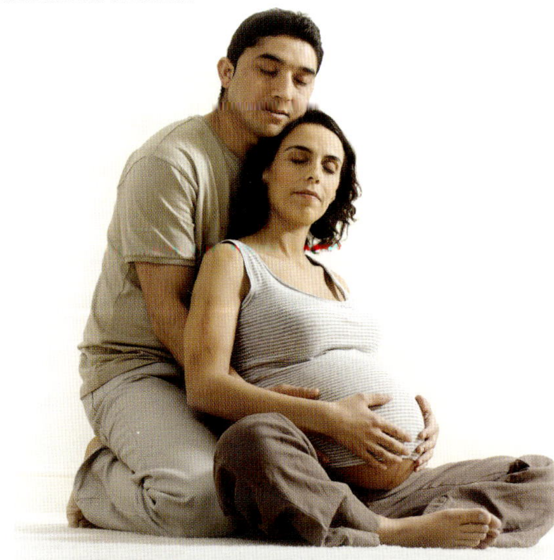

Den Atem mit Tönen verbinden

Der Hörsinn eines Babys entwickelt sich bereits im Mutterleib. Wenn Sie ihm während der Schwangerschaft vorsingen oder ihm Musik vorspielen, wird dieselbe Musik auf Ihr Baby auch während der Geburt beruhigend wirken. Auch wenn es geboren ist, wird es diese Musik wiedererkennen und deutlich darauf reagieren. Das hängt auch damit zusammen, dass in der Musik oft ein Rhythmus ähnlich dem Herzrhythmus verwendet wird – denn das ist der Rhythmus, den wir alle als Babys im Mutterleib neun Monate lang gehört haben. Eine Musik mit einem herzähnlichen Rhythmus ist daher meistens besonders beruhigend für Babys. Auf Hard Rock oder grelle, sehr laute, abgehackte oder unrhythmische Klänge reagieren Babys hingegen oft verstört. Wählen Sie daher schon früh, welche Musik Sie während der Geburt vielleicht gerne hören möchten und spielen Sie diese Musik in den letzten Wochen Ihrer Schwangerschaft regelmäßig. Das empfinden dann nicht nur Sie selbst als angenehm und entspannend, sondern auch Ihr Kind.
Das Abspielen von Musik während der Geburt ist eine von mehreren Möglichkeiten. Einige Frauen bevorzugen den Einsatz ihrer eigenen Stimme und lassen beim Atmen vielerlei Töne entstehen. Andere Frauen hingegen sind stiller und richten Ihre Aufmerksamkeit ganz nach innen.
Wenn Sie gerne singen oder Ihre Stimme frei tönen lassen möchten, sind hier ein paar Übungen, die Ihnen dabei helfen werden:

AAAH

Beginnen Sie diese Übung mit der Tiefenatmung. Spüren Sie, wie mit jedem Ausatmen Spannung von Ihnen abfällt. Wenn Sie das Gefühl haben, ganz entspannt zu sein, schließen Sie fest Ihren Kiefer und beißen Sie Ihre Zähne zusammen. Beobachten Sie, was dabei mit Ihrer Atmung passiert und auch, was dabei im Bereich Ihres Damms und Ihrer Vagina geschieht. Dann öffnen Sie Ihren Mund, entspannen Sie Ihren Kiefer und lassen Sie ein lang gezogenes ›aaah‹ ertönen. Wie verändert sich jetzt Ihre Atmung? Was spüren Sie in Ihrem Dammbereich und Ihrer Vagina? Sie sollten bemerken, dass Sie mit entspanntem Kiefer tiefer ausatmen und dass sich Ihre Schließmuskeln entspannen. Wenn Sie mit dem Tönen Ihren Kiefer loslassen, hat dies eine direkte entspannende Wirkung auf die Muskulatur in Ihrem Becken. Diesen Effekt können Sie mit jedem Ton erreichen, bei dem Ihr Kehlkopf offen ist, aber am leichtesten ist es mit den ›aaah‹-Tönen.

BAAA, PAAA, MAAAAA

Aus dem Sanskrit, der alten Sprache Indiens und eine der ältesten Sprachen überhaupt, ist ein Gesang überliefert, der vielen Müttern hilft. Dabei werden die Silben ›baaa baaa‹, ›paaa paaa‹ und ›maaaaa‹ gesungen. Es ist sehr interessant, dass genau diese Silben auch die ersten Töne sind, die ein Baby mithilfe seiner Lippen formt. Außerdem bestehen in den meisten Sprachen die Worte für Baby (baba), Vater (papa) und für Mutter (mama) aus diesen Silben.
Wiederholen Sie nun diese Töne in der Art und Weise, wie es sich für Sie am natürlichsten anfühlt: Sprechen oder singen Sie sie, spielen Sie mit ihnen, mal länger, mal kürzer, mal höher, mal tiefer. Spüren Sie die Töne in Ihrem Körper und wie Ihr Baby auf sie reagiert. Babys, egal ob im Bauch oder nachdem sie geboren wurden, sprechen auf diese bestimmten Töne meist sehr positiv an. Zum Abschluss der Übung richten Sie Ihre Aufmerksamkeit wieder auf Ihre Atmung. Kommen Sie nach ein paar Atemzügen wieder aus der Entspannung im Hier und Jetzt an.

Exkurs

Ausflug in die Traditionelle Chinesische Medizin

Yin und Yang

Yin und Yang repräsentieren die grundlegende Energiebewegung auf der Erde, die Bewegung von der Nacht zum Tag. In der chinesischen Schrift wird Yin mit dem Schriftzeichen für die schattige Seite des Berges dargestellt, Yang ist die sonnige Seite. Yin drückt die sich nach innen bewegende Energie aus, Yang die sich nach außen bewegende. Yin und Yang sind aber nicht aktive oder passive Energien, sie sind verschiedene Ausdrucksformen eines großen Ganzen. Yin und Yang existieren nur in Beziehung zueinander und befinden sich in ständigem Wandel; es sind Gegensätze, aber die Essenz des einen ist im jeweils anderen enthalten. Mit Yin und Yang werden beispielsweise die folgenden Qualitäten assoziiert:

Die Geburt wird als Bewegung vom Yin des Wassers zum Yang des Feuers gesehen.

Yin 阴

Nacht
nach innen gerichtet
sammelnd
ruhig
die Zeit zwischen den Wehen

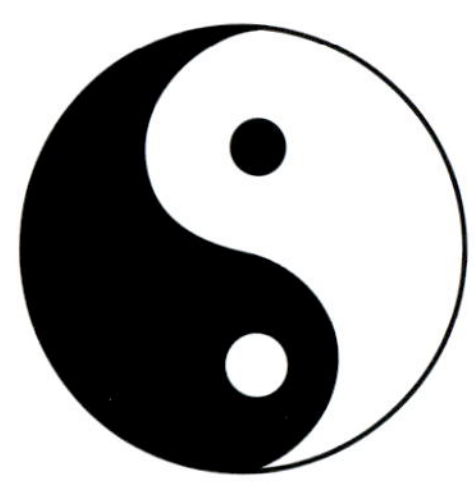

Yang 阳

Tag
nach außen gerichtet
expansiv
die Wehen

Die fünf Elemente

Die Lehre der fünf Elemente in der Traditionellen Chinesischen Medizin wurde aus der Beobachtung der Natur für die Beschreibung von Wechselwirkungen zwischen Mensch und Umwelt abgeleitet. Phänomene des menschlichen Lebens wurden symbolisch mit den fünf Elementen Holz, Feuer, Erde, Metall und Wasser verbunden. Die Elemente beeinflussen sich gegenseitig und ihre Beziehungen untereinander sind einem ständigen Wandel unterworfen.

Die Fünf-Elemente-Lehre wird dazu genutzt, Wahrnehmungen, Farben, Gerüche, Geschmäcker, Organe, Emotionen, biologische Prozesse – letztendlich alles im Universum Existierende – zu klassifizieren. Jedem Element sind daher beispielsweise jeweils ein oder mehrere Organe oder Körperfunktionen zugeordnet, jedes steht jeweils mit spezifischen menschlichen Erfahrungen in Zusammenhang, wird durch einen bestimmten Bereich im Körper repräsentiert und wird durch eine oder mehrere Farben charakterisiert.

Das Konzept der fünf Elemente ermöglicht es uns, die unterschiedlichen Qualitäten von Lebensenergie besser zu verstehen, die körperlich und emotional auf uns einwirken und in uns interagieren.

Schwangerschaft und Geburt sind als Prozesse des menschlichen Lebens von wesentlicher Bedeutung, die fünf Elemente können daher auch für die Geburtsvorbereitung sehr hilfreich sein. Sie finden Hinweise darauf an verschiedenen Stellen dieses Buches.

In der Natur können Sie die Eigenschaften, die den fünf Elementen zugeordnet werden, wohl am besten nachempfinden - etwa jene des Elements Wasser, wenn Sie einen Bach oder Fluss beobachten, oder jene von Feuer, wenn Sie die Gelegenheit haben, an einem lodernden Feuer zu sitzen. Auch Visualisierungsübungen eignen sich gut dafür, einen Bezug zu den unterschiedlichen Qualitäten der fünf Elemente zu bekommen.

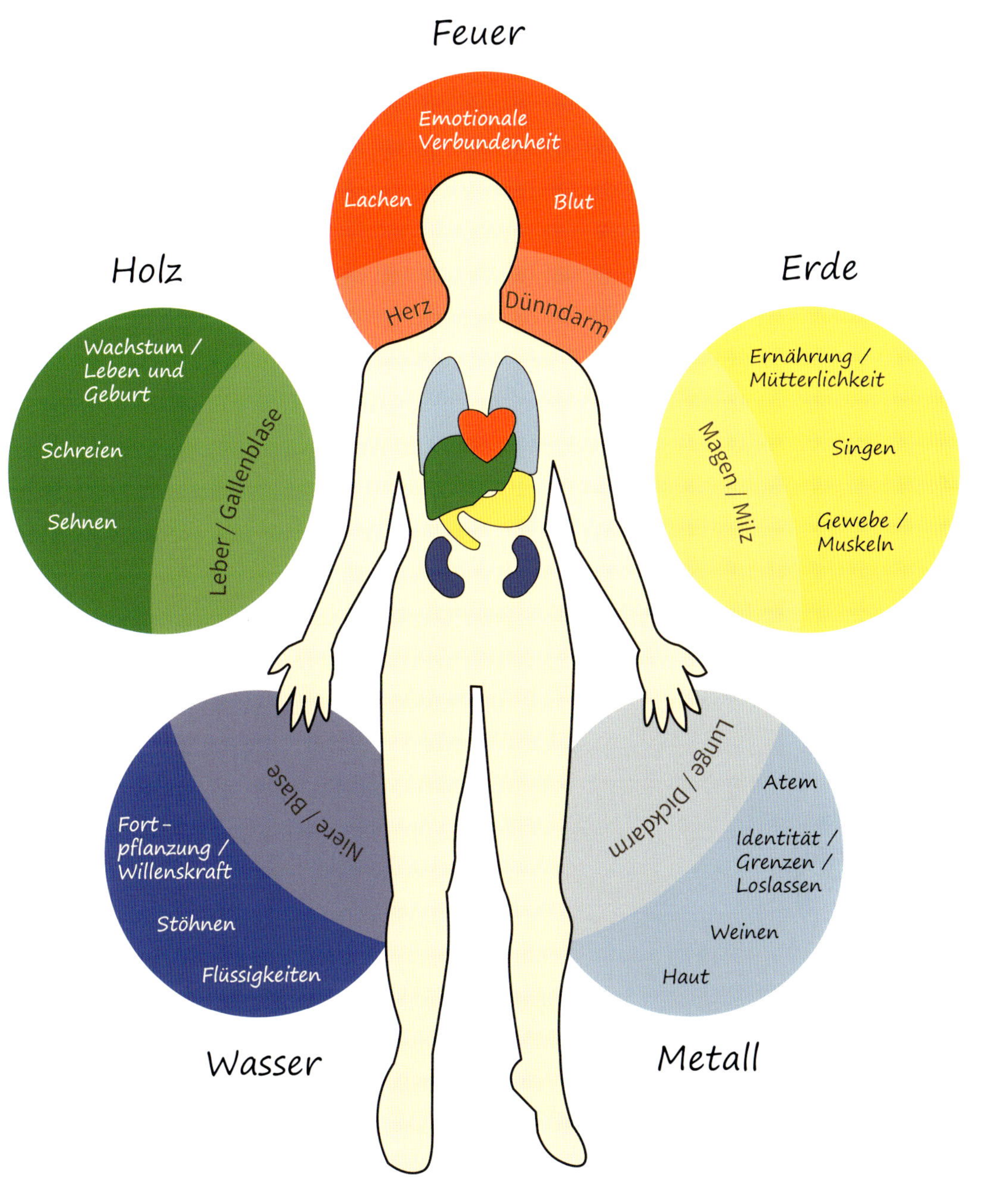

Fünf Elemente und Geburtsphasen

	Wasser:	Eröffnungsphase
	Holz:	Durchtrittsphase
	Feuer:	Nachgeburtsphase
	Erde:	unterstützt alle Phasen der Geburt
	Metall:	Nachgeburtsphase

ÜBEN MIT INNEREN BILDERN

Innere Bilder können Ihnen dabei helfen, Ihre Aufmerksamkeit so zu lenken, wie es für Sie gerade am besten ist. Für dieses Buch habe ich Visualisierungsübungen zusammengestellt, die Ihnen auf verschiedene Weise nützlich sein können – als Begleitung durch die Wehen der verschiedenen Geburtsphasen (ab Seite 26), beim Erforschen Ihrer persönlichen Entspannungshilfen (ab Seite 114), bei der Gestaltung Ihrer Geburtsumgebung (ab Seite 116) oder, um Ihr Baby für die Geburt vorzubereiten (siehe Seiten 126 und 127). Die Übungsanleitungen sind als Vorschläge und zur Orientierung gedacht – variieren Sie nach Belieben und entwickeln Sie Ihre persönlichen Visualisierungen und Fantasiereisen daraus!

Die beste Zeit mit diesen Visualisierungsübungen zu beginnen, sind die letzten Wochen Ihrer Schwangerschaft. Vorher ist der starke Fokus der Übungen auf die Geburt doch etwas früh. Beziehen Sie Ihren Partner in diese Übungen mit ein! Er kann Ihnen zum Beispiel den Text dazu vorlesen, oder teilen Sie Ihre persönlichen inneren Bilder mit ihm. Es ist gut, wenn Ihr Partner weiß, was während der Geburt in Ihnen vorgeht und was Sie gerade tun.

Sich auf die Geburt vorbereiten

Diese Übung hilft Ihnen nach Monaten des ›Schwangerseins‹, nach und nach in die Phase der Vorbereitung auf die Geburt zu wechseln. Das ist sowohl für die Mutter als auch für das Baby ein wichtiger Übergang. Wenn ein Kind nicht zum Termin, sondern später auf die Welt kommt, hat das oft damit zu tun, dass entweder Mutter oder Baby, oder beide, vorher noch nicht wirklich bereit waren. Die Gründe hierfür können vielfältig sein: vielleicht haben beide Angst vor der Geburt, vielleicht genießen Mutter und Baby die Schwangerschaft sehr, oder aber sie möchten – ohne sich dessen bewusst zu sein – den nächsten Schritt nicht machen.

Nun die Übung: Atmen Sie tief ein und aus und entspannen Sie mit jeder Ausatmung mehr. Wenn Sie sich ganz ruhig fühlen, erspüren Sie ganz bewusst Ihr Baby in Ihrer Gebärmutter. Stellen Sie sich jetzt vor, wie es in Ihrem Becken nach unten wandert und sich in eine gut Position für die Geburt bringt. Fühlen Sie Ihren Gebärmutterhals weich und kürzer werden. Spüren Sie, dass sich Ihr Körper vorbereitet. Wie bereitet er sich vor? Wie bereitet sich Ihr Geist vor? Was hilft Ihnen jetzt? Was fühlen Sie beim Gedanken an die Geburt? Freuen Sie sich darauf? Haben Sie Angst? Fühlen Sie sich bereit, Ihr Baby loszulassen und es hinauszulassen in die Welt? Ist da irgendetwas, das noch zwischen Ihnen und der Geburt steht oder ist der Weg frei?

Wenn Sie sich in dieser Entspannung sicher und wohlfühlen, lassen Sie sich auf diese Fragen ganz und gar ein. Lassen Sie auch negative Gefühle zu, die in Ihnen beim Gedanken an die Geburt hochkommen und erkunden Sie sie. Wenn Sie sich nicht bereit für die Geburt fühlen, warum ist das so? Geben Sie diesen Gefühlen Raum, so dass Sie sie besser greifen und verstehen können. Und wenn Sie sie verstanden haben, lassen Sie sie los. Dann sagen Sie zu sich selbst: ›Mein Körper und mein Baby sind soweit. Wir sind bereit für die Geburt‹.

Wenn Sie sich beim Gedanken an die Geburt entspannt und wohlfühlen, richten Sie Ihre Aufmerksamkeit einmal mehr auf Ihre Atmung und kommen Sie nach und nach zurück ins Jetzt und in Ihren Körper.

DIE PHASEN DER GEBURT ▶

Die Geburt wird in vier Phasen eingeteilt. Ich gebe Ihnen hier einen kurzen Überblick, nähere Beschreibungen der vier Phasen der Geburt finden Sie in einem eigenen Kapitel ab Seite 98).

Aus Sicht der Traditionellen Chinesischen Medizin stellt die Geburt eine Veränderung vom Yin der Schwangerschaft (wenn sich das Baby im Mutterleib im Fruchtwasser befindet) zum Yang dar, wenn das Kind zur Welt kommt. Dabei verändert sich der Charakter der sich ausdrückenden Lebensenergie in den verschiedenen Phasen der Geburt, die deshalb auch mit den fünf Elementen in Beziehung gesetzt werden können.

Eröffnungsphase

Während der ersten Phase verkürzt sich mit den Wehen der Gebärmutterhals und der Muttermund öffnet sich.
Sie ist wiederum dreigeteilt:

- die frühe Eröffnungsphase oder Latenzphase – sie ist normalerweise die längste und einfachste
- die aktive Eröffnungsphase – die Wehen werden intensiver und der Muttermund weitet sich meist schnell
- die Übergangsphase – sie ist oft sehr intensiv mit häufigen und starken Wehen, der Muttermund öffnet sich jetzt ganz.

Element: Wasser - die Bewegung von Yin zu Yang beginnt.
Wie die starke Strömung eines Flusses oder sich aufbauende Wasserwellen gewinnt die Wehentätigkeit zunehmend an Kraft und Stärke.

Durchtrittsphase

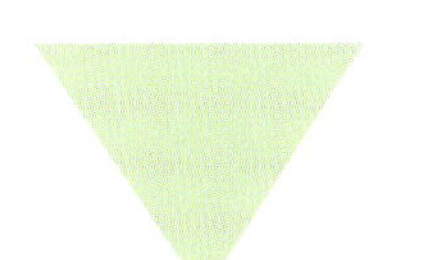

In der zweiten Phase tritt das Baby in den Geburtskanal ein und schiebt sich mit starken Kontraktionen der Gebärmutter durch ihn hindurch.
Es ist die Phase, in der Sie Ihr Baby gebären.
Element: Holz
Mit der starken nach unten strebenden Bewegung der Holz-Energie und seiner schöpferischer Kraft wird das Baby geboren.

Nachgeburtsphase

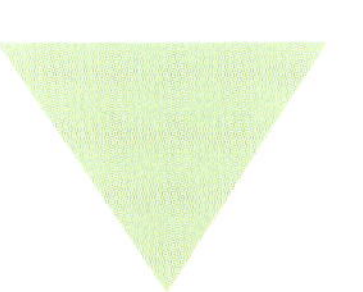

In der dritten Phase wird die Plazenta geboren.
Nachdem Sie Ihr Baby geboren haben, kontrahiert sich Ihre Gebärmutter nun nochmals, damit sich auch die Plazenta löst.
Element: Übergang von Holz zu Feuer
Noch einmal wird die abwärts gerichtete Kraft der Holz-Energie gebraucht, gleichzeitig entfaltet sich überwältigende Freude aus der Tiefe des Herzens, wenn das Baby geboren ist.

Bonding

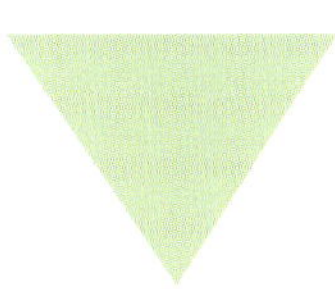

In der vierten Phase ›verlieben‹ Sie sich in Ihr Baby. Es ist Ihre erste Zeit gemeinsam als Familie.
Elemente: Feuer und Metall
Eine tiefe emotionale Verbindung entsteht, voller Liebe und Glück...
Die Geburt ist aber auch der erste Schritt des Loslassens in der nun beginnenden Mutter-Kind-Beziehung, dafür steht die Metall-Energie.

Das Element Erde unterstützt alle Phasen der Geburt, es steht als mütterliche Kraft im Mittelpunkt des Geburtsvorgangs und beherrscht die Energie der starken Muskelkontraktionen.

ATMUNG UND INNERE BILDER FÜR DIE ERÖFFNUNGSPHASE

Während dieser ersten Phase der Geburt kann es sich ergeben, dass Sie nichts weiter tun müssen, als sich entspannt auf die Bewegung Ihres Atems zu konzentrieren. Atmen Sie langsam und tief aus und erlauben Sie dann, dass frische Atemluft in Ihren Körper strömt. Wenn die Wehen stärker und intensiver werden, bleiben Sie mit Ihrer Aufmerksamkeit bei Ihrer Atmung und betonen Sie vor allem die Ausatmung. Schon das alleine wird Ihnen vielleicht helfen, einen Rhythmus zu finden, der Sie in dieser ersten Phase unterstützt. Wenn Sie das Gefühl haben, dass Ihnen das hilft, brauchen Sie darüber hinaus nichts weiter zu tun.

Einen Fokus finden

Einige Mütter finden es hilfreich, sich mit dem Ausatmen auf etwas Bestimmtes zu konzentrieren. Vielleicht hilft es Ihnen, mit dem Ausatmen bewusst Bereiche Ihres Körpers zu entspannen, die sich angespannt anfühlen. Öffnen Sie zum Beispiel, während Sie ausatmen, ganz bewusst Ihre Hände oder entspannen Sie Ihre Füße. Lassen Sie Ihre Stimme frei tönen, oder entspannen Sie einfach Ihren Kiefer und Ihren Kehlkopf. Es kann aber auch sein, dass es für Sie besser passt, sich innerlich ein bestimmtes Bild vorzustellen, sich auf ein bestimmtes Wort oder einen Gegenstand zu konzentrieren.

Im folgenden Abschnitt habe ich einige Vorschläge für Visualisierungen zusammengestellt, die Ihnen in der Eröffnungsphase helfen können, sich zu öffnen oder einen Rhythmus und eine Verbindung mit jeder Wehe zu finden. Probieren Sie am besten alle Vorschläge aus, um herauszufinden, ob ein Bild dabei ist, das für Sie passt oder das Sie dazu inspiriert, Ihre eigene Visualisierung zu entwickeln. Meine Vorschläge sind nur Anregungen und es ist wichtig, dass Sie etwas finden, was sich für Sie richtig anfühlt. Ihr Partner empfindet es vielleicht als hilfreich zu wissen, in welches innere Bild Sie gehen, damit er sich während einer Wehe ebenfalls darauf konzentrieren kann. Er könnte Sie auch aktiv unterstützen, indem er Sie mit seinen Worten durch die Visualisierung begleitet. Falls Sie sich als Konzentrationshilfe ein bestimmtes Schlüsselwort ausgesucht haben, könnte Ihr Partner dieses Wort jedes Mal laut aussprechen, wenn Sie eine Wehe haben. Vielleicht werden Ihnen Visualisierungen während des gesamten Geburtsvorganges helfen oder aber Sie werden sie gar nicht oder nur wenig einsetzen.

Die Welle

Diese Visualisierung können Sie sowohl jederzeit während Ihrer Schwangerschaft als auch während der Geburt selbst machen.

Setzen Sie sich bequem hin und schließen Sie die Augen. Folgen Sie der Bewegung Ihres Atems, atmen Sie aus und ein. Verlängern Sie Ihr Ausatmen und lassen Sie Ihren Atem bis in Ihren Bauchraum sinken, sodass sich Ihre Bauchmuskeln dabei sanft nach innen ziehen. Beobachten Sie diese Bewegung, ohne Sie bewusst zu verstärken.

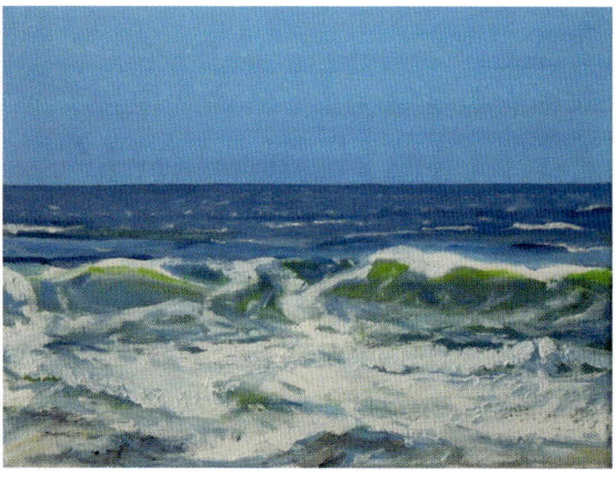

Das innere Bild...

Stellen Sie sich nach einer kurzen Weile vor, dass mit jedem Ausatmen eine Wasserwelle Ihren Körper durchströmt. Spüren Sie, wie die Welle oben am Kopf beginnt und lassen Sie zu, dass sie durch Ihren ganzen Körper hindurch nach unten fließt.

Konzentrieren Sie sich weiter auf das Ausatmen und fühlen Sie nun, wie die Welle außen an Ihrem Körper abwärts strömt – vom

Kopf über die Schultern, den Rücken, an der Brust und den Rippen hinunter in Ihr Becken. Sie fließt durch Ihr Becken hindurch und über Ihren Bauch und Ihr Gesäß hinunter in die Beine, dann die Beine entlang bis in die Füße. Spüren Sie, wie die Welle schließlich aus Ihren Fußsohlen hinausfließt.

Konzentrieren Sie sich weiter auf die Ausatmung, während Sie eine Welle spüren, die jetzt innen durch Ihren Körper fließt. Nehmen Sie beim Ein- und Ausatmen bewusst Ihre größten Organe wahr. Fühlen Sie, wie die Welle mit dem Atem durch Ihre Nase strömt, und wie sich Ihre Lunge weitet und entleert. Die Welle fließt durch Ihr Herz, während es schlägt. Spüren Sie, wie die Wasserwelle Ihren Darm durchspült und reinigt, wie sie durch Ihre Gebärmutter und um das Kind herumströmt. Stellen Sie sich vor, wie daraus ein großes Wasserbecken entsteht, in dem Ihr Baby schwimmt. Fühlen Sie, wie die Wasserwelle durch Ihren Gebärmutterhals und Ihren Muttermund fließt.

In den letzten Wochen

Sie können jetzt beginnen, die Kraft der Welle so zu bündeln, dass sie Ihren Muttermund öffnet. Konzentrieren Sie sich wieder auf Ihre Ausatmung. Fühlen Sie, wie die Wasserwelle kraftvoll durch Ihren Gebärmutterhals fließt und wie sie Ihren Muttermund öffnet.

Wenn die Geburt näher rückt, können Sie damit beginnen, sich konkreter zu überlegen, wie Sie diese Welle für die Wehen selbst nutzen könnten. Stellen Sie sich vor, wie sich in Ihnen eine Wehe aufbaut. Es ist, als würde eine große Wasserwelle in Ihrem Körper aufsteigen. Sie wird immer höher und stärker, schließlich bricht die Welle und überflutet Ihren ganzen Körper. Die Kraft des Wassers schleudert und wirbelt Sie hin und her, Sie können kaum noch atmen. Sie denken, es geht nicht mehr, und da endlich spüren Sie, wie die Welle abklingt. Nun atmen Sie langsamer. Stellen Sie sich vor, wie Sie mit der abflauenden Welle nach unten gleiten und schließlich an den Strand geschwemmt werden.

Jetzt ruhen Sie sich aus, die Kraft der Welle verlässt Ihren Körper nun ganz. Sie lassen sich im ruhigen Wasser treiben und entspannen dabei.

Dann beginnt die nächste Welle aufzusteigen. Sie fühlen, wie sie sich mit großer Kraft in Ihnen aufbaut. Sie wird stärker und stärker. Dieses Mal stellen Sie sich vor, Sie sind in einem Boot, das mit der Welle nach oben gehoben wird. Sie erreichen den Gipfel der Welle, das Boot hält der wachsenden Kraft und Intensität kaum noch stand und als sie bricht, wird es in den Wassermassen herumgewirbelt und hin- und hergeworfen. Auch diese Welle ebbt ab, Sie gleiten in Ihrem Boot wieder hinunter in das ruhige Wasser und ruhen sich aus.

Noch einmal fühlen Sie, wie sich eine neue Welle aufbaut. Dieses Mal befinden Sie sich auf einem Surfboard. Sie haben schon auf diese große Welle gewartet und jetzt erwischen Sie sie freudig aufgeregt im richtigen Moment, Sie spüren ihre Kraft und Stärke. Sie fühlen, wie Sie mit der Welle hoch, an ihren höchsten Punkt, gehoben werden und finden dort eine gute Position im Gleichgewicht. Es ist ein Gefühl von Stärke und innerer Ruhe, das sich in Ihnen ausbreitet, als die Welle bricht und Sie auf Ihrem Board hinunter in Richtung Strand reiten.

Üben Sie diese Visualisierung vor der Geburt. Wenn Ihre Wehen dann wirklich beginnen, versuchen Sie dieses innere Bild wieder wachzurufen, während Sie gleichzeitig Ihre Aufmerksamkeit auf Ihren Muttermund richten. Spüren Sie, wie sich die Energie einer Wehe in Ihrem Körper aufbaut und stellen Sie sich jetzt ganz deutlich vor, wie sich Ihr Muttermund nach und nach öffnet. Mit der wachsenden Intensität der Wehe stellen Sie sich deutlich vor, wie Ihr Muttermund weich wird und sich öffnet. Atmen Sie aus und sprechen Sie dabei die Worte: »Ich öffne mich«.

Stellen Sie sich jedes Ausatmen wie eine Wasserwelle vor

Die Blüte

Alternativ zur Wasserwelle könnten Sie sich auch vorstellen, Ihr Muttermund sei eine sich öffnende Blüte. Mit der Kraft einer sich aufbauenden Wehe entfalten sich nach und nach ihre Blütenblätter. Stellen Sie sich mit jeder Kontraktion deutlich vor, wie ihre Kraft die Blütenblätter immer weiter ausfaltet und öffnet.

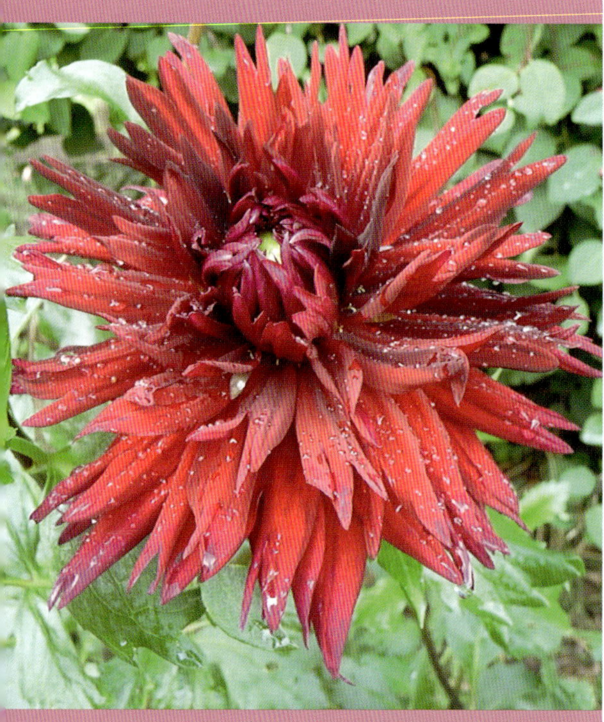

ATMUNG UND INNERE BILDER IN DER ÜBERGANGSPHASE

Traditionell wurde für die Übergangsphase oft eine hechelnde Atmung unterrichtet, um die Wehen zu verlangsamen, wenn der Muttermund noch nicht völlig geöffnet und noch nicht bereit für die Durchtrittsphase ist. Ich kann aus meiner Erfahrung jedoch nicht bestätigen, dass das Hecheln in einer solchen Situation hilfreich ist und dem vorzeiten Drang zu pressen entgegen wirkt. Viel effektiver ist die Knie-Ellenbogen-Position (wie der Vierfüßlerstand, nur dass Sie sich vorne auf Ihre Unterarmen statt auf Ihre Hände stützen), weil diese Position den Druck des Babys auf den Damm reduziert. Außerdem habe ich oft erlebt, dass plötzliches Hecheln bei Frauen Angst auslöst und sogar zu einem Sauerstoffmangel führen kann.

Aus meiner Sicht ist daher das Wichtigste, sich in der Übergangsphase weiterhin auf den eigenen Atem zu konzentrieren und den Rhythmus, den man gefunden hat, nicht aufzugeben.

Ist die Übergangsphase eher sanft verlaufen, dann ist es für Sie vielleicht ganz passend, sich einfach auszuruhen und in aller Ruhe Ihre Atmung zu beobachten. Wenn Ihre Übergangsphase jedoch sehr intensiv und anstrengend ist, müssen Sie wahrscheinlich ganz gezielt Ihre Aufmerksamkeit auf Ihre Atmung richten.

In der Regel empfiehlt es sich, mit dem weiter zu machen, was Ihnen auch in der Eröffnungsphase gut getan hat. Wenn sich das allerdings jetzt nicht mehr gut und richtig für Sie anfühlt, dann sollten Sie etwas Neues versuchen – zum Beispiel andere Körperhaltungen oder mehr Konzentration auf Ihre Ausatmung.

Die folgende Visualisierungsübung ist eine Möglichkeit, die stark abwärts gerichtete Kraft der Durchtrittsphase nachzuempfinden und sich dafür zu öffnen. Wenn Sie das Gefühl haben, dass Ihnen genau das schwerfällt, kann Ihnen diese Übung vielleicht gut helfen, sich im richtigen Moment zu beruhigen.

Die Baumwurzel

Konzentrieren Sie sich bei jeder Ausatmung darauf, Ihren Körper bis hinunter in die Beine zu entspannen. Spüren Sie, wie Ihre Beine nach und nach zu Wurzeln eines Baumes werden, die in den Boden wachsen. Die Wurzeln graben sich weiter und weiter in die Erde, sie bohren sich in die Tiefe. Nehmen Sie auch die Dunkelheit wahr, die Wärme und den Widerstand der Erde. Fühlen Sie, wie die Wurzeln noch weiter in die Tiefe wachsen und schließlich das Zentrum der Erde erreichen. Bleiben Sie eine Weile in dieser Vorstellung.

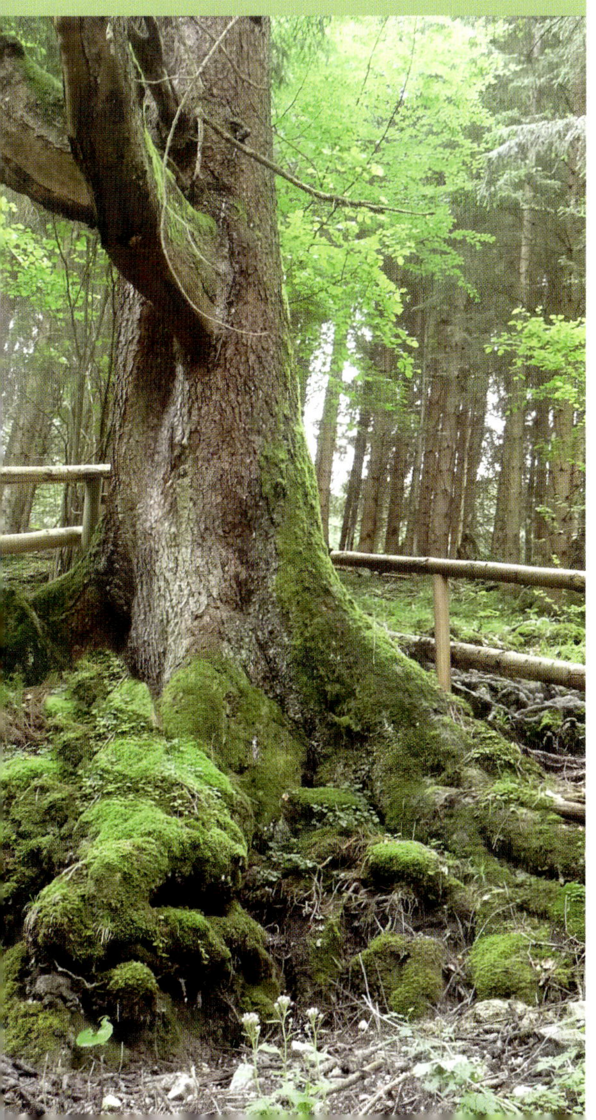

ATMUNG UND INNERE BILDER FÜR DIE DURCHTRITTSPHASE

In dieser Phase ist es weiterhin wichtig, sich auf das Ausatmen zu konzentrieren, aber jetzt mit mehr Kraft. Denn jetzt hilft Ihnen jede kraftvolle Ausatmung dabei, Ihre Aufmerksamkeit noch besser in Ihrem Becken, Ihrem Muttermund und Ihrem Damm zu halten und so Ihr Baby bei seinem Weg durch den Geburtskanal und hinaus in die Welt zu unterstützen. Auch wenn Sie jetzt mehr Kraft in Ihre Ausatmung legen, sollten Sie darauf achten, entspannt zu bleiben. Oft kommt es einer Gebärenden so vor, als würde sie stark gegen ihren Damm drücken, doch eigentlich spannt sie stattdessen Kiefer, Nacken und Schultern an und hört auf zu atmen. Damit erzielt sie jedoch keine Wirkung, außer dass Sie schnell erschöpft und müde wird. Achten Sie daher beim Ausatmen darauf, Ihren Kiefer zu öffnen und locker zu lassen, am besten nutzen Sie dazu noch Ihre Stimme und lassen die offenen ›aah‹-Töne aus Ihnen strömen. Stellen Sie sich dabei vor, wie Ihr Atem bis ganz hinunter in Ihren Damm fließt und Ihrem Baby hilft, sich hinauszuschieben. Vielleicht hilft Ihnen dabei weiterhin das innere Bild der Baumwurzel.

Innere Bilder

Hier sind einige Vorschläge für innere Bilder, die in dieser Phase hilfreich sein können: stellen Sie sich zum Beispiel vor, wie sich Ihr Baby durch den Geburtskanal bewegt und hinaus in die Welt gleitet, oder wie sich Ihr Damm dehnt und weit öffnet. In dieser Phase der Geburt hilft es manchen Frauen, sich an einem Seil festzuhalten, das an der Decke befestigt ist. Sie stellen sich dann vor, wie sie sich aus dem Seil Kraft holen und wie sich diese Kraft im Inneren ihres Körpers nach unten bewegt.

Eine wachsende Pflanze

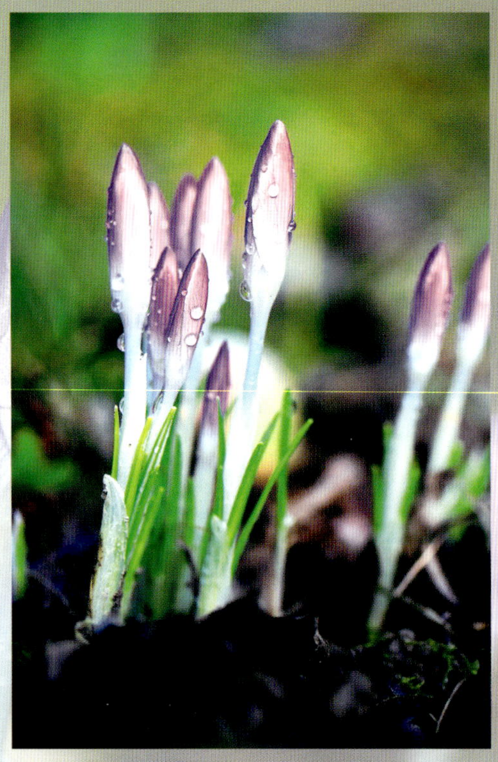

Ein Bild, das die Kraft und Bewegung der Durchtrittsphase wohl am besten symbolisiert, ist der Sprössling einer Pflanze. Er bahnt sich durch die Erde seinen Weg ins Freie, wie ein Baby, das sich aus dem Körper der Mutter hinausschiebt.

Konzentrieren Sie sich wieder auf Ihre Ausatmung und entleeren Sie Ihre Lungen jetzt mit noch mehr Nachdruck. Können Sie spüren, wie sich der Kopf Ihres Babys dabei nach unten schiebt? Lassen Sie zu, dass es das Licht der Welt erblickt. Stellen Sie sich Ihren Damm wie die Erde vor, die den frischen Pflanzenspross umgibt, wenn er sich im Frühling seinen Weg durch das Erdreich ins Freie bahnt. Lassen Sie Ihren Damm rund um den Spross, den Kopf Ihres Babys, ganz weit werden. Nehmen Sie bewusst wahr, wie sich Ihr Baby durch den Geburtskanal bewegt und schließlich, wie die Knospe, die durch den Erdboden bricht, ans Licht kommt. Ihr Muttermund öffnet sich und Ihr Damm dehnt sich, der Kopf Ihres Babys tritt hinaus. Atmen Sie dabei ruhig weiter und schieben Sie nicht, lassen Sie den Kopf Ihres Babys Ihren Damm weiten. Lassen Sie dies allmählich geschehen, beeilen Sie sich nicht.

*Der Sprössling einer jungen Pflanze,
der sich kraftvoll den Weg
durch den Erdboden ins Freie bahnt,
wie ein Baby,
das sich aus dem Körper der Mutter ans Licht schiebt.*

ATMUNG UND INNERE BILDER FÜR DIE NACHGEBURTSPHASE

Nachdem Ihr Baby geboren ist, ist es wichtig weiterhin bewusst und konzentriert zu atmen, bis sich die Plazenta gelöst hat. Ihre Aufmerksamkeit gilt zwar jetzt vor allem Ihrem Baby, aber bleiben Sie weiterhin in einer tiefen Atmung und bereiten Sie sich auf die Wehe vor, mit der Sie die Plazenta gebären werden. Wenn Sie spüren, wie diese Wehe sich aufbaut, gehen Sie wieder ganz bewusst in Ihre Atmung und ›atmen Sie Ihre Plazenta aus‹.

Visualisierung für die Plazenta

Vergegenwärtigen Sie sich, wie die Plazenta mit der Wand Ihrer Gebärmutter über viele Blutgefäße verbunden ist. Sehen Sie nun vor Ihrem inneren Auge, wie sich diese Blutgefäße verschließen, wie sich die Plazenta nach und nach löst und Ihren Körper mit minimalem Blutverlust verlässt.

BONDING: DAS BABY WILLKOMMEN HEISSEN

Ihr Baby ist geboren. Jetzt nehmen Sie sich einfach Zeit, um mit Ihrem Kind zusammen zu sein. Versuchen Sie gut hinzuspüren, wie es sich jetzt fühlt. Stellen Sie sich die großen Veränderungen vor, die es gerade durchlebt. Erinnern Sie sich daran, wie Sie sich Ihrem Baby verbunden fühlten, als es noch in Ihrem Bauch war. Wie fühlt sich diese Verbundenheit jetzt an? Auch wenn Ihnen das womöglich schwer vorstellbar erscheint - die Person, die Sie in Ihren Armen halten, ist dieselbe wie vorher in Ihrem Bauch und wird darauf, wie Sie in der Schwangerschaft in Beziehung getreten sind, so reagieren wie vorher, auch darauf, was Sie zu ihr gesagt haben. Als meine Tochter geboren wurde, weinte sie ein wenig nach der Geburt. Mein Partner sprach sie daraufhin als ›Kleines Fischchen‹ an, wie er sie immer genannt hatte, als sie noch in meinem Bauch war. Sie hörte auf zu weinen und sah ihn mit weit geöffneten Augen an.

Setzen Sie sich mit Ihrem Baby bequem hin und geben Sie ihm Körperkontakt. Beobachten Sie, wie es atmet und in welchem Rhythmus. Folgen Sie seiner Atmung im Vergleich zu Ihrer eigenen. Welche Unterschiede bemerken Sie?

Beobachten Sie die Bewegungen Ihres Babys. Versuchen Sie sich vorzustellen, wie es zusammengerollt in Ihrer Gebärmutter lag und wie es jetzt den weiten Raum um sich herum entdecken will.

Auch Geräusche und die Stimmen anderer Menschen sind für Ihr Baby jetzt viel lauter als vorher. Ihr vertrauter Herzschlag jedoch, dessen Rhythmus Ihrem Baby Sicherheit gab, ist jetzt nicht mehr da. Deshalb fühlt sich ein Baby an der Brust seiner Mutter so wohl. So kann es den Herzschlag wieder hören und fühlt sich ganz sicher. Legen Sie Ihr Baby auf Ihre Brust und atmen Sie gemeinsam.

Reden Sie mit Ihrem Baby. Erinnern Sie sich daran, wie Sie mit ihm gesprochen haben, während es in Ihnen war. Wiederholen Sie immer wieder seinen Namen. Und wenn Musik für Sie wichtig war, als Ihr Baby im Bauch war, spielen Sie ihm nun diese Musik vor. Es wird sie lieben. Wenn es einen besonderen Ort gab, an den Sie in Ihrer Vorstellung während der Schwangerschaft immer wieder gingen, erzählen Sie Ihrem Baby davon. Und während Sie das tun, halten Sie Körperkontakt mit ihm, möglichst in der Nähe Ihres Herzens. Dies ist Ihre ganz persönliche Zeit mit Ihrem Baby. Genießen Sie dieses Kennenlernen und lassen Sie sich viel Zeit dabei.

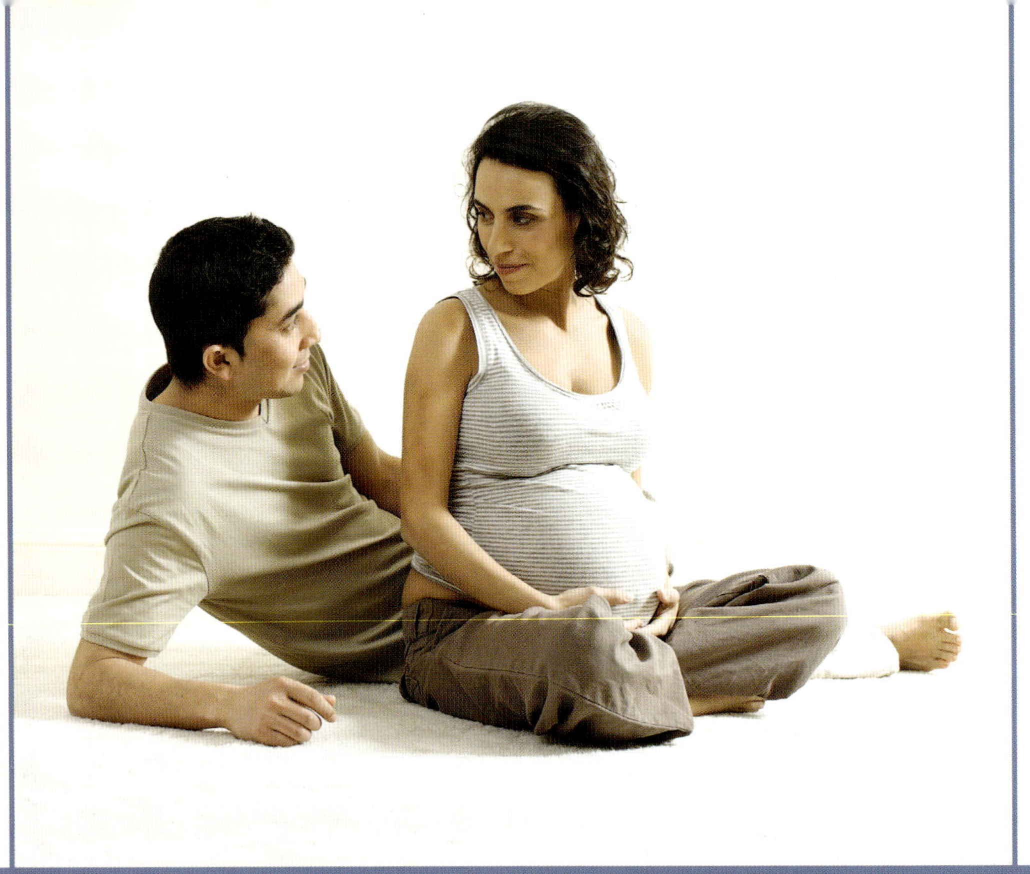

Fit für die Geburt?

Die Geburt eines Kindes kann harte Arbeit sein. Wenn man bedenkt, dass eine Geburt wahrscheinlich mindestens sieben Stunden dauert und dass die letzte Etappe körperlich ganz besonders kräftezehrend ist, wird klar, dass eine gute körperliche Vorbereitung ganz wesentlich ist. Sie müssen zwar für die Geburt Ihres Kindes nicht ›super-fit‹ sein, aber es ist wichtig, dass Sie während der Schwangerschaft gut auf Ihr körperliches Wohlbefinden und Ihre Gesundheit achten, und auch in dieser Zeit körperlich aktiv bleiben.

Im letzten Schwangerschaftsdrittel ist das recht einfach: Schon die Schwangerschaft selbst und das Tragen des zusätzlichen Gewichts bei jeder Bewegung ist ein gewisses körperliches Training. Was Sie darüber hinaus machen sollten, wie viel und welche speziellen Übungen, ist von Frau zu Frau sehr unterschiedlich. Das Wichtigste dabei ist immer, dass Sie auf Ihren Körper hören. Gegen Ende Ihrer Schwangerschaft wird es wahrscheinlich Tage geben, an denen Sie sich müde fühlen, dann wieder andere Tage, an denen Sie voller Energie sind. Aber teilen Sie Ihre Kräfte gut ein und verausgaben Sie sich nicht zu sehr beim ›Nest-Bau‹ oder dabei, fehlende Dinge für Ihr Baby zu besorgen. Sie brauchen Kraftreserven für die Tage, an denen Sie sich kraftlos und müde fühlen! Denken Sie auch daran, dass das Leben nach der Geburt weitergeht und Sie auch dafür Kraft brauchen werden. Eine entspannte Mutter zu haben, wird Ihrem Baby wichtiger sein als ein perfekt eingerichtetes Kinderzimmer.

Die Übungen, die in dem folgenden Abschnitt beschrieben werden, sind für die ganze Dauer des letzten Schwangerschaftsdrittels sehr gut geeignet. Wenn Sie sich in dieser Phase täglich etwas Zeit für das Üben der verschiedenen Geburtspositionen nehmen, ist das ein guter Weg, körperlich fur die Geburt fit zu werden. Es ist nicht nur eine optimale Vorbereitung für Sie selbst, sondern auch für Ihr Baby, denn solche Übungen und Positionen helfen ihm, sich in eine günstige Lage für die Geburt zu begeben.

Wenn Sie bereits während Ihrer Schwangerschaft Körperübungen, Gymnastik oder Yoga praktiziert haben, wird Ihnen vielleicht die eine oder andere Haltung bekannt sein. Sollten Positionen dabei sein, die Ihnen schwerfallen, lassen Sie sich nicht gleich entmutigen! Mit etwas Übung werden auch diese Ihnen rasch leichter fallen. Und: es ist nicht notwendig, dass Sie alle Übungen gut beherrschen. Es genügt, wenn es ein oder zwei gibt, mit denen Sie sich wirklich wohlfühlen. Versuchen Sie sich nicht zu beweisen, dass Sie alle gleich gut meistern können!

Haben Sie schon oft Geburtsszenen in Filmen gesehen? Wenn ja, werden Sie wahrscheinlich die Positionen, die ich auf den folgenden Seiten als günstige Geburtspositionen vorstellen werde, überraschen. Denn in Filmen sieht man eine gebärende Frau meistens auf dem Rücken in einem Bett liegen. Im wirklichen Leben ist das allerdings eine der schlechtesten Positionen für die Unterstützung eines natürlichen Geburtsvorgangs. Das hat folgende Gründe:

- Wenn Sie auf dem Rücken liegen, hat Ihr Kreuzbein – die flache Knochenplatte am unteren Ende der Wirbelsäule – keinerlei Bewegungsfreiheit. Dadurch erhöht sich hier der Druck und die Wehen werden meist schmerzhafter.
- Sie müssen, wenn Sie liegen, gegen die Schwerkraft arbeiten. Für das Baby ist es dann schwieriger, sich in der Eröffnungsphase bis ganz unten in Ihr Becken zu bewegen, und in der Durchtrittsphase müssen Sie quasi ›bergauf‹ pressen.
- Die Rückenlage fördert eine ungünstige Geburtsposition Ihres Babys: Sie animieren Ihr Baby damit geradezu, sich so zu drehen, dass es mit seiner Wirbelsäule in Richtung Ihres Rückens zu liegen kommt, und das führt meist zu einer schwierigen Geburt.

In Ausnahmefällen ist die Rückenlage jedoch tatsächlich notwendig, und zwar dann, wenn medizinische Maßnahmen erforderlich sind, für die eine Frau liegen muss.

Alle Frauen, die eine Geburtsposition auf allen Vieren als würdelos empfinden, möchte ich folgende Frage stellen: Was ist würdevoller - im Vierfüßlerstand Ihr Baby aus eigener Kraft zu gebären, oder mit angewinkelten Beinen auf dem Rücken liegend – die Füße in steigbügelähnlichen Stützen –, mitzuerleben, wie jemand anderer Ihr Baby mit einer Geburtszange aus Ihnen herauszieht? Ihr Kind muss geboren werden – so oder so, das liegt in der Natur der Sache. Es ist an Ihnen zu entscheiden, ob Sie selbstbestimmt und aktiv mit Ihrem Körper zusammenarbeiten möchten, oder ob Sie sich lieber ganz auf die Mithilfe anderer verlassen.

Für eine selbstbestimmte Geburt ist es wichtig, sich körperlich gut vorzubereiten

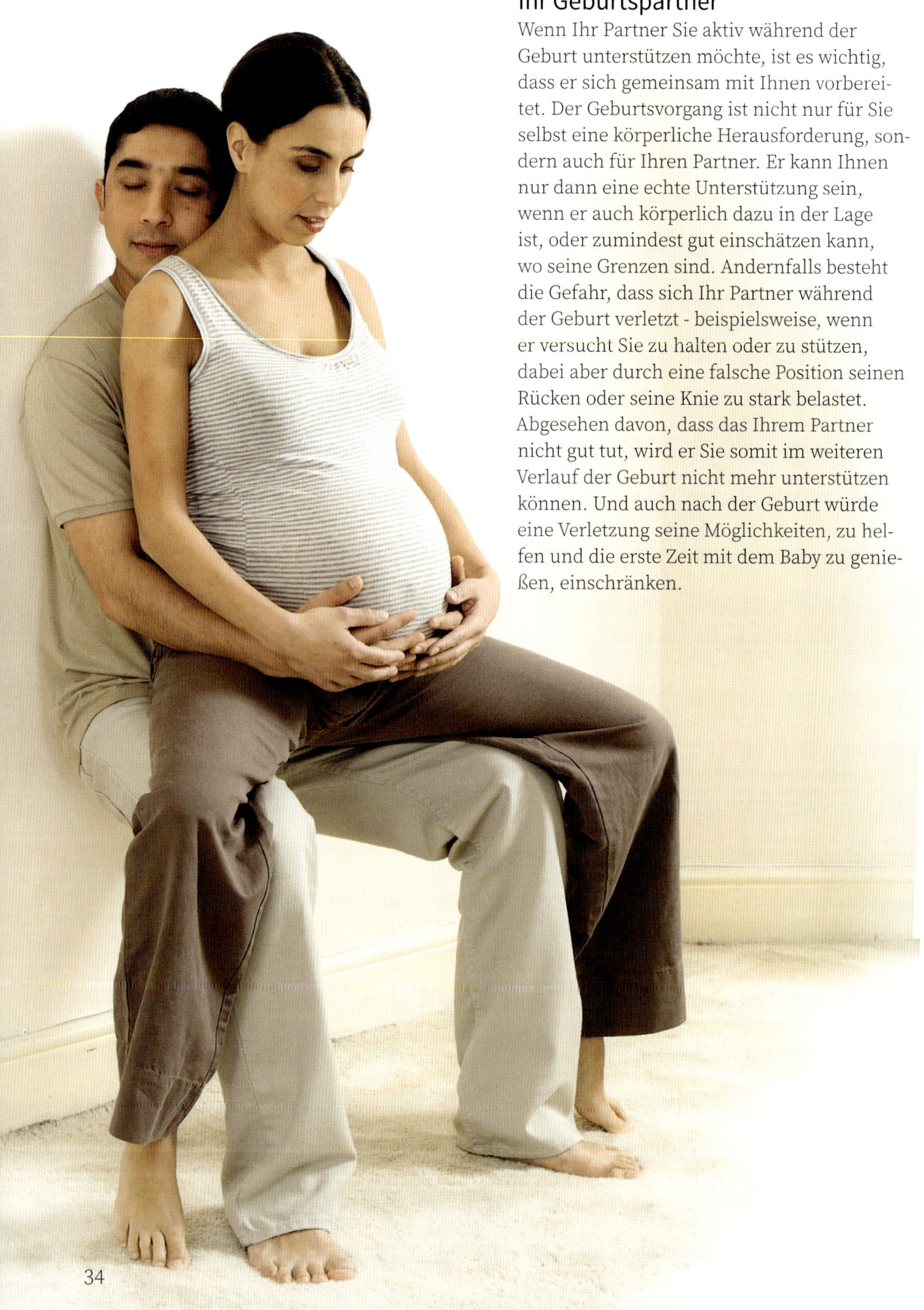

Ihr Geburtspartner

Wenn Ihr Partner Sie aktiv während der Geburt unterstützen möchte, ist es wichtig, dass er sich gemeinsam mit Ihnen vorbereitet. Der Geburtsvorgang ist nicht nur für Sie selbst eine körperliche Herausforderung, sondern auch für Ihren Partner. Er kann Ihnen nur dann eine echte Unterstützung sein, wenn er auch körperlich dazu in der Lage ist, oder zumindest gut einschätzen kann, wo seine Grenzen sind. Andernfalls besteht die Gefahr, dass sich Ihr Partner während der Geburt verletzt - beispielsweise, wenn er versucht Sie zu halten oder zu stützen, dabei aber durch eine falsche Position seinen Rücken oder seine Knie zu stark belastet. Abgesehen davon, dass das Ihrem Partner nicht gut tut, wird er Sie somit im weiteren Verlauf der Geburt nicht mehr unterstützen können. Und auch nach der Geburt würde eine Verletzung seine Möglichkeiten, zu helfen und die erste Zeit mit dem Baby zu genießen, einschränken.

Verwendung eines Gebärhockers

Ein Kind zu gebären, ist eine unglaubliche, für manche Frauen sogar eine spirituelle Erfahrung. Bei einer Geburt geht es jedoch auch um die grundlegendsten Körperfunktionen, ein Aspekt, der wichtig ist und nicht vergessen werden sollte. Im täglichen Leben ist die Erfahrung, die einer Geburt am nächsten kommt, der Toilettengang. Und tatsächlich gebären manche Frauen sogar auf der Toilette.
Ein Gebärhocker ist im Grunde genommen nur eine andere Version eines Toilettensitzes. Sich dessen bewusst zu sein, kann durchaus hilfreich sein. Wenn Sie zur Toilette gehen, möchten Sie auch nicht auf einer durchgehenden Fläche sitzen (Sie brauchen ja Platz unter sich), und es ist ebenso schwierig sich zu entleeren, wenn man auf dem Rücken liegt.

Ein Toilettensitz eignet sich daher ganz gut als Alternative zu einem Gebärhocker, um Geburtspositionen zu üben. Sehr viel angenehmer ist es jedoch mit Hilfe Ihres Partners eine solche Position einzunehmen, denn seine Oberschenkel sind wahrscheinlich wesentlich bequemer als ein harter Sitz! Sie können sich auf den Schoß Ihres Partners setzen, mit Ihren Oberschenkeln breit über den seinen (siehe Abb. auf der vorherigen Seite). In dieser Position können sich Ihr Kreuzbein und Dammbereich gut öffnen.

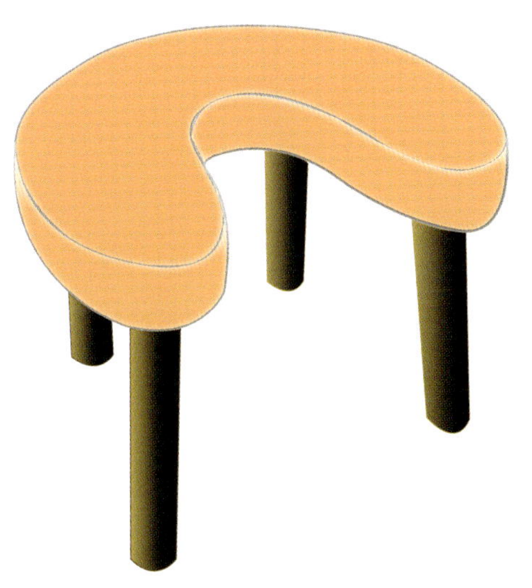

Es ist daher im Interesse aller Beteiligten, dass Ihr Partner Sie mit minimaler Anstrengung möglichst gut unterstützen kann. Dafür ist es wichtig, dass er lernt im Einklang mit seinen körperlichen Möglichkeiten zu handeln. Auch für die Shiatsu- und Massagetechniken, die ab Seite 58 beschrieben werden, ist dies von großer Bedeutung. Wenn sich Ihr Partner dabei nicht wohlfühlt oder verkrampft, wird auch die Qualität seiner Berührung weniger wohltuend oder sogar unangenehm sein.

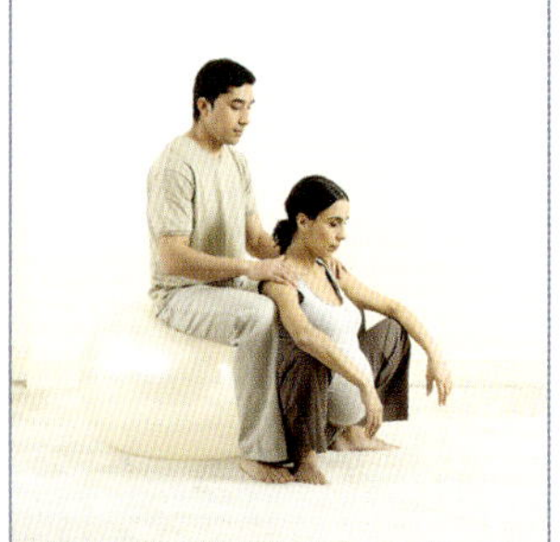

Grundlegendes zu Geburtspositionen

Bei allen von mir empfohlenen Geburtspositionen geht es darum, das Becken zu bewegen, die Schwerkraft zu nutzen und sich nach vorne zu lehnen. Im letzten Schwangerschaftsdrittel helfen diese Positionen bei Schmerzen im unteren Rücken und unterstützen das Baby dabei, die günstigste Lage für die Geburt einzunehmen und auch in dieser Position zu bleiben. Es ist dies die vordere Hinterhauptslage, bei der das Baby mit dem Kopf nach unten und mit dem Rücken zur Bauchdecke der Mutter liegt.

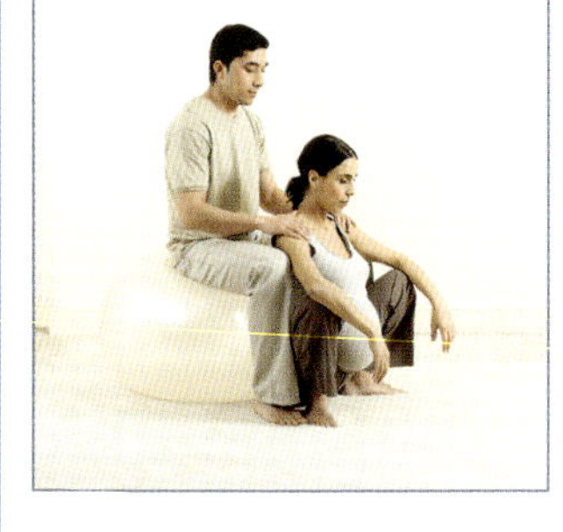

Bewegungsfreiheit des Beckens

In günstigen Geburtspositionen können Ihr Kreuzbein und Ihr Becken sich so bewegen, wie es während der Geburt notwendig ist, damit Ihr Baby den Geburtskanal hindurch gleiten und geboren werden kann. Die empfehlenswertesten Positionen sind daher der Vierfüßlerstand, die Seitenlage und die Hocke. Sie können auch sitzen, aber nur ohne Ihr Kreuzbein dabei zu blockieren – also beispielsweise verkehrt herum auf einem Stuhl oder auf einem Gymnastikball. Das Liegen auf dem Rücken hingegen erhöht den Druck auf das Kreuzbein und die Bewegungsfreiheit des Beckens wird dadurch eingeschränkt.

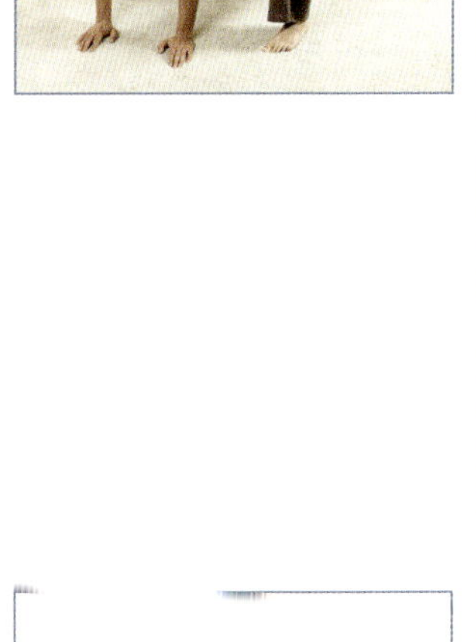

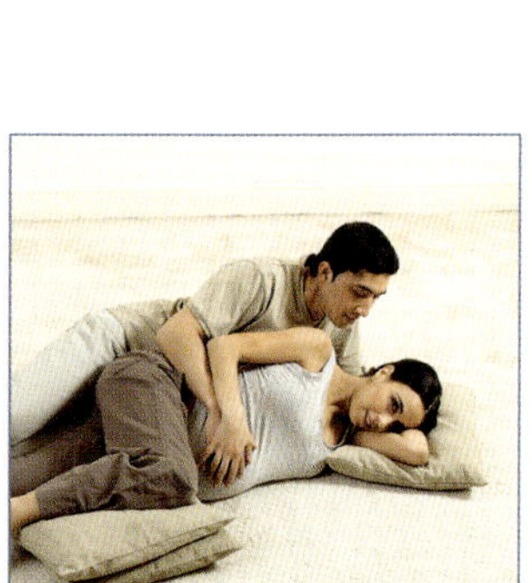

Die Schwerkraft nutzen

Günstig sind alle Geburtspositionen, die sich die Schwerkraft zunutze machen. Das hilft dem Baby sich hinunter ins Becken zu bewegen und das wiederum stimuliert die Wehen. Aus diesem Grund sind aufrechte Positionen und der Vierfüßlerstand im Allgemeinen dem Liegen vorzuziehen.

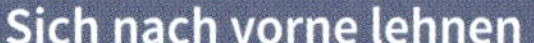

Sich nach vorne lehnen

Vorteilhaft sind Geburtspositionen, bei denen man sich nach vorne lehnt. Das hilft dem Baby in einer günstigen Lage für die Geburt zu bleiben und reduziert den Druck auf Ihren unteren Rücken, was sich wiederum schmerzlindernd auswirkt.

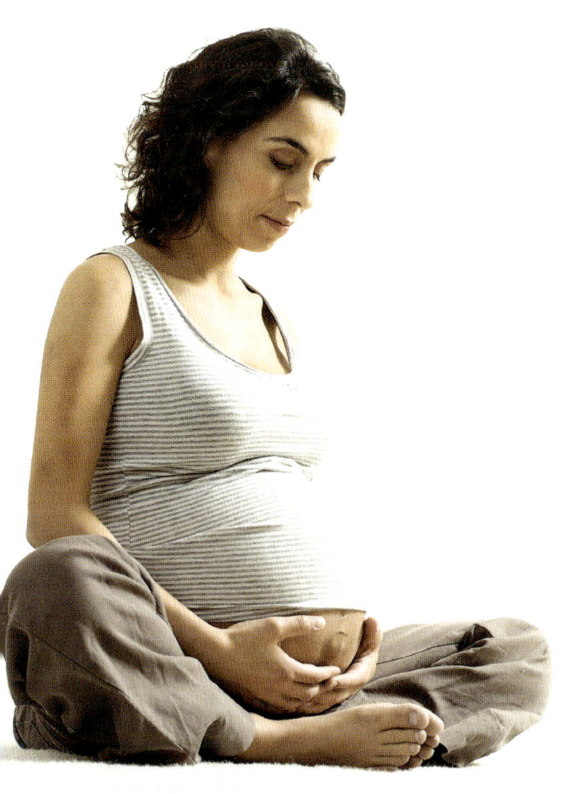

So bereiten Sie sich auf das Üben der Geburtspositionen vor

Im Wesentlichen sind die Geburtspositionen für die Eröffnungsphase und die Durchtrittsphase dieselben; bis zu einem gewissen Grad auch für die Nachgeburtsphase, vor allem, wenn Sie Ihre Plazenta auf natürlichem Weg gebären möchten. Was sich jeweils ändert, ist der Fokus. Während der Eröffnungsphase liegt das Hauptaugenmerk auf Entspannung und Öffnung im Becken. In der Durchtrittsphase geht es dann viel mehr um ein gezieltes Pressen nach unten. In beiden Phasen ist es wichtig, die Pausen zwischen den Wehen dafür zu nutzen, sich auszuruhen und neue Kraft zu sammeln, sowohl körperlich als auch mental.

Die Nachgeburtsphase hat einen ähnlichen Fokus wie die Durchtrittsphase, ist aber nicht so intensiv. Oft löst sich die Plazenta ohne viel Anstrengung, auch wenn Sie dabei liegen.

In der vierten Phase, dem Bonding, geht es um Ihre Verbindung mit Ihrem Baby. Sie können frei wählen, in welcher Position Sie sich mit Ihrem Baby wohlfühlen. Wahrscheinlich legen Sie sich dann gerne hin oder sitzen bequem im Bett mit vielen Kissen unter Ihrem Rücken, um so Ihr Baby gut halten, spüren und berühren zu können.

Auf den folgenden Seiten beschreibe ich Übungen für die wichtigsten Geburtspositionen mit jeweils einer aktiven Variante, die eher eine Yang-Bewegung unterstützt, und die Sie eher während einer Wehe nutzen werden, und einer Erholungs-Variante für die Pausen zwischen den Wehen, die eher eine Yin-Bewegung unterstützt. Ich empfehle Ihnen, alle Übungen nach Möglichkeit mit Ihrem Partner gemeinsam zu machen, Sie können aber auch alleine üben. Sie sollten bei allen Übungen die Technik für die Tiefenatmung aus dem vorangegangenen Kapitel (siehe Seite 15) anwenden. Die tiefe Atmung bewirkt, dass Sie körperlich bestmöglich von diesen Übungen profitieren. Wenn Sie während der Geburt sowohl Ihre Atmung als auch verschiedene Körperhaltungen und Positionen gut und nutzbringend einsetzen möchten, ist es notwendig, diese vorher gut zu üben.

Noch einige Worte, bevor Sie beginnen...

Wenn Sie die eine oder andere Übung gerne ein wenig verändern möchten, tun Sie das und seien Sie spielerisch dabei. Meine Anleitungen sind grundsätzlich als Orientierung gedacht und sollen Ihnen vermitteln, worauf Sie achten müssen. Nehmen Sie sich aber die Freiheit, die Übungen nach Ihren persönlichen Vorlieben zu gestalten und setzen Sie Ihre eigenen Ideen um!

Bitte hören Sie mit einer Übung auf, sobald sich einer von Ihnen beiden dabei nicht wohlfühlt.

Übungen im Stehen

IN DER ERÖFFNUNGSPHASE

Diese einfachen Übungen im Stehen eignen sich für die meisten Frauen etwa ab der 29. Schwangerschaftswoche.

Tanzen

Eine entspannende Übung, die viele Frauen als angenehm empfinden.

Aktive Variante

Sie stehen Ihrem Partner gegenüber, mit Ihren Füßen etwa hüftbreit, Ihre Zehen zeigen nach vorne. Sie stehen so weit voneinander entfernt, dass Sie sich mit gestreckten Armen und entspannten Schultern an den Händen oder Handgelenken halten können. Nehmen Sie jetzt gegenseitig Ihren Atem bewusst wahr und atmen Sie gemeinsam tief ein und aus (Abb. 1). Nach einigen Atemzügen beginnen Sie nun gemeinsam sanft mit Ihrem Körper von einer Seite zur anderen zu schwingen (Abb. 2 und 3), oder mit Ihren Hüften zu kreisen (Abb. 4). Wenn Sie möchten, legen Sie (eher langsame) Musik auf und tanzen Sie dazu.

1

Bitte beachten Sie!

Vermeiden Sie alle körperlich anspruchsvollen Positionen, insbesondere die stehende Hocke, bei

- Symphysenbeschwerden
- Problemen an Knie- oder Fußgelenken
- vaginalen Blutungen oder tief liegender Plazenta
- Beckenendlage des Babys.

Die sanften Schaukelbewegungen können Sie wahrscheinlich trotzdem problemlos ausführen, aber achten Sie sehr darauf, wie Sie sich dabei fühlen. Am wichtigsten ist, dass Sie sich beide in der Bewegung wohlfühlen und diese nicht als anstrengend empfinden. Machen Sie daher keine Bewegungen, bei denen Sie sich unsicher fühlen. Wenn Ihr Partner Knie- oder Fußgelenksprobleme hat, sollte auch er die intensiveren Übungen vermeiden.

Probieren Sie spielerisch verschiedene Bewegungen im Rhythmus der Musik aus.

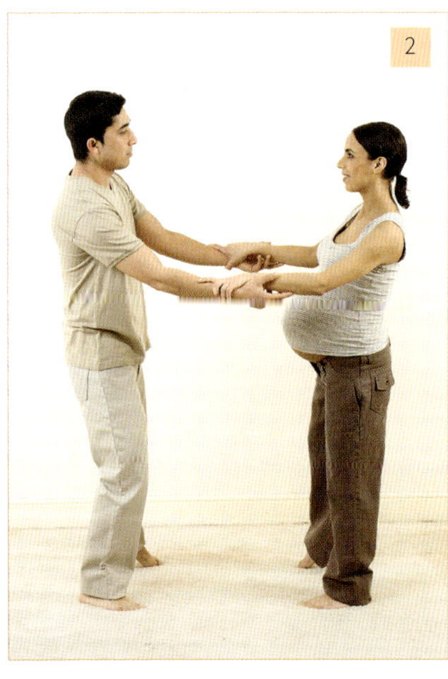

Wenn Sie sich in diesem Schwingen und Kreisen der Hüfte wohlfühlen, können Sie die Bewegung groß und weit werden lassen. Dabei können Sie auch versuchen, einen Teil Ihres Gewichts abwechselnd an den Partner abzugeben, während Sie sich nach hinten lehnen (Abb. 5). Das sollten Sie jedoch nur versuchen, wenn Sie keine Symphysenbeschwerden haben.

Diese Übung erinnert ein wenig an den orientalischen Tanz. Es heißt, er sei ursprünglich ein Geburtstanz gewesen. Im orientalischen Tanz sind Hüft- und Beckenbewegungen wichtig. Oft wurden auch Bilder von Schlangen dazu benutzt, um den Rhythmus und die Geschmeidigkeit in der Bewegung des Tanzes besser zu verdeutlichen. So könnten auch Sie sich beim Üben vorstellen, Sie und Ihr Partner seien liebende Schlangen, die sich zur Musik eines Schlangenbeschwörers drehen.

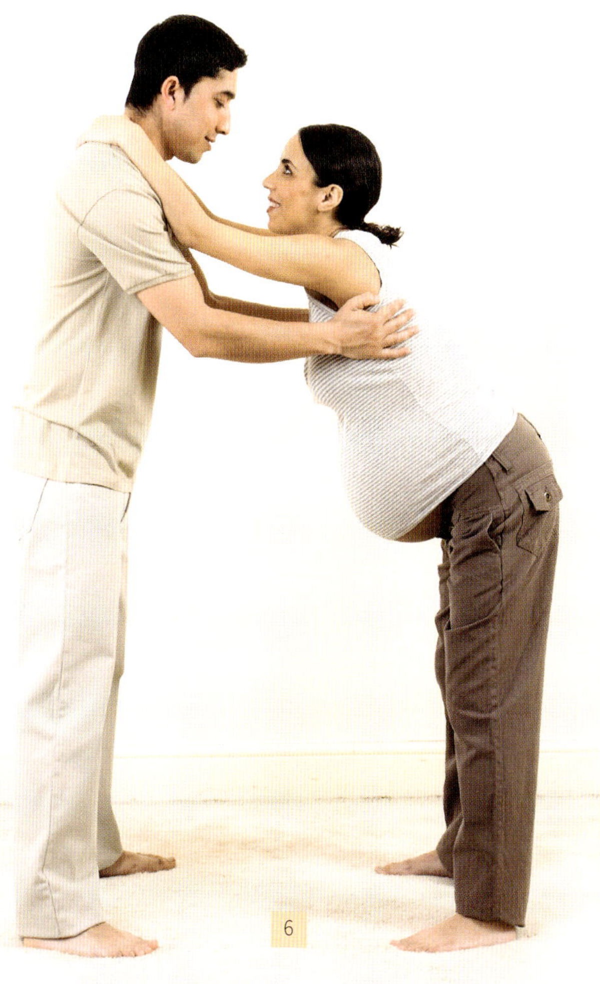

6

Erholungs-Variante

Stellen Sie sich vor, Sie hätten gerade viel getanzt und fühlen sich jetzt müde. Jetzt umarmen Sie sich, lehnen sich aneinander und ruhen sich aus (Abb. 6). Schwingen Sie sich gemeinsam in einen langsamen tiefen Atemrhythmus ein und probieren Sie aus, wie tief Sie in dieser stehenden Position entspannen können.

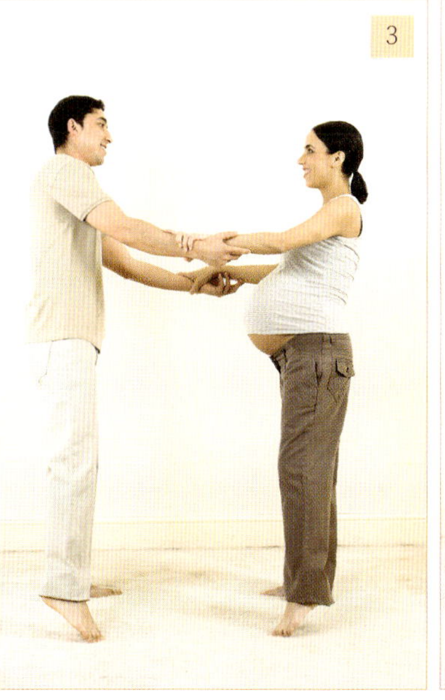

3

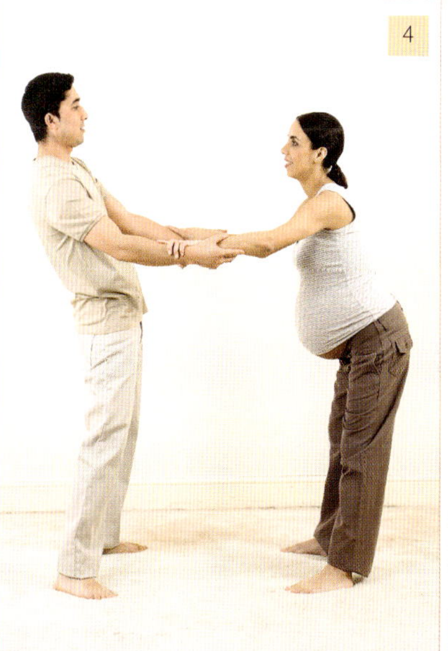

4

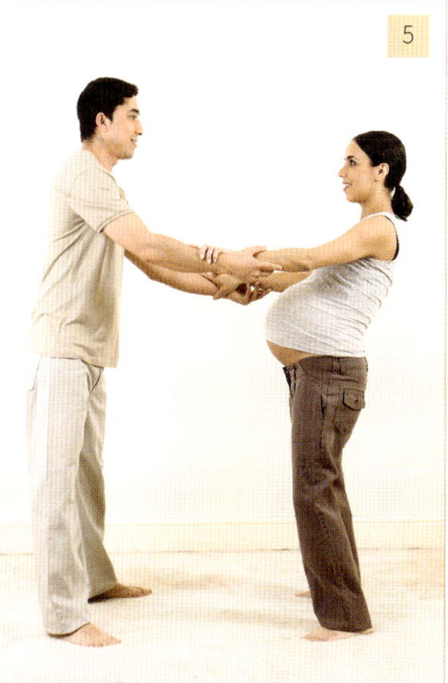

5

Stehende Hocke

Diese Übung ist körperlich anspruchsvoller als das Tanzen. Bei der stehenden Hocke gehen Sie zwar nicht in eine tiefe Hocke, Sie gehen aber so weit in die Knie, dass Ihre Oberschenkel mehr oder weniger parallel zum Boden sind.

Aktive Variante

Sie stehen Ihrem Partner ganz gerade gegenüber. Stellen Sie Ihre Füße so weit auseinander, wie es für Sie angenehm ist. Ihre Arme sind entspannt gestreckt, Sie halten sich gegenseitig an den Handgelenken (Abb. 1).

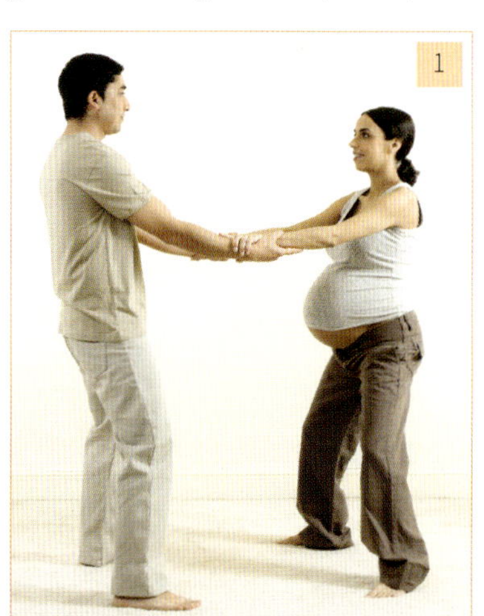
1

Atmen Sie jetzt tief aus, während Sie gemeinsam in die Hocke nach unten sinken. Entspannen Sie sich beide dabei und halten Sie gegenseitig Ihr Gewicht (Abb. 2). Wenn Sie in der Hocke stabile Position gefunden haben, schaukeln Sie mit Ihrem Körper sanft von einer Seite zur anderen (Abb. 3 und 4). Achten Sie dabei darauf, dass Sie Ihr Gewicht über die Mitte Ihrer Fußsohlen nach unten abgeben und dass Ihre Knie senkrecht über Ihren Füßen stehen. Wenn Ihre Knie nach innen knicken, belastet das Ihre Fußgelenke stark.

Erholungs-Variante

Die stehende Hocke ist für die meisten Menschen eine eher aktive Körperhaltung. Um sich auszuruhen, können Sie sich wieder in den Stand aufrichten, sich umarmen und wie nach der Tanzübung entspannen (siehe Abb. 6, Seite 39). Eine andere Möglichkeit besteht darin, dass sich Ihr Partner auf einen Stuhl setzt oder an eine Wand lehnt, als würde er sitzen, sodass Sie sich auf seine Oberschenkel setzen können (Abb. 5).

Versuchen Sie beides und wählen Sie die Position, in der Sie sich wohlfühlen. Gehen Sie gemeinsam in die langsame Tiefenatmung, lassen Sie ganz los und entspannen Sie sich.

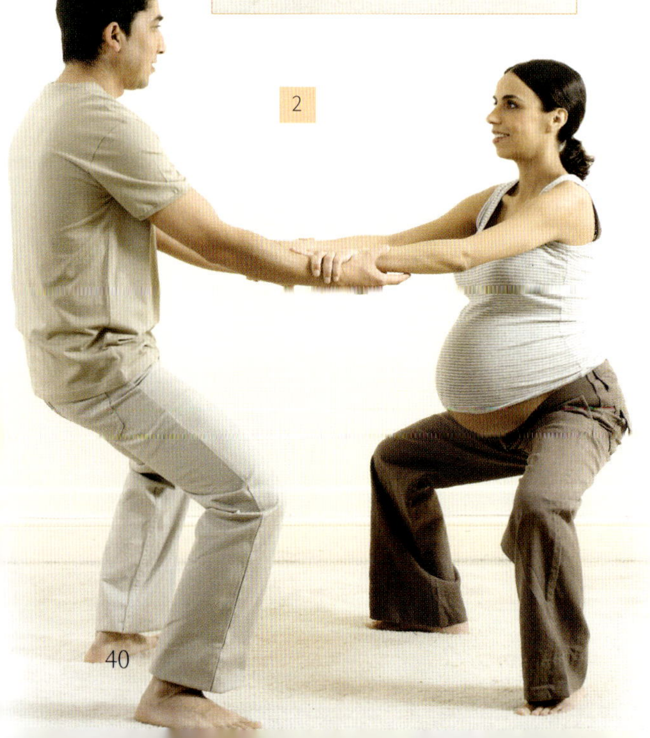
2

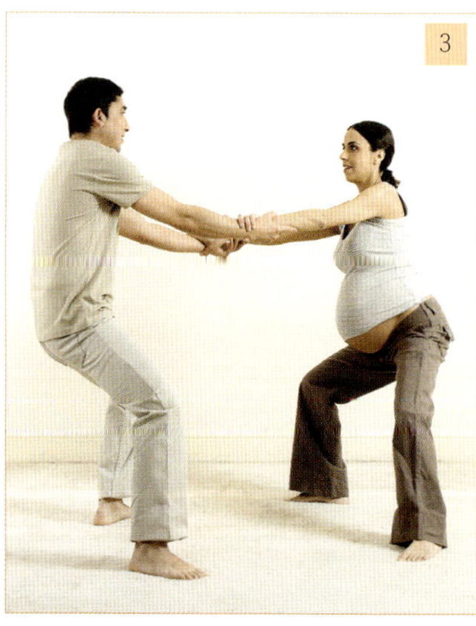
3

IN DER DURCHTRITTSPHASE

Für die Durchtrittsphase sind die Übungen im Wesentlichen dieselben wie für die Eröffnungsphase.

Sowohl beim Tanzen als auch beim Schwingen in der stehenden Hocke können Sie allerdings jetzt versuchen, Ihr Gewicht noch mehr an Ihren Partner abzugeben, wie Sie es vermutlich auch während der Geburt tun würden. In der stehenden Hocke können Sie zusätzlich ein Gefühl dafür bekommen, wie es wäre, jetzt – wie während der Durchtrittsphase der Geburt – nach unten zu pressen.

Als Erholungs-Variante empfiehlt es sich für beide Übungen, dass sich Ihr Partner an eine Wand lehnt, als würde er sitzen, seinen Rücken gut dabei unterstützt, und Sie sich breit auf seine Oberschenkel setzen (Abb. 5). Alternativ kann der Partner auch an einer Tischkante oder auf einem Gymnastikball sitzen. So üben Sie auch für die Position auf einem Gebärhocker. Sie können entweder Ihrem Partner zugewandt sitzen oder mit dem Rücken zu ihm. Welche Variante auch immer Sie wählen, es ist wesentlich, dass sich Ihr Partner in der Position entspannen kann und sich nicht anstrengen muss, um Sie halten zu können. Probieren Sie also spielerisch die verschiedenen Möglichkeiten aus, um herauszufinden, welche für Sie beide die beste ist.

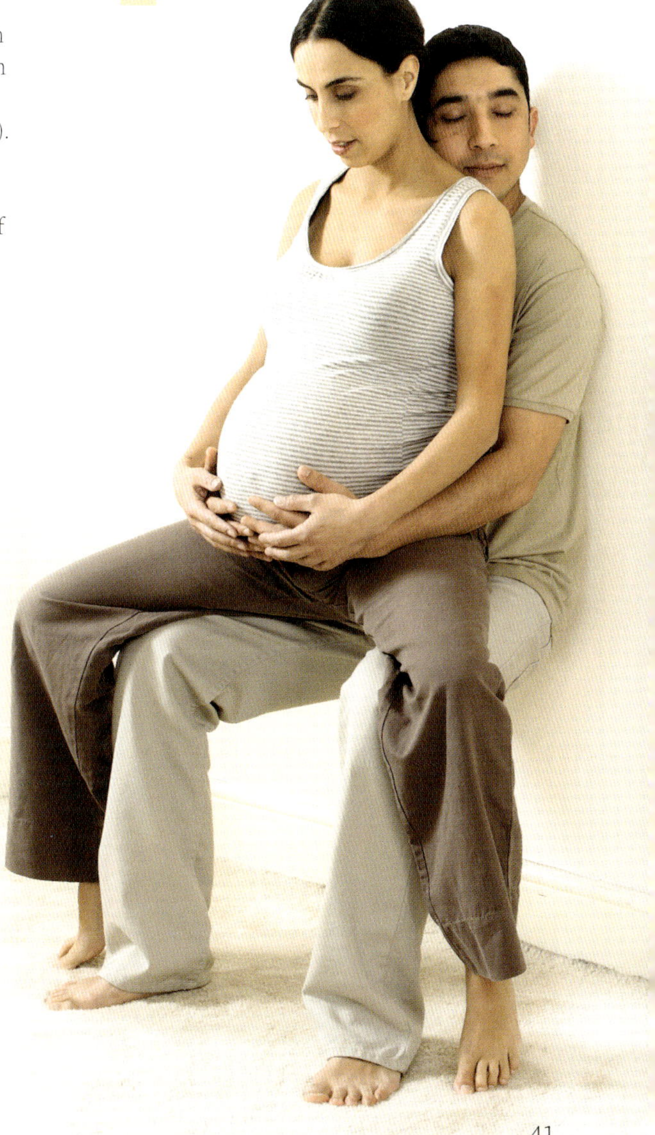
5

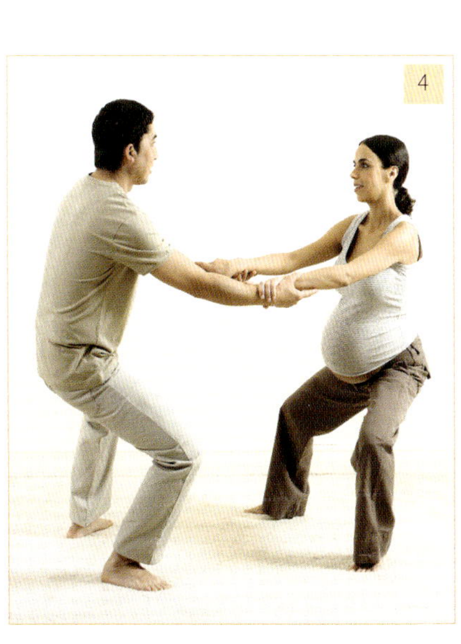
4

Exkurs

Das Becken

Das Becken

Ihr sogenanntes ›knöchernes‹ Becken besteht aus vier Knochen: Kreuzbein und Steißbein auf der Rückseite, und jeweils einem großen schaufelförmigen Beckenknochen auf jeder Seite. Diese werden jeweils aus dem miteinander verwachsenen Darmbein, Sitzbein und Schambein gebildet, die bei der Geburt noch drei einzelne Knochen sind und erst in der Pubertät zusammenwachsen. Die Oberkanten der Beckenschaufeln werden als Beckenkamm bezeichnet, die Unterkanten als Sitzbeinhöcker.
Das Kreuzbein ist über jeweils eine senkrecht verlaufende Knorpelfuge, dem Iliosakralgelenk, an beiden Seiten mit den Beckenknochen verbunden. Auf der Körpervorderseite sind die Beckenknochen durch die knorpelige Schambeinfuge, die Symphyse, miteinander verbunden.
Das gesamte Becken bildet eine trichterförmige Öffnung und umgibt den Geburtskanal, den Ihr Baby passieren wird. Ihr Becken muss sich daher während der Wehen bewegen und leicht öffnen, damit das Baby ohne Hindernisse hindurch gleiten und geboren werden kann.

Das Kreuzbein

Das Kreuzbein ist als keilförmige Knochenplatte am unteren Ende der Wirbelsäule meist gut tastbar. Es entwickelt sich erst im Laufe des Lebens durch das Zusammenwachsen von ursprünglich (meist) fünf einzelnen Wirbeln. Dieser Prozess ist erst mit Ende der Wachstumsphase eines Menschen abgeschlossen. Vier Paare parallel angeordneter Kreuzbeinlöcher bleiben auch danach als kleine Vertiefungen im Knochen meist von außen deutlich spürbar.

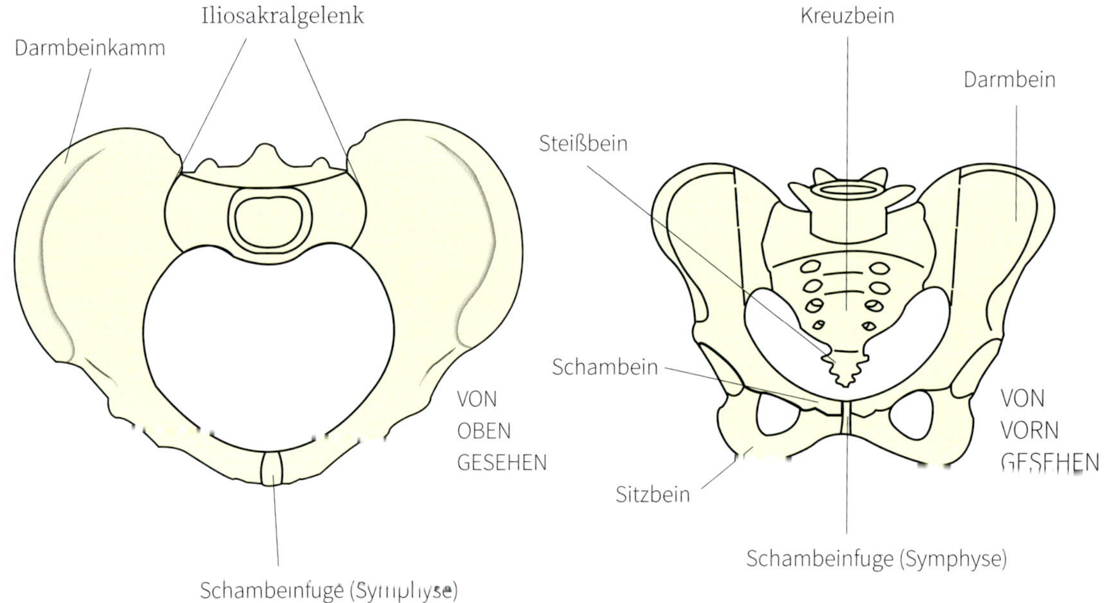

WEIBLICHES BECKEN

Schmerzen im Becken

Viele Frauen haben während der Schwangerschaft Schmerzen im Becken, die einerseits durch das Gewicht des Babys und andererseits durch die hormonellen Veränderungen verursacht werden, die dazu führen, dass das Gewebe überall im Körper weicher wird. Dadurch entsteht mehr Druck auf die Beckengelenke, also Iliosakralgelenk und Symphyse, und mehr Beweglichkeit im Beckenbereich. Der größere Bewegungsspielraum ist wichtig, um Platz für das Baby zu schaffen, um seine Geburt zu ermöglichen, und daher eine ganz natürliche Veränderung.
Dennoch haben manche Frauen Schmerzen im Becken. Warum? Es gibt mehrere mögliche Ursachen: Ein überbewegliches Becken bereits vor der Schwangerschaft, schwache Bauch- und Beckenbodenmuskulatur, schlechte Haltung oder frühere Verletzungen.
Frauen, die Schmerzen im Becken verspüren, sollten ausprobieren bei welchen Bewegungen und Körperhaltungen die Schmerzen weniger werden und bei welchen mehr.

Folgende Schritte sind jedoch immer hilfreich:

- eine Korrektur der Körperhaltung: Becken leicht nach hinten und unten kippen, Bauch- und Beckenbodenmuskeln anspannen
- Positionen, die den Druck auf das Becken reduzieren: Knie-Ellenbogen-Position, Vierfüßlerstand

Bewegungen, bei denen sich die Gelenke im Becken mitbewegen, können ebenfalls manchmal hilfreich sein, aber nicht immer.
Meine wichtigste Empfehlung an Sie ist: Hören Sie auf Ihren Körper und finden Sie heraus, was Ihnen hilft und was nicht.

Symphysenbeschwerden

Schmerzen aufgrund einer starken Lockerung und Dehnung der Symphyse sind meistens direkt im Gelenk, also vorne in der Mitte, als stechender oder brennender Schmerz zu spüren. Der Schmerz kann aber auch in die Leisten und rückwärtig in das Kreuzbein ausstrahlen.
Symphysenschmerzen verschlimmern sich meistens beim Gehen, beim Heben, nachts beim Umdrehen im Bett oder nach Körperübungen, bei denen die Beine gespreizt wurden.
Gegen diese Beschwerden hilft es oft, die Beine möglichst parallel zu halten (enge Röcke tragen!) und sowohl große Schritte als auch ein Spreizen der Beine zu vermeiden, so gut es geht. Daher finden Sie in der Beschreibung der Übungen dieses Kapitels immer wieder Hinweise, welche Übungen für Sie nicht geeignet sind, falls Sie Symphysenbeschwerden haben.

Übungen im Vierfüßlerstand

Diese Übungen sind ein großartiges Training und normalerweise brauchen Sie sich kaum Gedanken über eventuelle Risiken zu machen. Wenn jedoch der Größen- oder Gewichtsunterschied zwischen Ihnen und Ihrem Partner sehr groß ist, sollte die wesentlich größere oder schwerere Person immer die unterstützende Rolle und untere Position einnehmen.

Seien Sie auch vorsichtig, wenn Sie oder Ihr Partner Handgelenksprobleme haben, wie etwa Karpaltunnelsyndrom (Schmerzen, Steifheit oder ein Prickeln im Handgelenk), denn diese könnten sich durch die Belastung der Handgelenke im Vierfüßlerstand verstärken. In einem solchen Fall können Sie sich, anstatt sich mit den Händen auf dem Boden abzustützen, auf einen Gymnastikball lehnen.

Beachten Sie bei diesen Übungen, dass Ihr Rücken gerade ist und Sie nicht ins Hohlkreuz fallen, da sonst sowohl Ihre Lendenwirbelsäule als auch Ihre Bauchmuskeln stark belastet werden. Auch ist es wichtig, dass die Position für Ihre Knie bequem ist. Eine gepolsterte Unterlage ist daher zu empfehlen. Sie sollte nicht zu hart, aber auch nicht zu weich sein. Sie können einen dicken Teppich oder eine Yogamatte benutzen. Gymnastikmatten sind nur dann geeignet, wenn sie nicht zu weich sind, da sie sonst die Handgelenke zu sehr belasten.

Der Vierfüßlerstand ist eine Position, die Ihr Baby dabei unterstützt sich in die optimale Geburtsposition – die vordere Hinterhauptslage – zu drehen. Sie kann Ihrem Baby sogar helfen sich aus einer Beckenendlage (mit dem Gesäß nach unten) heraus umzudrehen. Außerdem stärkt diese Position Ihre Bauchmuskeln, führt zu mehr Bewegungsfreiheit des Beckens und entlastet temporär Ihren unteren Rücken vom Gewicht des Babys.

IN DER ERÖFFNUNGSPHASE

Aktive Variante

Sie oder Ihr Partner begeben sich in den Vierfüßlerstand. Es ist nicht wichtig, wer von Ihnen beiden beginnt, vielleicht die Person,

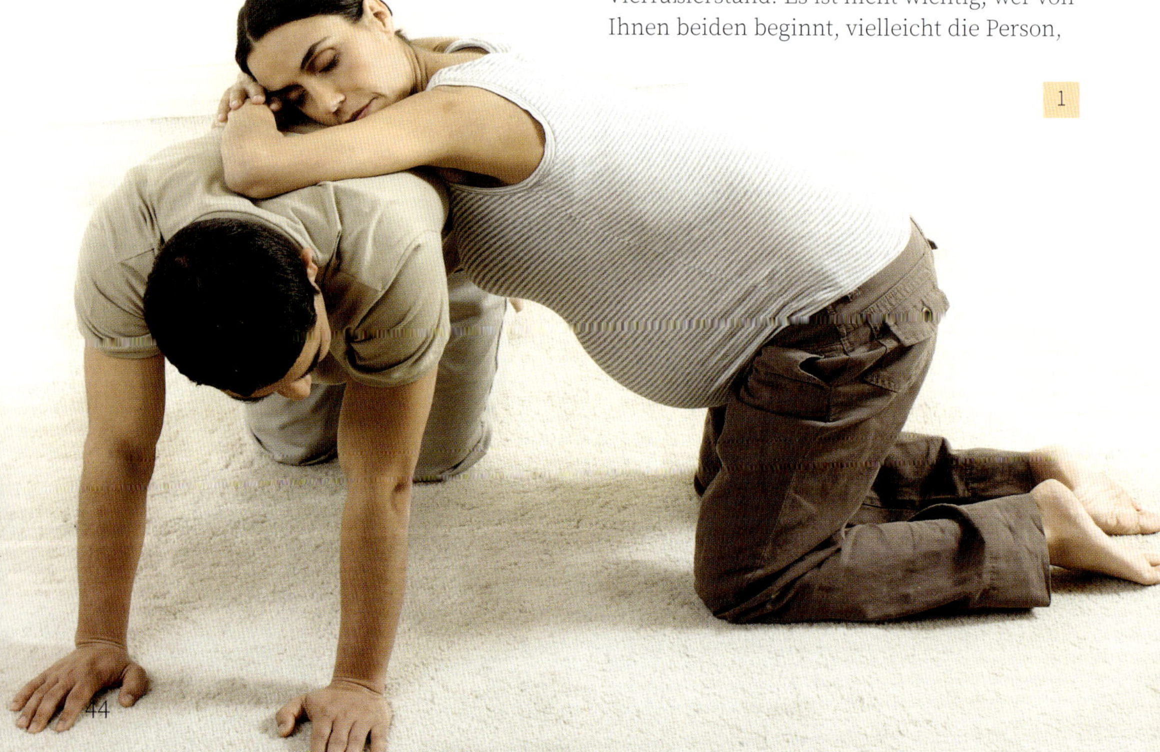

die größer ist. Wenn Ihr Partner zuerst unten ist, lehnen Sie sich mit Ihrem Oberkörper auf seinen Rücken und verteilen Sie Ihr Gewicht entspannt über seinen ganzen Rücken, konzentrieren Sie es nicht in der Mitte des Rückens. Ihre Arme helfen Ihnen dabei – lassen Sie einen Arm auf dem oberen Rücken und den anderen auf dem unteren Rücken Ihres Partners, besonders auch auf dem Kreuzbein, ruhen (Abb. 1 und 2).

Stellen Sie sich vor, Ihr Partner sei ein großer weicher Ball und beginnen Sie sich nun gemeinsam aus den Hüften heraus zu bewegen. Sie können vor und zurück schaukeln oder kreisende Bewegungen machen. Sie können dabei auch ein Bein aufstellen (allerdings nur, wenn Sie keine Symphysenbeschwerden haben!), das Becken kreisen und so zusätzlich die eine Seite der Hüfte öffnen. Wechseln Sie nach einer Weile das Bein für die andere Seite. Sie können auch mit Ihrem Oberkörper höher kommen und sich mit Ihren Unterarmen auf Ihrem Partner abstützen (Abb. 3). Bei dieser Übung kann der Partner gut lernen sich zu entspannen, während Sie sich auf ihm lehnend bewegen. Dann tauschen Sie die Rollen.

Erholungs-Variante

Nach einer Weile können Sie sich beide entspannen und ausruhen. Dabei versucht sich die Person, die unten ist, so gut es geht zu entspannen, während die Person oben sich ganz fallen lässt. Oft ist die lehnende Person besorgt, zu schwer zu sein, aber wenn das Gewicht gut über den ganzen Rücken verteilt ist und der Gewichtsunterschied nicht allzu groß ist, fühlt sich diese Position auch für die untere Person sehr angenehm an.

Tatsächlich ist das auch ein guter Einstieg in die Shiatsu und Massage-Techniken für die Geburt, denn bei vielen der vorgestellten Übungen ab Seite 68 geht es vor allem darum, sich mit dem eigenen Körpergewicht entspannt auf die schwangere Partnerin zu lehnen. Wenn nun während der Geburt der Partner gerade sehr müde ist und die Frau trotzdem ein Bedürfnis nach Körperkontakt hat, kann er es sein, der in dieser Position entspannt auf ihr lehnt. So kann er sich ausruhen, während sie guten physischen Kontakt spürt.

IN DER DURCHTRITTSPHASE

Für die Durchtrittsphase sind die Übungen im Wesentlichen gleich wie für die Eröffnungsphase, aber mit einer kleinen Veränderung. Bei der aktiven Variante lehnt sich die Schwangere auf den Rücken des Partners, bleibt jetzt etwas aufrechter und stützt sich nur mit den Unterarmen auf ihn ab (Abb. 3). Dann versuchen Sie die abwärts gerichtete Kraft der Durchtrittsphase in Ihrem Becken nachzuempfinden und wie es sich anfühlen könnte, in dieser Position nach unten zu pressen. Verteilen Sie dabei Ihr Gewicht gut auf Ihre Unterarme, Ihre Knie und Ihre Unterschenkel.

Zum Ausruhen üben Sie die Erholungs-Variante wie für die Eröffnungsphase.

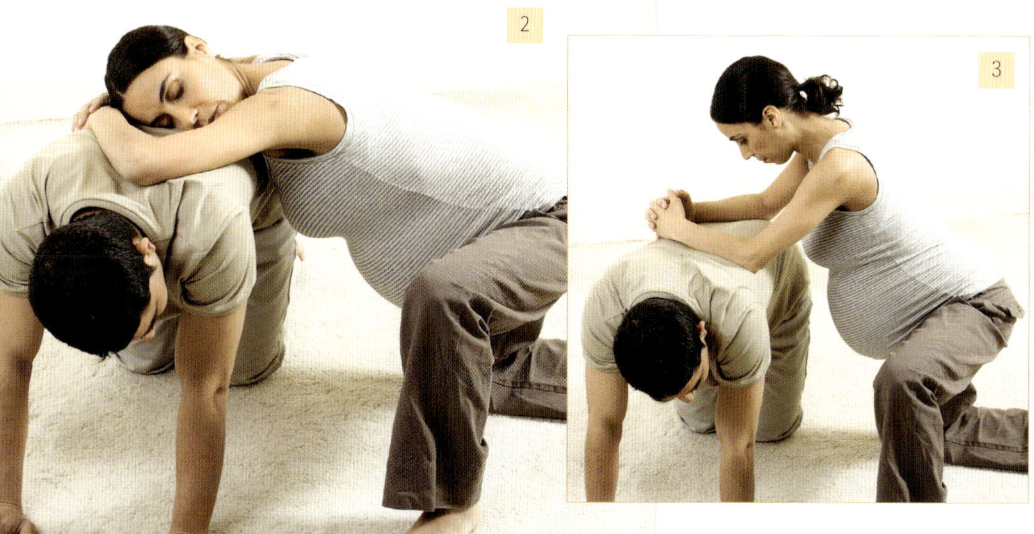
2

3

Knie-Ellenbogen-Position

Diese Position ist eine Variante des Vierfüßlerstandes, die sich besonders zum Ausruhen eignet. Gehen Sie dafür zuerst in den Vierfüßlerstand und lehnen Sie dann Ihren Oberkörper auf Ihre Unterarme, sodass Ihr Gesäß höher als Ihr Kopf ist. Sie sollten dabei nicht ins Hohlkreuz fallen. Normalerweise ist diese Position sehr gemütlich, außer bei Husten oder Sodbrennen.

Während Schwangerschaft und Geburt

In der Schwangerschaft ist diese Position aus mehreren Gründen vorteilhaft. Durch die Umkehrung der Schwerkraft nimmt sie Druck von Ihrem Schambein und Damm. Daher ist sie besonders bei Symphysenbeschwerden oder bei einer tiefliegenden Plazenta zu empfehlen. Außerdem kann sie Ihrem Baby helfen, sich aus der Beckenendlage mit dem Kopf nach unten, oder aus der hinteren Hinterhauptslage (Kopf nach unten, aber der Rücken des Babys liegt dem Rücken der Mutter zugewandt) mit dem Rücken nach vorne zu drehen, um in eine bessere Geburtsposition zu kommen.

Während der Geburt hat diese Position vor allem den Effekt, die Geburt sowohl in der Eröffnungs- als auch in der Durchtrittsphase zu verlangsamen. Sie werden sich jetzt vielleicht fragen, ob und wann dies je notwendig oder erwünscht sein könnte. Nun, es kommt immer wieder vor, dass die Geburt – auch bei Erstgebärenden – sehr schnell geht und nur ein paar Stunden oder sogar weniger dauert. Meistens ist das ziemlich traumatisch für eine Frau. Denn wenn sie nicht genug Zeit hat, in den Rhythmus ihrer Wehen zu finden, ist womöglich bereits alles vorbei, bevor sie in der Geburt ›angekommen‹ ist.

Die Knie-Ellenbogen-Position eignet sich auch für Pausen zwischen intensiven Wehen und nimmt sehr schmerzhaften Wehen die Spitzen. Vergessen Sie aber nicht, dass sich damit die Geburt eben auch verlangsamt. Wenn Ihre Geburt schon sehr lange andauert, bleiben Sie daher immer nur kurz zum Ausruhen in dieser Position!

In der Übergangsphase (zwischen Eröffnungs- und Durchtrittsphase) ist diese Position noch aus einem anderen Grund günstig: Angenommen Sie verspüren den Drang nach unten zu pressen, obwohl Ihr Muttermund noch nicht vollständig geöffnet und bereit ist. Wenn Sie diesem Drang in einem solchen Moment nachgeben, schwillt Ihr Muttermund womöglich an und kann sich nicht öffnen. Genau dann kann diese Position helfen, den Druck auf den Muttermund zu reduzieren und es fällt leichter, nicht nach unten zu drücken. Ihre Hebamme wird Sie darauf aufmerksam machen, wenn Sie zu früh pressen. Es kann aber durchaus sein, dass Sie selbst bemerken, dass Ihr Körper noch nicht so weit

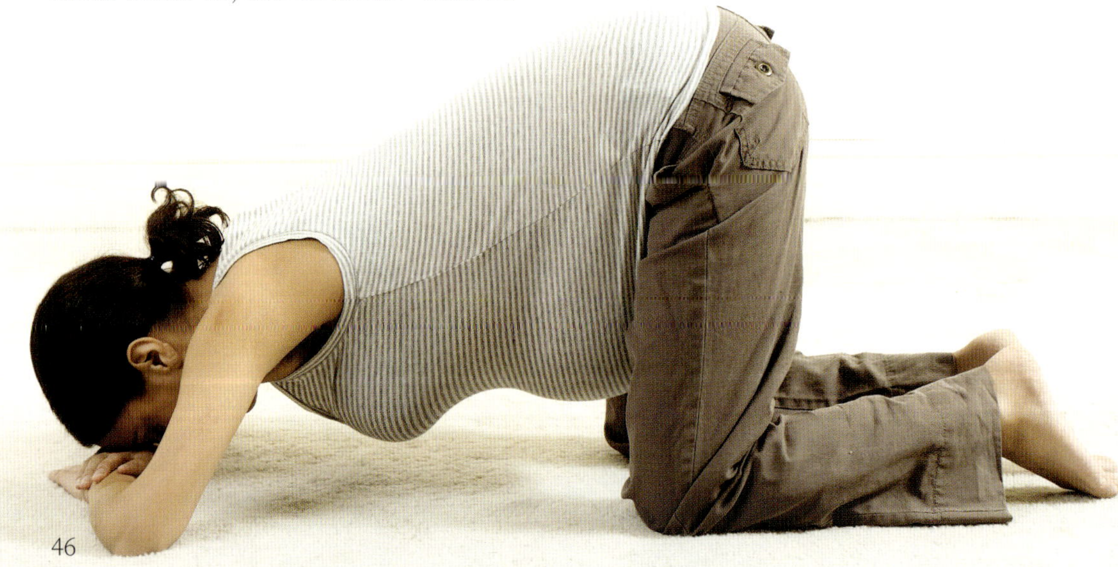

ist, obwohl Sie einen starken Drang verspüren nach unten zu pressen.

Oft wird für diese Situation auch empfohlen zu hecheln, aber ich empfinde die Knie-Ellenbogen-Position meistens als wirkungsvoller. Denn wenn Sie auch in dieser Position weiterhin einen starken Drang spüren, nach unten zu drücken, ist Ihr Muttermund jetzt wahrscheinlich vollständig geöffnet.

In der Durchtrittsphase kann es vorkommen, dass sich trotz starkem Pressens nichts oder wenig bewegt – vielleicht, weil das Baby in einer ungünstigen Position liegt und daher nicht weiterkommt. Pressen Sie in einer solchen Situation dann trotzdem weiter, bleibt das Baby nur noch mehr stecken. Denken Sie dann an die Knie-Ellenbogen-Position! Sie nimmt Gewicht vom Damm und schafft Raum. So kann das Baby ein Stück den Geburtskanal zurück rutschen, seine Position ein wenig verändern und dann, meist besser, hinunter zum Muttermund gleiten.

Übungen in der tiefen Hocke

IN DER ERÖFFNUNGSPHASE

Bei diesen Übungen ist mehr Vorsicht geboten als bei den meisten anderen, denn die Hocke ist für viele Frauen keine einfache Position. Das hat vor allem damit zu tun, dass wir es in unserer modernen Gesellschaft gewohnt sind, auf Stühlen zu sitzen und nicht in der tiefen Hocke. Vor der Verbreitung von Stühlen und Toiletten war die Hocke jedoch eine ganz natürliche Art zu sitzen. In vielen Ländern können wir das auch heute noch beobachten, und auch in unserer unmittelbaren Nähe, denn für unsere eigenen Kleinkinder ist das Hocken ganz normal und sie tun es mit Leichtigkeit.

Die tiefe Hocke ist eine tolle Position: Sie stärkt Ihren Beckenboden, hilft Ihre Baby ins Becken einzutreten, kann Ischiasbeschweden und Schmerzen im unteren Rücken linder und gegen Verstopfung helfen. Die Hocke ist außerdem eine sehr gute Geburtsposition. Keine andere Position nutzt die Schwerkraft besser. Die Knorpelfugen zwischen den Knochen im Becken (Schambeinfuge, Iliosakral-Gelenk) können sich gut öffnen und es entsteht so der größtmögliche Durchgang für das Baby, um durch das Becken hindurch und hinaus aus dem Körper der Mutter zu gelangen.

Es ist gut möglich, dass Sie sich in dieser Position nicht gleich wohlfühlen. Erzwingen Sie nichts, aber geben Sie nicht gleich auf, denn mit etwas Übung kann die tiefe Hocke – auch für Sie – eine sehr bequeme Position werden.

Für die nun folgenden Partnerübungen ist es wichtig, dass Sie sich beide in der Hocke wohlfühlen. Probieren Sie die Position daher einzeln für sich aus und sehen Sie, wie tief Sie gehen können, ohne sich zu sehr anzustrengen. Stehen Sie dafür mit Ihren Knien ungefähr in Hüftbreite und sinken Sie dann langsam in die Hocke hinunter. Sie können auch im Vierfüßlerstand beginnen, sich mit den Händen etwas abstoßen und dann nach hinten in die Hocke kommen. Wenn Ihnen das Hocken schwerfällt, versuchen Sie ein wenig Ihr Gewicht abwechselnd von einem Bein auf das andere zu verlagern und hin- und herzuschaukeln. Durch diese Gewichtsverlagerung ist es oft leichter in die Position zu finden. Bleiben Sie nach Möglichkeit mit den ganzen Fußsohlen am Boden.

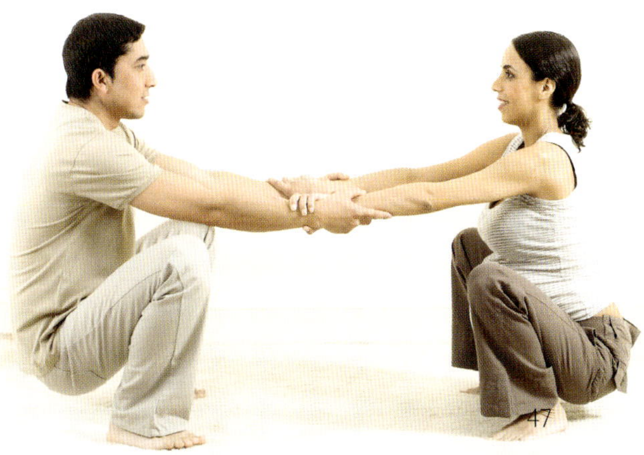

Wenn es Ihnen schwerfällt, mit Ihren Fersen Bodenkontakt zu halten, können Sie zur Stabilisierung einige Bücher oder Kissen unter Ihre Fersen stellen. Denn es ist wichtig, dass Sie Ihr Gewicht über die Mitte Ihrer Füße in den Boden abgeben können. Wenn Ihre Fußknöchel dazu tendieren nach innen zu kippen, bringen Sie Ihre Handflächen vor Ihrem Körper zusammen und stützen Sie Ihre Ellenbogen an den Innenseiten Ihrer Knie ab. Das nimmt Druck von Ihren Knöcheln.

Wenn Ihrem Partner die Hocke sehr schwerfällt oder Sie sich alleine auf die Partnerübungen vorbereiten, versuchen Sie Folgendes: Halten Sie sich beim Hinuntersinken an einer Türklinke oder der Lehne eines stabil stehenden Stuhls fest und nutzen Sie diese als Gegengewicht (Abb. unten). Beim gemeinsamen Üben sollte die Unterstützung Ihres Partners eine ähnliche Stabilität bieten wie die einer Türklinke oder eines stabilen Stuhl.

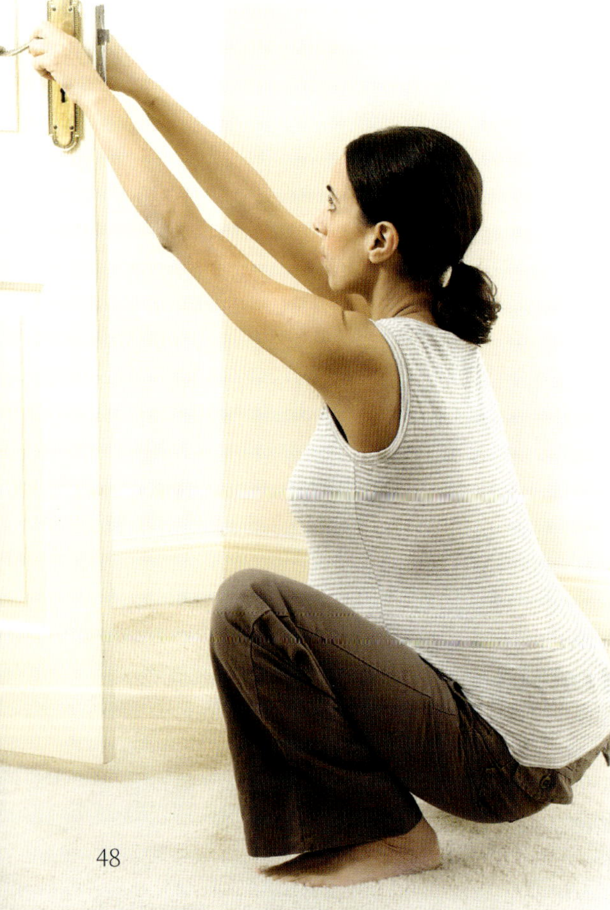

Bitte beachten Sie!

Vermeiden Sie alle Übungen in der tiefen Hocke bei (oder bei Verdacht auf):

- Hämorrhoiden oder Krampfadern: Das Hocken kann unangenehm sein und die Blutzirkulation blockieren.
- Beckenendlage des Babys : In der Hocke sinkt das Gesäß Ihres Babys noch tiefer ins Becken, es wird dann noch schwieriger für Ihr Baby sich zu drehen. Wenn Ihr Baby hingegen bereits in einer guten Position ist, hilft die Hocke ihm, mit dem Kopf tiefer in Ihr Becken zu sinken, wie das für die Geburt auch notwendig ist.
- Problemen mit Ihrer Symphyse: Die Hocke verstärkt die Beschwerden.
- einer tief liegenden Plazenta oder Blutungen der Plazenta : Bei den Übungen kann zu großer Druck auf die Plazenta entstehen.
- jeglichen Beschwerden oder Schmerzen in den Knien, beim Versuch in die Hocke zu gehen.

Partnerübungen in der Hocke

Aktive Variante

Sie und Ihr Partner stehen sich gegenüber und halten sich gegenseitig an den Handgelenken. Ihre Arme sollten dabei ganz gestreckt und Ihr Rücken gerade sein – wie bei der Partnerübung in der stehenden Hocke (siehe Seite 40). Ihre Beine sind etwa hüftbreit voneinander entfernt, Ihre Füße stehen stabil am Boden, Ihre Zehen zeigen nach vorne. Lehnen Sie sich nun beide leicht nach hinten, sodass Sie sich gut von Ihrem Partner gehalten fühlen und Ihr Gewicht gleichmäßig zwischen Ihren Händen und Ihren Füßen verteilt ist. Dann atmen Sie beide gleichzeitig aus und sinken langsam in die Hocke hinunter, Ihre Arme bleiben währenddessen gestreckt und entspannt. Vertrauen Sie darauf, dass Sie sich gegenseitig halten und achten Sie darauf, dass Ihr Schwerpunkt im Becken bleibt

(Abb. Seite 47). Dann besteht kein Grund zur Sorge, das Gleichgewicht zu verlieren und umzukippen.

Sind Sie gut in der Hocke angekommen, können Sie jetzt versuchen ein wenig von einer Seite zur anderen hin- und herzuschaukeln. Bleiben Sie so lange in dieser Position, wie es für Sie beide bequem ist, aber denken Sie daran, dass Sie noch Kraftreserven brauchen, um sich gemeinsam wieder aus der Hocke hochzuziehen, wobei Sie genau umgekehrt vorgehen wie beim Hinuntergehen.

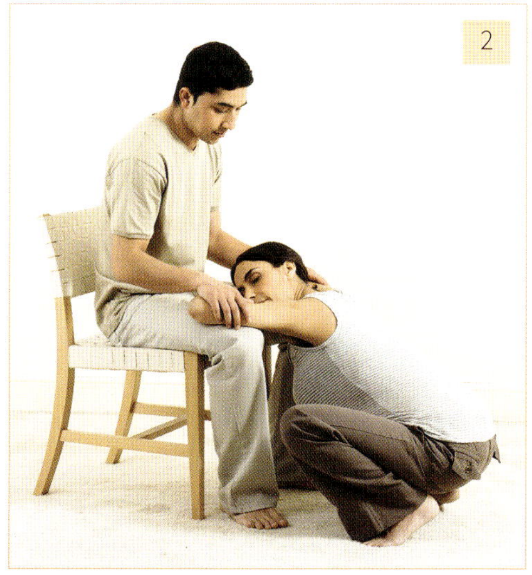

2

Erholungs-Variante

Mit ein wenig Übung kann die Hocke für Sie zu einer bequemen Position werden, in der Sie sich auch gerne ausruhen. Trifft das jedoch für Sie nicht zu, versuchen Sie andere Varianten zu finden, bei denen Sie zwar in der Hocke entspannen, aber nicht Ihr ganzes Gewicht tragen müssen. Zum Beispiel können Sie sich hockend leicht nach vorne lehnen, mit Ihren Händen auf dem Boden abstützen und so Ihr Gewicht nach vorne abgeben (wahrscheinlich heben sich dabei Ihre Fersen vom Boden). Sie können auch in der Nähe einer Wand in die Hocke gehen und sich dann leicht nach hinten lehnen, um Ihren Rücken an der Wand abzustützen. Eine andere Möglichkeit, die das Hocken leichter macht, ist, Kissen unter Ihre Fersen zu legen.

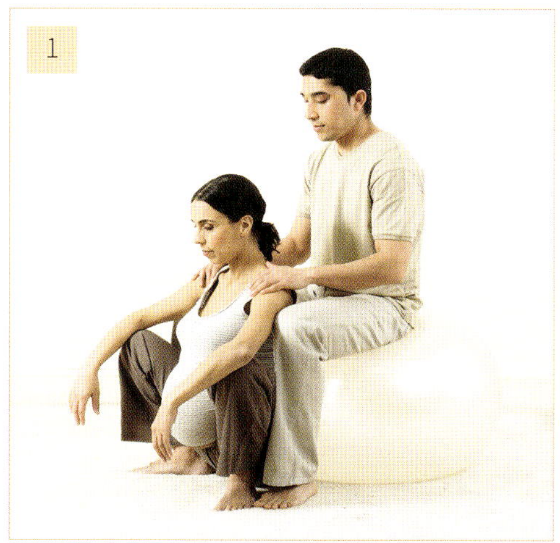

1

Übt Ihr Partner mit Ihnen, kann er sich auf einen Gymnastikball oder einen Stuhl setzen und Sie ruhen sich an ihn gelehnt aus – entweder mit dem Rücken zu ihm (Abb. 1), oder ihm zugewandt, wobei Sie Ihre Arme auf seine Oberschenkel stützen (Abb. 2 und 3). Probieren Sie die verschiedenen Varianten aus, um herauszufinden, womit Sie sich wohlfühlen.

IN DER DURCHTRITTSPHASE

Für die Durchtrittsphase sind die Positionen im Wesentlichen dieselben wie für die Eröffnungsphase, nur dass Sie beim Üben wiederum versuchen nachzuempfinden, wie Sie in dieser Position mit Kraft nach unten pressen könnten.

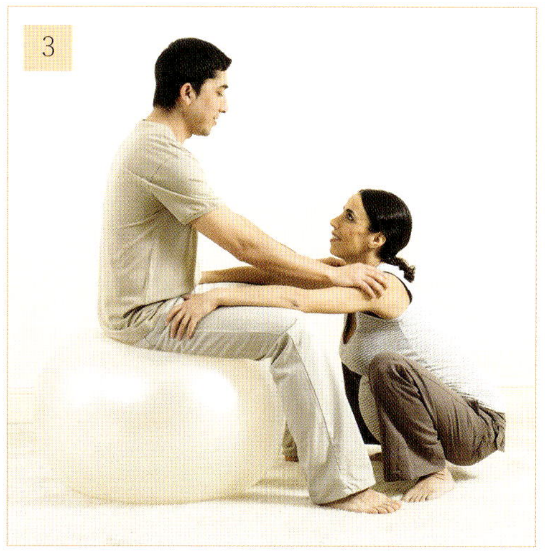

3

Übungen im Sitzen

Auch wenn die Geburt selbst im Sitzen natürlich nicht möglich ist, ruhen sich viele Frauen während der Geburt gerne immer wieder im Sitzen aus. In der Eröffnungsphase und auch noch in der Übergangsphase ist das in Ordnung. Sie sollten allerdings vermeiden, sich normal auf einen Stuhl zu setzen oder sich zurückzulehnen, da dies den Druck auf Ihr Kreuzbein erhöht und Ihr Becken blockiert. Ich stelle Ihnen daher im Folgenden einige Alternativen vor, die sich auch gut für die Durchtrittsphase eignen.

Verkehrt herum auf einem Stuhl sitzen

Setzen Sie sich verkehrt herum auf einen Stuhl ohne Armlehnen, sodass Sie sich vorne auf die Rücklehne stützen können. Ihre Beine sind dabei gespreizt (daher ist dies bei Symphysenbeschwerden keine günstige Position), Ihr Gesäß befindet sich leicht außerhalb der Sitzfläche, sodass kein Druck auf Ihr Steißbein ausgeübt wird (Abb. unten).

Bitte beachten Sie!

Bei Symphysebeschwerden sollten Sie sich weder rücklings auf einen Stuhl setzen, noch die Schaukelübung auf der Matte machen. Für beides müssen Sie Ihre Beine weit spreizen und das kann die Beschwerden verschlimmern. Das Sitzen auf dem Gymnastikball ist hingegen in Ordnung, da Sie hier die Beine auch näher beisammen lassen können.

Vielleicht möchten Sie es sich mit einem Kissen über der Stuhllehne bequemer machen.

Auf einem Schaukelstuhl sitzen

Ein Schaukelstuhl kann während der Eröffnungsphase sehr bequem sein, da er beim Vor- und Zurückschaukeln keinen durchgehend gleichen Druck auf Ihr Kreuzbein ausübt. Druck entsteht nur beim Nach-Hinten-Schaukeln, nicht jedoch beim Nach-Vorne-Schaukeln.

Viele Frauen können sich sehr gut in einem Schaukelstuhl entspannen, besonders

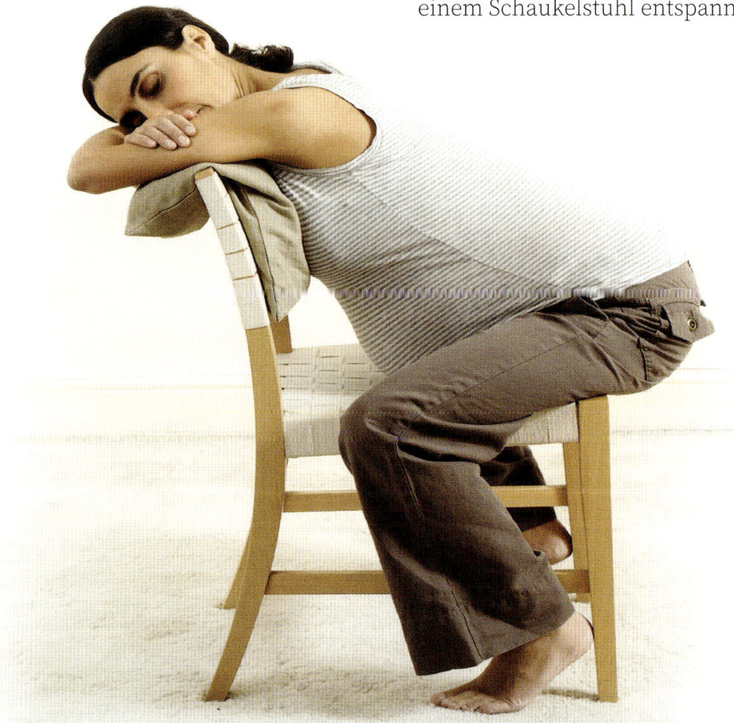

dann, wenn die Latenzphase im ersten Teil der Eröffnungsphase sehr lange dauert. Wenn die Geburt dann intensiver wird, ist es normalerweise notwendig aufzustehen und andere Positionen einzunehmen.

Sitzend auf einer Matte schaukeln

Gemeinsam mit Ihrem Partner kann diese Übung richtig Spaß machen (machen Sie sie aber nur, wenn Sie keine Symphysenbeschwerden haben). Es ist eine gute Position zu Beginn des Geburtsvorganges. Im weiteren Verlauf der Geburt wird der Druck auf den Damm meist sehr stark und die Position wird einfach unbequem.

Sie können diese Übung alleine machen oder gemeinsam mit Ihrem Partner. Sie sitzen am Boden, auf Ihrer Matte, Ihre Knie sind in Richtung Boden weit geöffnet und Ihre Fußsohlen berühren sich. Wenn Sie die Übung gemeinsam mit Ihrem Partner machen, sitzen Sie einander gegenüber.

Versuchen Sie Ihren Rücken durchzustrecken und Ihre Wirbelsäule gerade zu halten. Mit Ihren Händen halten Sie Ihre Füße oder Fußknöchel (Abb. unten). Jetzt beginnen Sie sanft von einer Seite zur anderen Seite zu schaukeln. Schaukeln Sie nicht zu schnell, um sich nicht instabil zu fühlen, und auch nicht zu weit nach links und rechts, um nicht das Gleichgewicht zu verlieren. Beginnen Sie mit einer angenehmen sanften Schaukelbewegung, um Ihren Rhythmus zu finden.

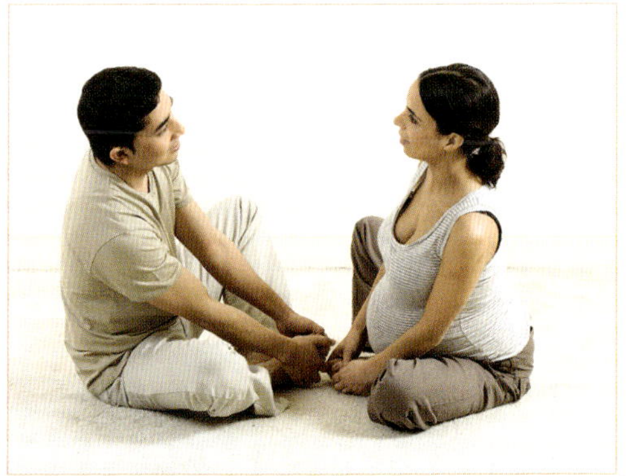

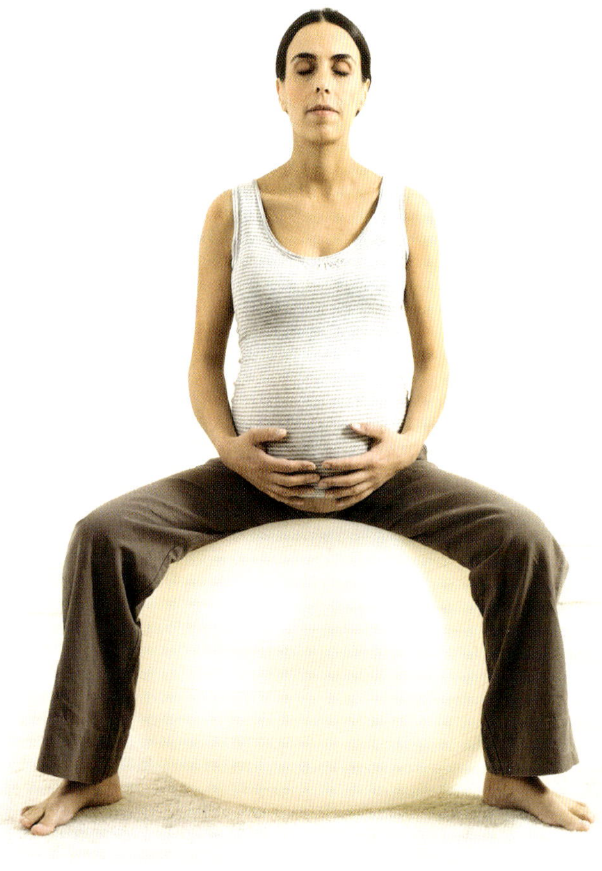

Auf einem Gymnastikball sitzen

Das Sitzen auf einem Geburts- bzw. Gymnastikball hat mehrere Vorteile: Obwohl Sie sitzen, erfährt das Kreuzbein keinen Druck von unten und wird dadurch nicht blockiert; Sie müssen gerade sitzen, und Sie können im Sitzen schaukeln und kreisen. Außerdem können Sie sich leicht von dieser Position in den Vierfüßlerstand begeben.

Übungen in der Seitenlage

Die Seitenlage ist von allen bisher beschriebenen Positionen die am meisten entspannende und eine, in der Sie kaum aktiv sein müssen. Es kommt dabei weder die Schwerkraft zum Einsatz noch geht es darum, die Bewegungsfreiheit des Becken zu fördern. Es ist jedoch eine tolle Position, um sich während der Geburt zu entspannen und auszuruhen, wenn Sie müde sind. Dafür ist die Seitenlage wesentlich besser geeignet als die Rückenlage, die eine Geburt verlangsamt und außerdem meist viel unbequemer ist.

In der Seitenlage ist es hingegen sogar möglich, ein Baby zu gebären – zum Beispiel dann, wenn keine andere Position zu funktionieren scheint. Auch Hebammen mögen diese Position gerne, weil sie so die aktuelle Position des Babys ganz gut sehen können. Wenn Sie die anderen, aktiveren Übungen alle gemacht haben, ist diese Position ein perfekter Abschluss für Ihre Übungs-Einheit, weil Sie sich beide bequem hinlegen können.

IN DER ERÖFFNUNGSPHASE

Legen Sie sich seitlich auf Ihre Matte, und zwar auf die Seite, die für Sie gerade angenehmer ist. Machen Sie es sich richtig bequem – zum Beispiel mit einem oder mehreren Kissen als stützende Unterlage (ein Stillkissen eignet sich oft wunderbar dafür), die Sie unter ein Bein, zwischen die Knie, unter Ihren Bauch, Ihren Brustkorb oder Ihren Kopf legen können. Ihr Partner legt sich am besten hinter Sie, sein Bauch berührt Ihren Rücken, vielleicht umarmt er Sie und erreicht mit einer Hand Ihren Bauch (Abb. 1). Das ist eine wunderbare Position, um sich gemeinsam auszuruhen und auch, um mit dem Atem Ihr Baby zu umarmen, wie Sie es schon geübt haben (siehe Seite 18).

IN DER DURCHTRITTSPHASE

Um aktiver sein zu können und etwas höher zu kommen, stützen Sie Ihren Kopf jetzt

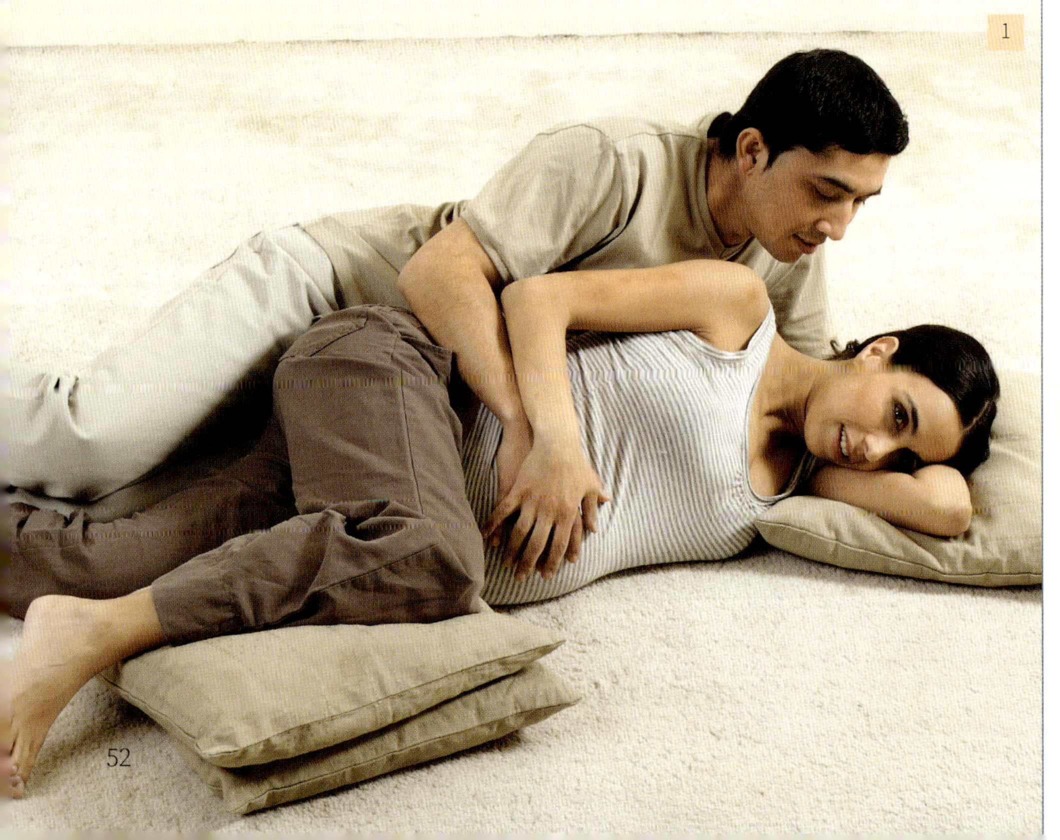
1

eventuell auf Ihren unteren Arm auf. Ihr Partner liegt jetzt nicht mehr hinter Ihnen. Ihrem Kopf von unten zugewandt, nimmt er eine halb hockende Position ein, wobei er am besten mit einem Knie zwischen Ihren Beinen kniet und das andere Bein etwas aufstellt. Dann hebt er Ihr oberes Bein an und legt es über seinen Oberschenkel (Abb. 2). Das alleine kann schon eine sehr angenehme Position sein. Um nachzuempfinden, wie hilfreich sie während einer Wehe der Durchtrittsphase sein kann, können Sie Ihren Fuß in der Leiste Ihres Partners abstützen und dann versuchen mit dem Bein von Ihrem Becken aus Druck nach unten auszuüben, ähnlich, wie Sie es bei einer Presswehe vermutlich machen könnten. Ihr Partner muss sich stabil in seiner Position fühlen, um diesem Druck gut stasndhalten zu können.

2

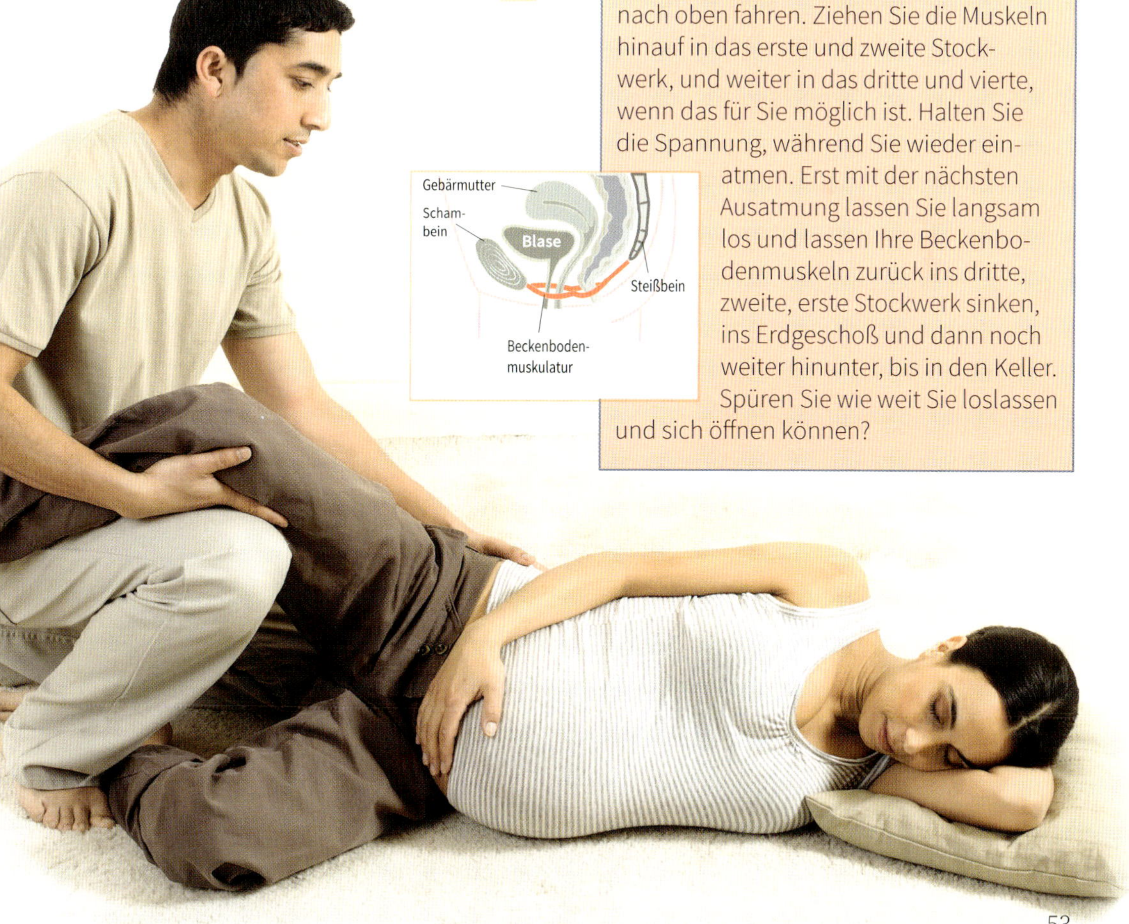

Beckenbodenübungen

Vielleicht haben Sie bereits während Ihrer ganzen Schwangerschaft Beckenbodenübungen gemacht. Jetzt, in den letzten Wochen vor der Geburt, empfiehlt es sich, diese noch ein wenig zu verändern und den Aspekt des Loslassens in den Übungen stärker zu betonen. Das wird Ihnen sowohl während der Eröffnungs- als auch während der Durchtrittsphase helfen. Hier einige Ideen dazu:

›Hinunter in den Keller fahren‹

Atmen Sie langsam ein und aus. Beim Beginn einer Ausatmung ziehen Sie Ihre Beckenbodenmuskeln rund um Ihre Vagina zusammen. Während Sie weiter ausatmen, ziehen Sie nun nach und nach Ihren Beckenboden tief in Ihnen weiter hinauf, als würden Sie in einem Aufzug nach oben fahren. Ziehen Sie die Muskeln hinauf in das erste und zweite Stockwerk, und weiter in das dritte und vierte, wenn das für Sie möglich ist. Halten Sie die Spannung, während Sie wieder einatmen. Erst mit der nächsten Ausatmung lassen Sie langsam los und lassen Ihre Beckenbodenmuskeln zurück ins dritte, zweite, erste Stockwerk sinken, ins Erdgeschoß und dann noch weiter hinunter, bis in den Keller. Spüren Sie wie weit Sie loslassen und sich öffnen können?

Geburtspositionen richtig einsetzen

Auf den vorangehenden Seiten habe ich Ihnen Übungen zu den wichtigsten Positionen und Körperhaltungen vorgestellt, die für Sie während der Geburt hilfreich sein können. Damit Sie während der Geburt auch tatsächlich darauf zurückgreifen können, sollten Sie mit Ihrem Partner gemeinsam so lange üben, bis Sie die verschiedenen Positionen gut beherrschen. Sie sollten sich bei den einzelnen Übungen so wohlfühlen, dass Sie sich beide gut und frei dabei bewegen können, fast als würden Sie tanzen. Da der Verlauf der Geburt jedoch nicht vorhersehbar ist, wissen Sie vorher noch nicht wirklich, welche Positionen Sie dann tatsächlich nutzen werden. Die Geburt folgt keiner fixen Choreographie, sondern ist eher mit einem improvisierten Tanz vergleichbar.

Damit Sie Geburtspositionen, die Sie geübt haben, dann auch richtig und möglichst effektiv einsetzen können, hier einige wichtige zusammenfassende Hinweise:

- Es kann sein, dass Sie während der Schwangerschaft bestimmte Bewegungen besonders mögen, während der Geburt aber dann ganz andere toll finden.

- Es ist wichtig, dass Sie beide sich in den Positionen wohlfühlen. Natürlich geben Sie als Frau während der Geburt die Richtung vor, aber damit Ihr Partner Sie bestmöglich unterstützen kann, muss auch er sich in der jeweiligen Position so wohl wie möglich fühlen.

- Es kann sein, dass Sie sehr viel Unterstützung von ihrem Partner möchten, oder aber eher wenig. Während der Geburt kann es Phasen geben, in denen Sie lieber ganz alleine in einer dieser Positionen verweilen möchten.

- Vielleicht möchten Sie während der Geburt Ihre Position oft verändern, vielleicht gibt es aber eine bestimmte Körperhaltung, in der Sie sich so wohlfühlen, dass Sie sich eine Weile möglichst wenig bewegen wollen.

- Üben Sie alle vorgestellten Positionen, sowohl einzeln als auch in Kombination miteinander. Wie kommen Sie etwa aus der Hocke in den Vierfüßlerstand? Und wie kommen Sie aus dem Stehen in die Seitenlage? Versuchen Sie zwischen den Positionen fließende tanzartige Übergänge zu finden.

Auf den beiden folgenden Seiten sind die wichtigsten Positionen nochmals beschrieben und wie Sie sie während der Geburt gut einsetzen können. Die auf der vorherigen Seite beschriebene Beckenbodenübung (›Hinunter in den Keller fahren‹) können Sie in jede Position integrieren. Probieren Sie aus, in welcher Position Ihnen dabei das Loslassen am leichtesten fällt!

Es gibt kein richtig oder falsch.

Alles, womit Sie sich wohlfühlen, ist gut.

STEHEN UND STEHENDE HOCKE

Es tut vielen Frauen gut, zu Beginn der Geburt zu stehen, vielleicht auch Ihnen. Gehen Sie ein wenig umher, bleiben Sie immer wieder stehen, schwingen Sie Ihre Hüften von einer Seite zur anderen. Finden Sie heraus, was Ihnen gut tut! Vielleicht ist es auch wohltuend sich an eine Wand, den Kopf- oder Fußteil eines Bettes zu lehnen oder in der Eröffnungsphase die stehende Hocke zu nutzen.

Im weiteren Verlauf der Geburt sind oft andere Positionen, wie etwa der Vierfüßlerstand, angenehmer.

Falls es Ihnen in der Durchtrittsphase schwerfällt, in den Rhythmus der Presswehen zu finden, ist die stehende Hocke eine sehr empfehlenswerte Position. Diese Position erleichtert es Ihrem Baby, sich durch den Geburtskanal nach unten zu bewegen und Sie bekommen ein besseres Gefühl dafür, wie Sie während einer Wehe pressen müssen, um es dabei zu unterstützen. Ein oder zwei Minuten in der stehenden Hocke reichen dafür oft schon aus! Manche Frauen gebären dann tatsächlich ihr Kind in dieser Position. Wenn Sie daher in einer entscheidenden Phase der Durchtrittsperiode die stehende Hocke einnehmen, sollte unbedingt die Hebamme oder Ihr Geburtspartner in der Nähe sein, um das Baby gegebenenfalls aufzufangen.

Wenn Sie in dieser Position Unterstützung durch Ihren Partner möchten, sollte er eine sichere und ganz stabile Haltung einnehmen, damit er Sie zuverlässig stützen kann, wenn Sie nach unten pressen. Er kann auf einer Bettkante sitzen oder sich mit dem Rücken an eine Wand lehnen, als würde er sitzen. Dann können Sie seine Beine ähnlich wie einen Gebärhocker nutzen, indem Sie sich, entweder ihm zugewandt oder mit dem Rücken zu ihm, auf seine Oberschenkel setzen. Achten Sie dabei darauf, dass Sie Ihr Gewicht über Ihre Beine abgeben und nicht Ihr Kreuzbein verspannen.

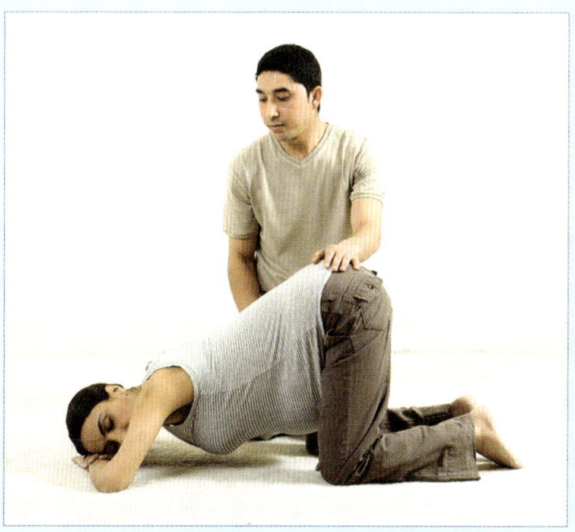

VIERFÜßLERSTAND UND KNIE-ELLBOGEN-POSITION

Der Vierfüßlerstand ist für viele Frauen die angenehmste Geburtsposition und meistens auch für längere Zeiträume sehr bequem. Es ist eine Position, die man gut variieren kann und die normalerweise nicht anstrengend ist. Man kann sie aktiv nutzen, sie eignet sich aber auch gut für Pausen und zum Ausruhen. Außerdem brauchen Sie für den Vierfüßlerstand normalerweise keine Unterstützung Ihres Partners. Dadurch hat er die Hände frei und kann Sie massieren.

Sie können den Vierfüßlerstand sowohl während der Eröffnungsphase als auch während der Durchtrittsphase nutzen. Denken Sie auch an die Knie-Ellbogen-Variante, um die Geburt zu verlangsamen, falls das nötig sein sollte.

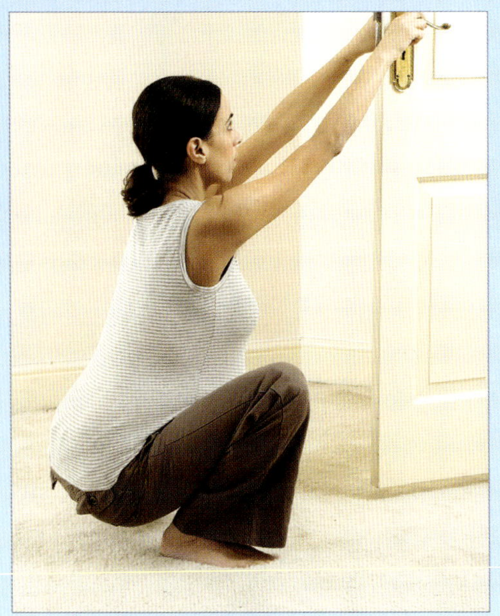

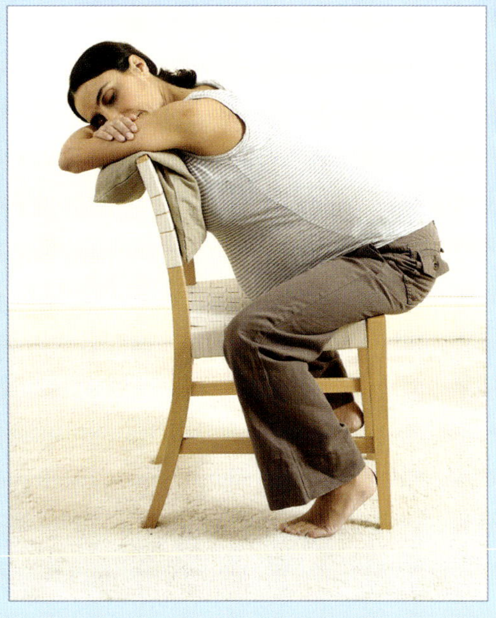

TIEFE HOCKE

Die Hocke ist im Hinblick auf die Nutzung der Schwerkraft und die Öffnung des Beckens die intensivste und wirkungsvollste Position. Es ist aber auch die Position, in der Sie womöglich die meiste Unterstützung benötigen. Manche Frauen schaukeln schon am Anfang der Geburt und während der Eröffnungsphase gerne in der Hocke seitlich hin und her, aber nur, wenn Sie sich wirklich wohl in dieser Haltung fühlen. Die meisten heben sich diese Position eher für die Durchtrittsphase auf. Zur Unterstützung können Sie sich an einer Türklinke oder am Bettrahmen festhalten. Natürlich kann Ihnen auch Ihr Partner helfen. Er sollte dabei auf einem Stuhl oder Gymnastikball sitzen und kann eine ähnliche Rolle wie ein Gebärhocker übernehmen.

SITZEN

Sitzen ist eher etwas für den Beginn der Geburt. Später ist es nur eine gute Position zum Ausruhen in Pausen, oder für den Übergang von einer Position in eine andere. Wann auch immer Sie während der Geburt das Bedürfnis haben, sich setzen zu wollen, achten Sie stets darauf, dass möglichst wenig Druck auf Ihr Kreuzbein entsteht. Das Sitzen auf einem Gymnastikball ist hier eine gute Möglichkeit, oder Sie setzen sich verkehrt herum auf einen Stuhl.

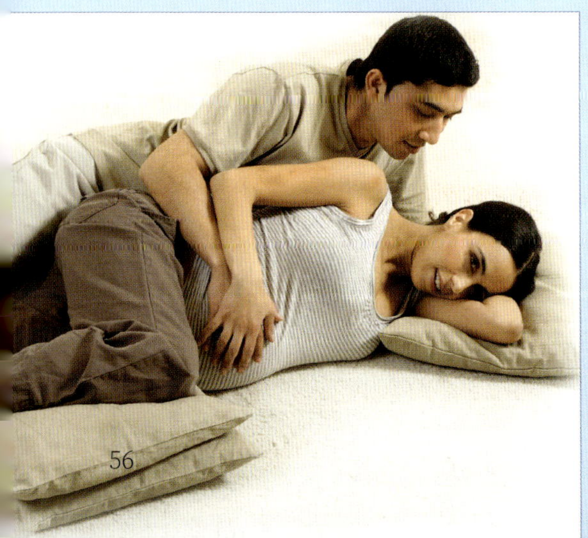

SEITENLAGE

Die Seitenlage ist eine sehr angenehme Position, um sich auszuruhen, da sie weniger aktiv ist als stehende oder hockende Körperhaltungen. Im Grunde genommen können Sie sich in jeder Phase der Geburt seitlich hinlegen, genau wie Sie es geübt haben und immer dann, wenn Sie das Gefühl haben, Sie brauchen eine Pause.

Die Einrichtung im Krankenhaus nutzen

Egal, ob Sie eine Hausgeburt oder eine Geburt im Krankenhaus planen, ich empfehle Ihnen sehr, sich den Kreißsaal vorher anzusehen. Ein optimaler Zeitpunkt für eine solche Besichtigung ist, wenn Sie schon ein wenig mit den Geburtspositionen vertraut sind und eine Idee haben, welche davon Ihnen gefallen.

Sehen Sie sich an, welche Möbel im Geburtszimmer zum Anlehnen zur Verfügung stehen. Überlegen Sie auch, was Sie von zu Hause mitbringen könnten und möchten, wenn Sie in diesem Kreißsaal Ihr Baby zur Welt bringen. Es kann sehr beruhigend sein, auch einige eigene persönliche Dinge in der meist sterilen Einrichtung des Geburtszimmers verwenden zu können (mehr Einzelheiten zur Gestaltung der Geburtsumgebung ab Seite 116). Fragen Sie am besten gleich bei der Besichtigung das Krankenhauspersonal, ob Sie eigene Dinge mitbringen dürfen.

Manchmal stehen Gymnastikbälle und Yogamatten zur Verfügung, aber nicht immer. Bedenken Sie auch, dass diese Hilfsmittel womöglich genau dann, wenn Sie gebären, gerade in einem anderen Raum gebraucht werden.

Die Geburtspositionen im Wasser nutzen

Denken Sie an eine Wassergeburt? Oder zumindest daran, in der Eröffnungsphase einige Zeit im Wasser zu verbringen, um die Schmerzen weniger stark zu spüren? Dann empfehle ich Ihnen, sich in einem Wasserbecken vorzubereiten. Sie können dort gut Atemtechniken üben und die verschiedenen Positionen ausprobieren. Wenn Sie eine Hausgeburt mit Gebärbecken (oder auch einer herkömmlichen Badewanne) planen, üben Sie die Positionen nochmals zu Hause, sobald das Becken (zum Beispiel ein Planschbecken mit stabilem Rand) bei Ihnen aufgebaut ist.

Der Großteil der beschriebenen Geburtspositionen ist auch für das Wasser geeignet. Die hockenden Positionen sind im Wasser sogar einfacher, weil Sie sich im Wasser leichter fühlen.

Im Wasser können Sie sich zudem ohne Bedenken auf den Rücken legen, was meist schon während der späten Schwangerschaft sehr entspannend und wohltuend ist. Im Wasser ist die Rückenlage auch während der Geburt in Ordnung, weil Ihr Kreuzbein durch den Auftrieb nicht blockiert wird. Somit werden Sie keine Schmerzen haben und das Baby wird trotz Ihrer Rückenlage nicht dazu tendieren sich mit dem Rücken nach hinten zu drehen, weil es Platz hat.

Aber auch im Wasser ist es wichtig, sich in den verschiedenen Geburtspositionen und bei den Übergängen dazwischen wohlzufühlen. Probieren Sie daher vieles möglichst spielerisch aus. Sie können auch versuchen, im Wasser unterzutauchen und sehen, wie es Ihnen damit geht – manche Frauen tauchen zwischen den Wehen unter und halten dabei die Luft an. Ich finde, das ist ein gutes Beispiel dafür, dass alles, womit Sie sich wohlfühlen, auch gut ist.

Zwei Positionen sind im Wasser allerdings nicht möglich: die Seitenlage und die Knie-Ellbogen-Position. Wenn Sie im Wasser die Geburt verlangsamen möchten, reicht es aus, sich nach hinten zu lehnen und sich ein bisschen treiben zu lassen.

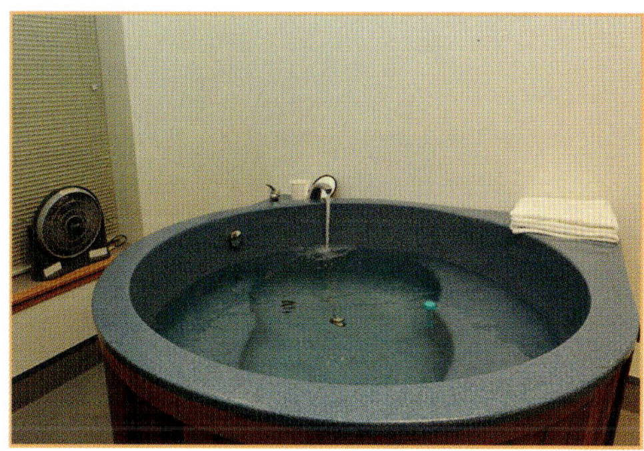

Eine Wassergeburt ist für viele Frauen ein beglückendes Erlebnis.

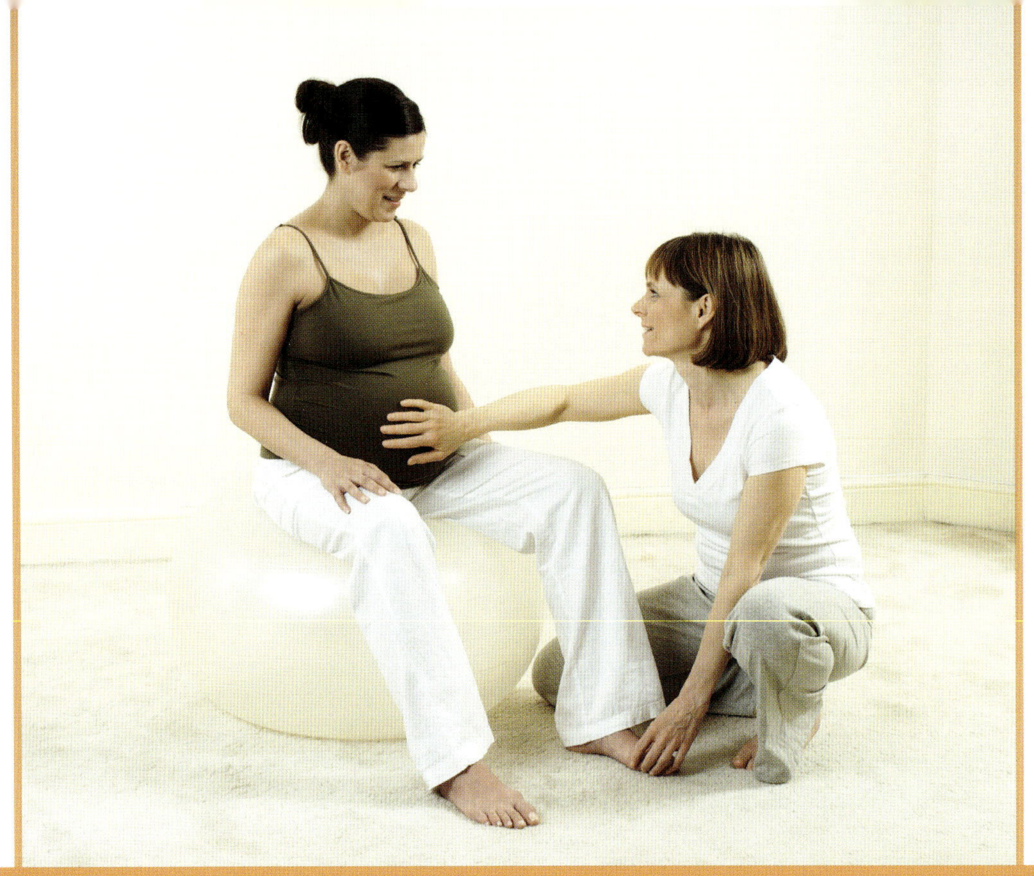

Shiatsu und Massage

Es gibt Vieles, was für die Anwendung von Shiatsu und Massage während der Geburt spricht. Zunächst sind diese Berührungstechniken ein guter Weg, Ihren Partner aktiv zu involvieren. Er kann Sie damit sehr konkret und wirkungsvoll bei der Geburt unterstützen und dabei in eine gute Verbindung zu Ihnen und dem Baby gehen. Außerdem können sie Ihr Wohlbefinden während der Geburt fühlbar steigern: Sie helfen Schmerzen zu lindern, sie unterstützen Sie dabei sich bewusster auf Ihre Atmung zu konzentrieren, sich zu entspannen und aktiver mit dem Rhythmus Ihrer Wehen mitgehen zu können. Und schließlich ermöglicht die Anwendung von Shiatsu und Massage auch, das Baby aktiv einzubeziehen. Dies alles kann für Sie und auch Ihren Partner zu einem schönen und glücklichen Geburtserlebnis beitragen.

Viele Frauen genießen es wirklich sehr, während der Geburt massiert zu werden. Einigen wäre es am liebsten, ihr Partner würde nicht einmal aufhören, um zwischendurch etwas zu trinken. Anderen Frauen ist es lieber, nur von Zeit zu Zeit massiert zu werden. Wieder andere möchten gar nicht berührt werden – das beruht allerdings oft darauf, dass ihr Partner sie nicht auf die richtige Art und Weise oder an den falschen Stellen massiert hat. Wenn Frauen herausgefunden haben, was ihnen gut tut, sind Massage und Shiatsu für die meisten sehr wohltuend und angenehm. Wenn jedoch eine Frau tatsächlich nicht berührt werden will, ist auch das von einem Partner zu akzeptieren. Es gibt Situationen, in denen eine Frau ganz einfach in ihrem eigenen ganz privaten Raum sein möchte.

SHIATSU

Bei Massage denkt man meist an streichende, reibende oder knetende Griffe direkt auf der Haut, und viele Frauen empfinden Berührungen dieser Art während der Geburt als sehr angenehm. Bei intensiven Phasen während der Geburt oder während einer Wehe, können solche Massagegriffe jedoch zu intensiv sein und eher als irritierend empfunden werden. Dann bevorzugen die meisten Frauen eher Berührungen, die weniger dynamisch sind, wie haltende Techniken und Druck – Arten der Berührung, wie sie im Shiatsu zu finden sind.

Shiatsu ist eine Form der Körperarbeit, bei der sowohl Akupunkturpunkte und Meridiane als auch Muskeln und Durchblutung eine wichtige Rolle spielen. Es ist eine einfühlsame Berührungstechnik, die immer auf die Bedürfnisse einer Person abgestimmt wird.

Es gibt Akupunkturpunkte, deren Stimulierung während der Geburt eine ganz besonders starke Wirkung zeigt. Wenn auf diese Punkte auf bestimmte Art und Weise Druck ausgeübt wird, kann dies eine Frau in den Wehen sehr unterstützen (weitere Informationen zu Shiatsu finden Sie auf den folgenden Seiten).

ÜBUNG MACHT DEN MEISTER

Auf den folgenden Seiten stelle ich Ihnen sowohl Massage- als auch Shiatsu-Techniken vor, die für eine gute Unterstützung während der Geburt besonders wirksam sind und die Sie und Ihr Partner leicht erlernen können.

Möchten Sie diese Techniken während der Geburt einsetzen, so ist es wichtig, dass Sie diese vorher gut üben und lernen, sie in den verschiedenen Geburtspositionen anzuwenden. Nur so können Sie in ausreichendem Maße damit vertraut werden und eine Idee bekommen, welche Techniken Sie eventuell während der Geburt nutzen möchten.

Vergessen Sie beim Üben nicht den Spaß und das Genießen! Probieren Sie zum Beispiel auch alle Techniken umgekehrt an Ihrem Partner aus! Er wird zwar während der Geburt ganz bestimmt keine Massage oder Shiatsu von Ihnen bekommen, aber zu spüren, wie sich die verschiedenen Techniken anfühlen, wird ihm in seinem Verständnis helfen. Außerdem ist dieses gegenseitige Üben eine schöne Art und Weise, miteinander in Verbindung zu sein. Beim Üben wird sich rasch zeigen, ob sich Ihr Partner überhaupt dabei wohlfühlt, Massage oder Shiatsu bei Ihnen anzuwenden. Wenn sich herausstellt, dass dies nicht der Fall ist, Sie aber während der Geburt auf diesen Körperkontakt nicht verzichten möchten, wäre jetzt noch Zeit zu überlegen, ob Sie eine andere Person involvieren möchten, die Sie während der Geburt mit solchen Berührungstechniken begleiten kann.

Zunächst wäre dann mit Ihrem Partner zu klären, ob es für ihn in Ordnung ist, noch eine weitere Person in die Geburtsvorbereitung mit einzubeziehen. Falls Sie Ihre Geburt in einem Krankenhaus planen, wäre es dann ebenso wichtig zu klären, ob Sie eine weitere Person in den Kreißsaal mitbringen dürfen. Sind diese Dinge geklärt, können Sie beispielsweise eine speziell ausgebildete Shiatsu-Praktikerin oder eine Massage-Therapeutin in Ihrer Gegend kontaktieren und vor der Geburt noch einige Behandlungstermine vereinbaren, um herauszufinden, ob Sie sich miteinander wohlfühlen.

Vor der Geburt sollten Sie sich jedenfalls mit Ihren beiden Geburtspartnern darüber abstimmen, wie die Aufgaben verteilt sind.

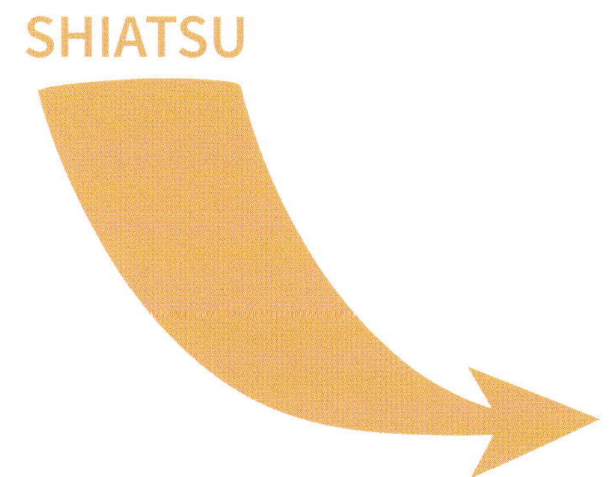

Exkurs

Shiatsu

Shiatsu ist eine Form der Körperarbeit, die sich in Japan aus der traditionellen Anma-Massage und Einflüssen der Traditionellen Chinesischen Medizin (Meridiane, Qi, Akupunkturpunkte, Tao) entwickelt hat. Das moderne Shiatsu verbreitete sich in den 1970er Jahren im Westen und wurde dabei durch das westliche Verständnis von Körper und Gesundheit erweitert und weiterentwickelt. Bis heute bildet jedoch weiterhin das fernöstliche Verständnis von Lebensenergie, die in Form von Qi durch den Körper fließt, die Basis dieser Methode.
Das Ziel von Shiatsu ist, die körpereigenen Selbstheilungskräfte anzuregen. Shiatsu kann Schmerzen lindern, Anspannung reduzieren, Entspannung fördern, den Körper (wieder) in ein Gleichgewicht bringen und zum Erhalt von Gesundheit beitragen.
Wörtlich bedeuten die japanischen Schriftzeichen für Shiatsu Finger (Shi) und Druck (Atsu) und beschreiben eine der Grundtechniken der Methode: Mit den Fingern (meist mit dem Daumen) wird im rechten Winkel zur Körpermitte, meist auf Punkten entlang der Meridiane, Druck ausgeübt. Es kommen aber auch die ganzen Handflächen zum Einsatz. Die Intensität des Drucks wird immer den Bedürfnissen der Person, an der Shiatsu angewendet wird, angepasst und kann zwischen einer kaum wahrnehmbaren Berührung bis hin zu tiefem Druck variieren. Weitere Shiatsutechniken sind Dehnungen und massage-ähnliche streichende Berührungen. Shiatsu ist eine angenehme und zutiefst entspannende Art des Drucks und sollte nicht als schmerzhaft erlebt werden.
Normalerweise wird Shiatsu durch die Bekleidung hindurch angewandt.

Shiatsu für Schwangerschaft und Geburt

Die vielen Möglichkeiten, durch Shiatsu positiv auf Schwangerschaft und Geburt einwirken zu können, wurde in Japan schon vor langer Zeit erkannt, und die Anwendung von Shiatsu war unter traditionellen japanischen Hebammen weit verbreitet. Ich hatte das Glück mit einer japanischen Hebamme in London zusammenzuarbeiten, deren Großmutter eine solche traditionelle Hebamme gewesen war und konnte so dieses traditionelle Shiatsu-Wissen mit meinen Kenntnissen des modernen Shiatsu und meinen Erfahrungen verbinden.
Shiatsu kann zahlreiche Schwangerschaftsbeschwerden lindern, es hilft der Mutter beim Aufbau einer emotionalen Bindung zum Baby in ihrem Bauch, es unterstützt die Schwangere, ihre eigenen Bedürfnisse klarer wahrzunehmen und in Einklang mit ihnen zu sein, und es ist eine gute Vorbereitung für die Geburt.
Während der Wehen kann Shiatsu einer Frau helfen, die Wirkung der Wehen in ihrem Körper und ihre Emotionen zuzulassen. Es kann den Umgang mit Schmerzen erleichtern und die Wehentätigkeit in bestimmten Situationen anregen. Das Baby wird bei der Anwendung von Shiatsu während der Geburt immer mit einbezogen, Kind und Mutter werden ruhiger und können die Geburt entspannter erleben.
Auch nach der Geburt kann Shiatsu zur Unterstützung des Stillens, Anregung des Milchflusses oder zur Förderung der Erholung eingesetzt werden.

Meridiane

Meridiane sind im ganzen Körper verlaufende Kanäle, in denen, nach dem Verständnis der Traditionellen Chinesischen Medizin, die Lebensenergie (Qi) von den wichtigsten Organen aus durch den ganzen Körper fließt. Sie werden normalerweise durch Linien dargestellt. Es gibt 12 Hauptmeridiane, die, jeweils als Yin- und Yang-Paar, den verschiedenen Organen und deren Elementen zugeordnet sind und symmetrisch auf beiden Körperseiten verlaufen:

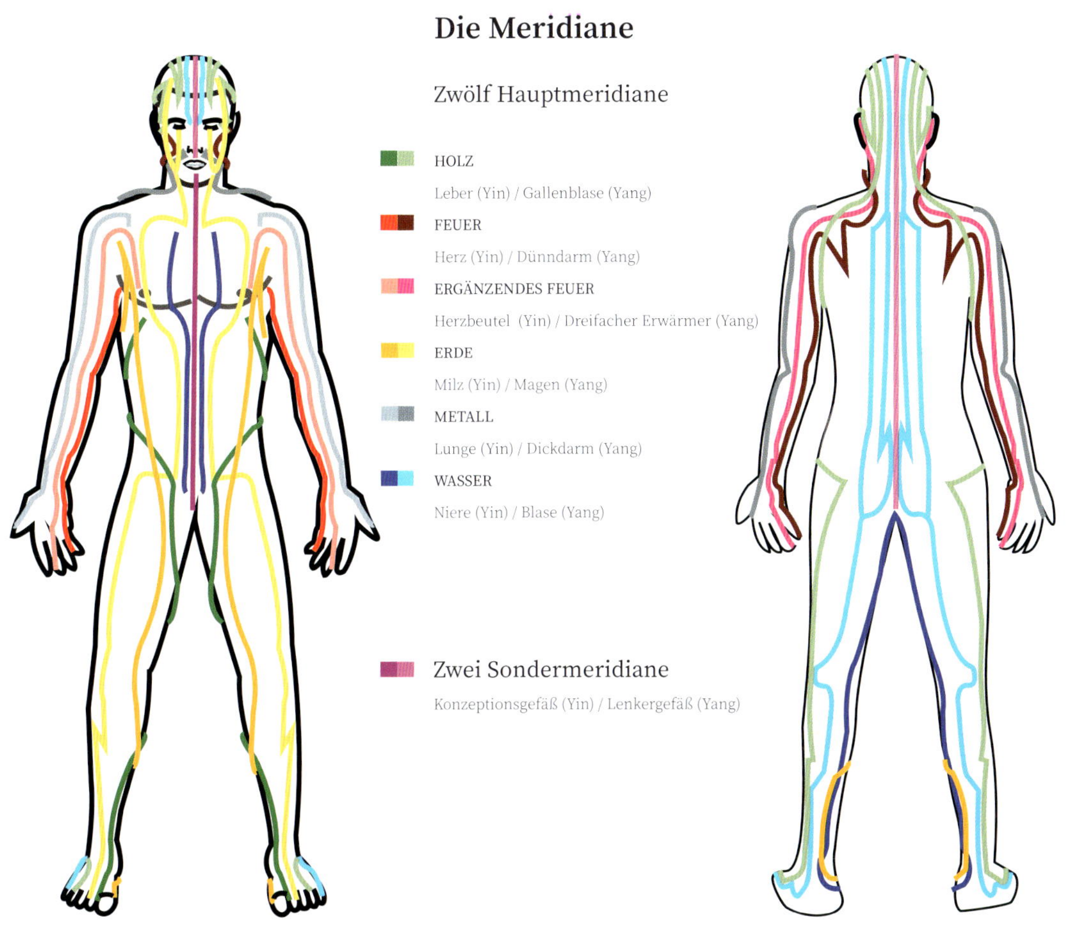

Die Punkte entlang eines Meridians werden bearbeitet, um die Lebensenergie im Körper wieder in ein Gleichgewicht zu bringen. Dabei erfolgt die Stimulierung zwar von der Körperregion aus, durch die ein Meridian fließt, der Blick ist aber immer auf das Ganze gerichtet.
Es gibt darüber hinaus zwei zentral verlaufende Kanäle – das Lenkergefäß und das Konzeptionsgefäß. Diese beiden Sondermeridiane sind die ersten, die sich im Körper entwickeln. Sie regulieren den Fluss von Lebensenergie auf einer übergeordneten Ebene, sorgen für ein Gleichgewicht zwischen Yin und Yang insgesamt und stellen die Verbindung zwischen unserer alltäglichen Energie Qi und unserer konstitutionellen Energie her. Sie haben eine besondere Verbindung mit dem Uterus und regulieren Fruchtbarkeit, Schwangerschaft und Geburt.

Druckpunkte

Entlang der Meridiane befinden sich besondere Punkte, die in der Akupunktur mit Nadeln und im Shiatsu durch Druck stimuliert werden. Einen dieser Punkte zu halten oder Druck auf ihn auszuüben, kann die Lebensenergie im gesamten Meridian stimulieren oder beruhigen. Einige Akupunkturpunkte haben eine besonders starke Wirkung im Zusammenhang mit der Geburt.

Leitfaden für Geburtspartner

Ich habe auf den folgenden Seiten die wichtigsten Hinweise zusammengefasst, die Sie als Geburtspartner beachten sollten. Wenn Sie bei einer schwangeren Frau Shiatsu oder Massage anwenden, wird das umso angenehmer und wirkungsvoller sein, wenn Sie einige einfache Regeln beachten.

Achten Sie auf eine korrekte Körperhaltung

Sowohl beim Massieren als auch bei der Anwendung von Shiatsu, ist es wichtig, dass Sie eine Körperhaltung einnehmen, in der Sie sich wohlfühlen, nicht schnell ermüden und sich nicht verspannen. Denn wenn Sie selbst verkrampft sind, überträgt sich diese Anspannung auf Ihre schwangere Partnerin und das macht die Wirkung, die Sie eigentlich erzielen möchten, zunichte. Deshalb ist es auch erforderlich, dass Sie beide die verschiedenen Geburtspositionen und Atemtechniken gemeinsam üben. Nur so lernen Sie, eine bequeme Körperhaltung einzunehmen und können entspannte fließende Bewegungen ausführen.

Damit Ihre Berührungstechniken wirkungsvoll sind, ist es beispielsweise notwendig, dass Sie mit Ihrem ganzen Körper beweglich bleiben, auch mit Ihren Hüften. Alle Übungen, bei denen Sie das Becken kreisen, sind daher eine gute Vorbereitung.

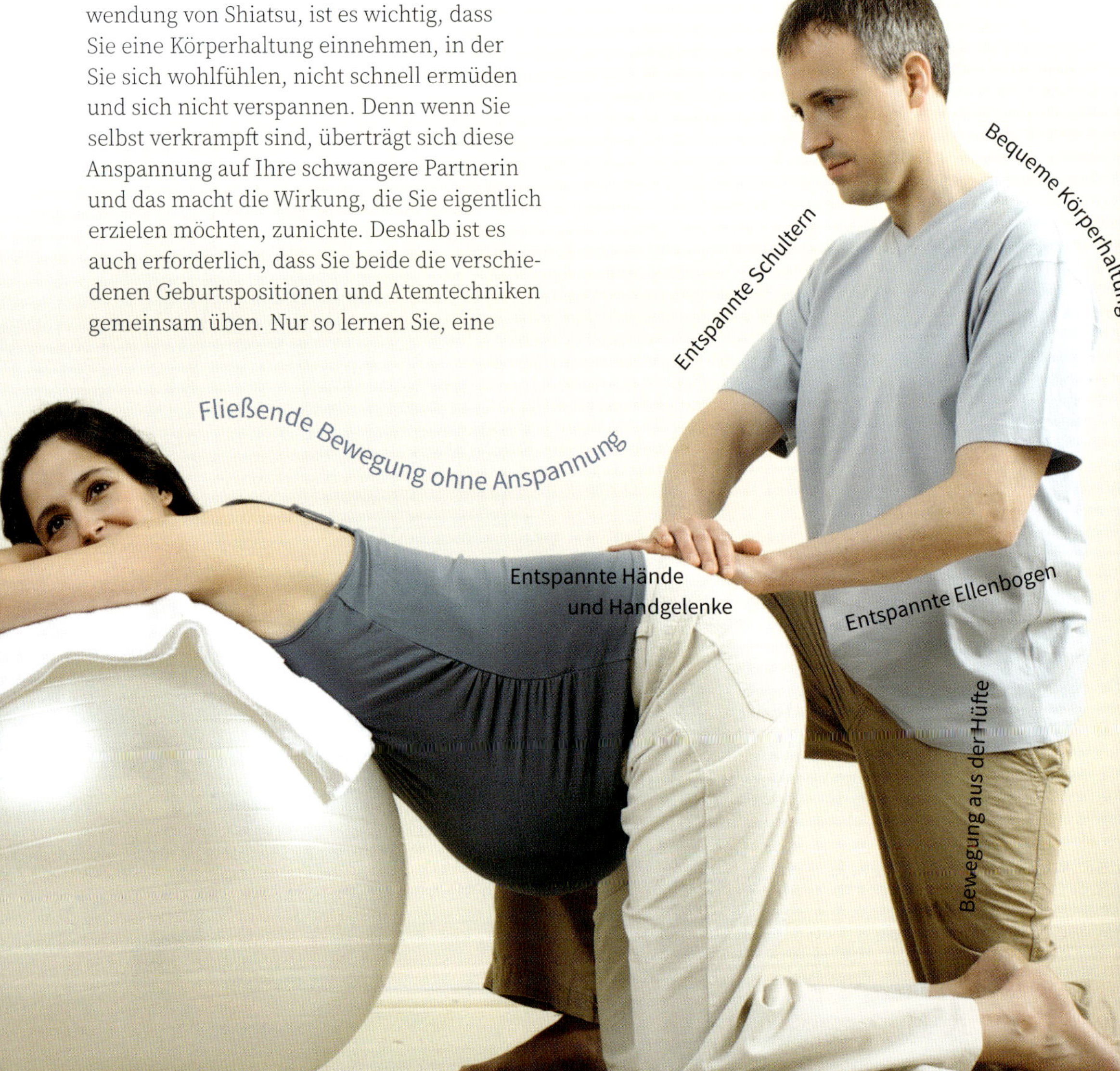

Wahrscheinlich werden Sie bei der Anwendung von Shiatsu und Massage während der Geburt auch viel Zeit auf Ihren Knien verbringen. Darauf können Sie sich mit den Übungen im Vierfüßlerstand gut vorbereiten. Ebenso wichtig ist es, darauf zu achten, dass Sie in Ihren Schultern entspannt bleiben. Dann wird es Ihnen leichter fallen, auch Ihre Ellenbogen, Handgelenke und Hände zu entspannen und Sie werden Ihre Daumen beim Hineinlehnen in einen Akupressurpunkt gestreckt halten können. Der Daumen ist so durch den ganzen Körper gut unterstützt, und die Fingergelenke werden wesentlich weniger belastet als dies bei einem Abwinkeln des Daumens der Fall wäre.

Immer den Atem einbeziehen

Sie und Ihre Partnerin sollten beim Üben von Massage- und Shiatsu-Techniken bewusst den Atem miteinbeziehen. Eine schwangere Frau kann sich durch tiefes Atmen besser entspannen. Ihnen als Partner wird eine Vertiefung der Atmung wiederum helfen, die Berührungstechniken entspannter anzuwenden, und diese Entspannung wird sich dabei auf Ihre Partnerin übertragen. Das tiefe Atmen ist auch immer ein guter Weg, um die Verbindung zueinander besser spüren zu können.

Wie Sie Ihre Hände einsetzen

Bei der Anwendung von Massagetechniken ist es nicht immer möglich mit beiden Händen in Kontakt mit Ihrer Partnerin zu bleiben. Im Shiatsu hingegen, wo eher haltende Techniken und Druck zum Einsatz kommen, ist es ein wichtiges Prinzip, möglichst immer mit beiden Händen Körperkontakt zu halten. Dabei ist eine Hand aktiv, während die andere Hand nur aufliegt und damit zusätzlich ein sicheres und wohltuendes Gefühl vermittelt.

Streichende Techniken

Wenn Sie mit Ihren Händen am Körper entlangstreichen, können Sie dies langsam oder schnell tun, fest oder sanft, und auch in verschiedenen Richtungen – für welche Richtung Sie sich entscheiden, hängt davon ab, was Sie erreichen möchten. Wenn Sie beispielsweise die Durchblutung im Körper unterstützen möchten, wirkt ein Streichen vom Herzen weg und nach unten eher beruhigend, während ein Streichen zum Herzen hin eher stimulierend wirkt. Wenn Sie die Durchblutung in den Gliedmaßen fördern möchten, insbesondere in den Beinen, sollten Sie etwas fester, aber dennoch behutsam, zum Herzen hin streichen. Wenn Ihre Partnerin Krampfadern hat, dürfen Sie stets nur ganz sanft streichen, sodass sich zwar die Haut ein wenig mitbewegt, aber keinerlei Druck auf die Venen dabei ausgeübt wird.

Wenn Sie sich beim Streichen am Verlauf der Meridiane orientieren möchten, dann sollten Sie auf der Körperrückseite und entlang der Beine abwärts in Richtung Füße streichen. Auf der Vorderseite des Körpers streichen Sie entlang der Innenseite der Beine nach oben und – besonders während der Schwangerschaft – am Oberkörper von den Schultern nach unten in Richtung Bauch.

Haltende Techniken und Druck

Wenn Sie haltende und eher statische Berührungstechniken anwenden, wie sie vor allem im Shiatsu zu finden sind, haben Sie viele Möglichkeiten, die Intensität des Drucks zu variieren. Sie können sich mit Ihrem Körpergewicht vorsichtig tief hineinlehnen, so tief, bis Sie an eine Grenze stoßen und das Gefühl haben nicht weiter lehnen zu können. Ihre Berührung kann aber auch ganz leicht sein, so leicht wie eine Feder. Die Intensität des Drucks hängt vom Bedürfnis einer Frau ab, und dieses kann sich im Laufe der Geburt sehr verändern. Normalerweise ist es so, dass Frauen mit steigender Intensität der Wehen auch intensiveren Druck als angenehm empfinden. Das trifft aber nicht auf alle Frauen zu – manche bevorzugen gerade bei sehr starken Wehen sanftere Berührung oder möchten gar nicht berührt werden.

Eine Grundregel im Shiatsu ist, dass der Druck mit Händen oder dem Daumen in einem 90° Winkel zum Körper ausgeübt wird. Auf diese Weise wird er als angenehm, tief und durchdringend wahrgenommen, ohne dass dabei an Haut oder Muskeln gezogen wird. Manchmal jedoch befinden sich Akupunkturpunkte unter einem Knochen. Diese kann man nur erreichen, indem man den Winkel ein wenig verändert.

Das Halten der Punkte

Wenn Sie Druck auf einen bestimmten Akupunkturpunkt ausüben, können Sie so lange in dem Punkt bleiben, solange es sich gut anfühlt. Das kann einige Minuten dauern, aber während der Wehen auch wesentlich länger – es kann sogar sein, dass eine Frau dauerhaften Druck auf einen bestimmten Punkt über Stunden hinweg als angenehm empfindet.

Bei diesen Techniken ist es wichtig, sich immer wieder bewusst zu machen, dass das WIE gleichermaßen bedeutend ist wie das WO: Auf welche Art und Weise Sie bestimmte Körperstellen und Punkte stimulieren ist ebenso wichtig, wie deren genaue Lokalisierung.

Der Druckwinkel ist dabei eines der Prinzipien, und ein weiteres ist, die Atmung einzubeziehen: Lehnen Sie dann in einen Punkt, wenn Ihre Partnerin gerade ausatmet. Das ist umso einfacher, wenn Sie beide einen gemeinsamen Atemrhythmus gefunden haben. Während einer Wehe ist die Stimulierung eines Punkts oft am effektivsten. Sie können dabei den Druck mit steigender Intensität der Wehen erhöhen. In den Wehenpausen lassen Sie den Punkt los und können dann mit Ihren Händen andere Techniken anwenden: Sie können mit sanften oder kräftigeren Bewegungen über den Körper streichen, oder aber leichten und eher großflächigen Druck ausüben. Dies kann für Sie beide angenehm und entspannend sein.

> ***Bitte beachten Sie!***
>
> Ätherische Öle, wie sie in der Aromatherapie eingesetzt werden, sind sehr wirkungsvolle medizinische Öle, die unter Umständen den Körper überstimulieren können. Wenn Sie solche Öle für Ihre Massagen verwenden möchten, informieren Sie sich vor der Anwendung bei einem qualifizierten Aromatherapeuten, der auf Geburtsarbeit spezialisiert ist, welche Öle Sie ohne Risiko verwenden können.

Die Verwendung von Öl

Alle Techniken, die ich Ihnen im Folgenden vorstelle, können Sie entweder durch die Kleidung hindurch anwenden oder direkt auf der Haut. Bei den Übungen direkt auf der Haut

Duftstoffe und Öle haben eine jahrtausendealte Tradition

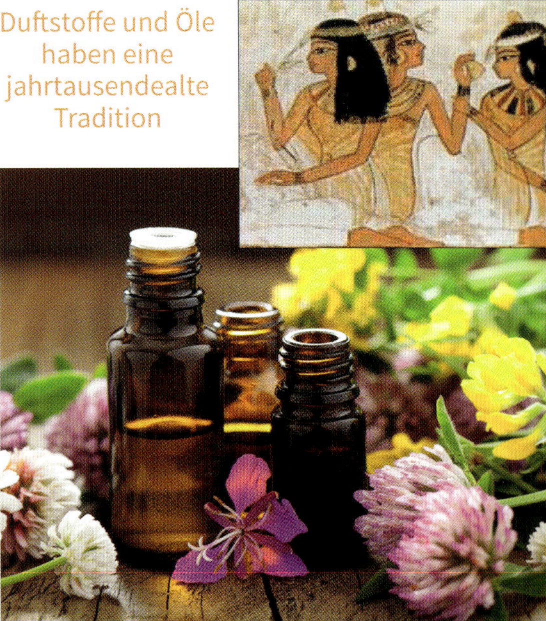

können Sie gerne Öle verwenden. Entscheiden Sie zusammen mit Ihrer schwangeren Partnerin, was Ihnen beiden angenehm ist. Manche Frauen bleiben während der Wehen gerne bekleidet, andere legen ihre Kleidung lieber ab.

In der Schwangerschaft benutzen Sie am besten naturbelassene Öle, da der Körper teilweise das absorbiert, was auf die Haut aufgetragen wird. Verwenden Sie daher immer pflanzliche Öle wie beispielsweise Olivenöl oder Sonnenblumenöl. Wenn Sie naturkosmetische Produkte dafür wählen, achten Sie auf eine Basis aus hochwertigen kaltgepressten

Ölen. Eine gute Alternative sind auch Produkte auf der Basis von Bienenwachs. Wachs hat den Vorteil, dass man es nicht verschütten kann.

Der richtige Zeitpunkt aufzuhören

Alle vorgestellten Techniken sind darauf ausgerichtet, dass sie sich angenehm anfühlen und dass Sie beide sie genießen. Jedoch nicht jede Person empfindet dieselben Dinge als angenehm und auch für ein und dieselbe Person kann sich das von Tag zu Tag ändern. Grundsätzlich gilt: Wenn sich etwas nicht wirklich gut anfühlt, hören Sie damit auf. Vielleicht ist es dann nicht die richtige Technik für Sie, vielleicht machen Sie aber auch etwas nicht ganz richtig. Sie könnten zunächst versuchen, Details zu variieren, aber wenn es sich dann immer noch nicht gut anfühlt, hören Sie damit auf und holen Sie sich eventuell von einem qualifizierten Massage- oder Shiatsu-Therapeuten Rat.

Die Techniken beherrschen

Üben Sie alle verschiedenen Techniken vor der Geburt, so oft Sie können. Sie werden dabei herausfinden, dass Ihre Partnerin manche davon mehr mag als andere. Das kann zwar ein guter Hinweis darauf sein, was ihr dann während der Geburt gut tun wird, aber verlassen Sie sich nicht darauf. Es lässt sich nie genau vorhersagen, welche Art der Berührung oder Massage eine Frau während der Geburt dann wirklich mögen wird. Daher ist es gut, vorher möglichst alles zu üben, was sich für sie angenehm anfühlt. Darüber hinaus ist es wichtig, die Berührungstechniken in Kombination mit möglichst allen Geburtspositionen zu üben. Am wichtigsten sind hier natürlich die Positionen, die Sie beide am liebsten mögen, versuchen Sie aber auch solche einzubeziehen, die Ihnen nicht ganz so sehr liegen und lassen Sie nur die weg, die Ihnen wirklich schwerfallen oder in denen Sie sich gar nicht wohlfühlen.

Während der Geburt

In der Beschreibung der verschiedenen Techniken in den folgenden Kapiteln gebe ich jeweils an, in welcher Situation welche Technik am effektivsten ist und warum. Das dient Ihrer Orientierung, ist aber keine Regel. Sie können jede dieser Techniken zu jedem Zeitpunkt während der Geburt anwenden – am wichtigsten ist es, auf das einzugehen, was Ihre Partnerin gerade möchte. Vorausgesetzt, sie ist in einer guten Verbindung mit ihrem Körper und ihrem Baby, dann weiß sie selbst am besten, was ihr gut tut. Wenn sie unter Stress steht oder angespannt ist, probieren Sie verschiedene Techniken und Druckintensitäten aus, bis Sie beide herausfinden, was ihr dabei helfen kann, sich zu entspannen und wieder eine bessere Verbindung zu Ihrem Körper zu finden.

Es ist schwierig etwas falsch zu machen.

Eine gebärende Frau wird das nicht zulassen.

Wahrscheinlich wird Ihre Partnerin Ihnen sehr konkret sagen können, was für sie gut passt und was Sie anders machen können oder sollen, wie z.B. »fester«, »sanfter« oder »nicht hier«. Haben Sie keine Angst, etwas falsch zu machen – das wird Ihre Partnerin nicht zulassen! Nehmen Sie es nicht als persönliche Kritik, wenn Sie womöglich immer wieder korrigiert werden. Allein die Tatsache, dass Ihre Partnerin überhaupt von Ihnen berührt oder massiert werden möchte, bedeutet, dass ihr das hilft. Wenn sie nichts sagt, können Sie davon ausgehen, dass Sie gerade etwas gut und richtig machen. Rechnen Sie aber durchaus damit, dass sich Ihre Partnerin während der Geburt anders verhält, als sie es während des Übens getan hat und vielleicht jetzt nicht jedes Mal »das fühlt sich gut an« oder »das ist entspannend« sagt, wenn etwas angenehm ist. Es muss Ihnen als Reaktion genügen, dass Ihre Partnerin durch Ihre Mithilfe mit dem weitermachen kann, was in der aktuellen Phase der Geburt gerade notwendig ist. Erwarten Sie also nicht, dass sie sich bei Ihnen für das bedankt, was Sie gerade tun!

Es kann sein, dass sie zwischen den Wehen darüber reden möchte, was Sie gerade gemacht haben, es kann aber auch sein, dass sie sich einfach nur ausruhen muss.

In der Eröffnungsphase haben Frauen normalerweise das größere Bedürfnis danach, berührt und massiert zu werden, und mögen stärkeren Druck mit steigender Intensität der Wehen. Der untere Rücken, und hier ganz besonders das Kreuzbein, ist üblicherweise der Körperbereich, wo Frauen während der Geburt am liebsten behandelt werden. Dahinter folgt auf der ›Hitliste‹ der beliebtesten Körperstellen der Bauch. Es gibt aber auch Frauen, für die Massage oder Shiatsu an Armen und Händen, Beinen und Füßen, oder auch am Nacken noch angenehmer sind. Manche Frauen haben gerne Abwechslung, andere hingegen haben es am liebsten, wenn ein bestimmter Akupunkturpunkt möglichst die gesamte Geburt hindurch stimuliert wird.

Beim Eintritt in die Durchtrittsphase kann es zwar sein, dass Ihre Partnerin möchte, dass Sie mit dem fortfahren, was Sie bis jetzt gemacht haben. Häufig verändern sich jedoch die Bedürfnisse einer gebärenden Frau in dieser Phase der Geburt – die meisten Frauen möchten dann eher weniger Berührung. Manchmal ist es so, dass eine Frau nach einer problemlos verlaufenden Eröffnungsphase, jetzt das Bedürfnis hat, ihren Fokus stärker nach innen zu richten, um ihr Baby zu gebären. Dann möchte sie unter Umständen gar nicht berührt werden. Allerdings ist es in der intensiven Durchtrittsphase oft so, dass Nacken, Schultern und Kiefer sich extrem anspannen und dass es dann sehr hilfreich sein kann, in diesen Körperregionen behandelt zu werden.

Wirkung auf das Baby

Vergessen Sie nie, dass viele der vorgestellten Techniken auch unmittelbar auf das Baby wirken. Sie können dem Baby beispielsweise helfen, sich während der Geburt in eine gute Position zu bringen. In der Durchtrittsphase kann etwa die Stimulierung der geburtsunterstützenden Punkte dem Baby helfen sich zu bewegen, wenn es stecken geblieben ist.

Noch einige letzte Hinweise, bevor Sie mit dem Üben beginnen...

Es ist wie mit vielen anderen Dingen während der Geburt: Bedürfnisse von Frauen sind ganz individuell und können sich während der Geburt sehr verändern. Denken Sie als Partner nicht, dass Sie alles, was Sie gelernt und geübt haben, während der Geburt auch anwenden müssen. Vielleicht werden Sie einiges davon einsetzen oder aber überhaupt nichts. Selbst dann ist Ihr Üben aber sicherlich nicht umsonst gewesen. Wenn die Berührungstechniken Ihrer Partnerin in der Schwangerschaft und dem Baby im Bauch gut getan haben, war allein das schon sehr viel wert. Und auch, wenn Sie vielleicht wenig von dem Erlernten einsetzen können, so gehen Sie doch gut vorbereitet in die Geburt und haben Fertigkeiten gelernt, die Ihnen auch danach nützlich sein werden. Denn Massage und Shiatsu sind für Mutter und Baby sehr wohltuend. Sie werden Vieles des Gelernten weiterhin anwenden können und, wenn Sie das möchten, auch als Basis für das Erlernen weiterer Techniken nutzen können.

Vielleicht kann die Anwendung von Massage und Shiatsu in Ihrem Familienleben eine bereichernde Rolle einnehmen, wann auch immer Sie, Ihre Partnerin oder Ihr Kind ein Bedürfnis nach Unterstützung haben.

Shiatsu und Massage für den Rücken

Der Rücken, insbesondere der unterste Bereich des Rückens – das Kreuzbein, ist während der Geburt am häufigsten von Verspannungen und Schmerzen betroffen. Einige der wichtigsten Berührungstechniken dieses Buches sollen Ihnen daher helfen, Beschwerden in dieser Körperregion zu lindern.

Info

Mehr Informationen zum Thema Kreuzbein finden Sie unter Exkurs Becken

ab Seite 42

MIT DEM BECKEN IN VERBINDUNG KOMMEN

Die folgende Übung sollten sowohl die Schwangere als auch der Geburtspartner ausführen. Sie hilft zu verstehen, wie sich die Beckenknochen einer Frau bewegen können und wie unterschiedliche Gebärhaltungen diese Bewegung beeinflussen.

Wenn Sie die Übung zum ersten Mal machen, sollten Sie beide als Vorbereitung Ihr Kreuzbein und Becken mit Händen und Fingern erkunden: Greifen Sie mit Ihren Händen auf Ihr Kreuzbein und suchen Sie Ihr Steißbein – das ist der etwas knubbelige Teil ganz unten. Dann lassen Sie Ihre Hände ein wenig nach oben gleiten und ertasten direkt darüber die flache dreieckige Knochenplatte des Kreuzbeins, das Sie jetzt genauer erforschen können. Spüren Sie seine Form und Größe? Können Sie die Kreuzbeinlöcher ertasten? Vergleichen Sie Ihr eigenes Kreuzbein mit dem Ihres Partners bzw. Ihrer Partnerin.

Danach kommen Sie zurück zu Ihrem eigenen Becken. Schieben Sie Ihre Hände von hinten über Ihre Hüften nach vorne zu Ihren Schambeinen. Dann streichen Sie mit Ihren Händen von den Hüften abwärts über beide Pobacken und ertasten Ihre Sitzbeinhöcker.

Jetzt sind Sie bereit herauszufinden, wie sich die Beckenknochen einer Frau in verschiedenen Geburtspositionen verändern.

So üben Sie

Für beide: Die Schwangere steht mit dem Rücken vor ihrem sitzenden oder knienden Partner. Er legt seine Hände auf ihre Pobacken und zieht diese sanft zu sich nach hinten. Die Frau sollte jetzt spüren können, wie sich der untere Teil ihres Beckens sanft zu öffnen beginnt.

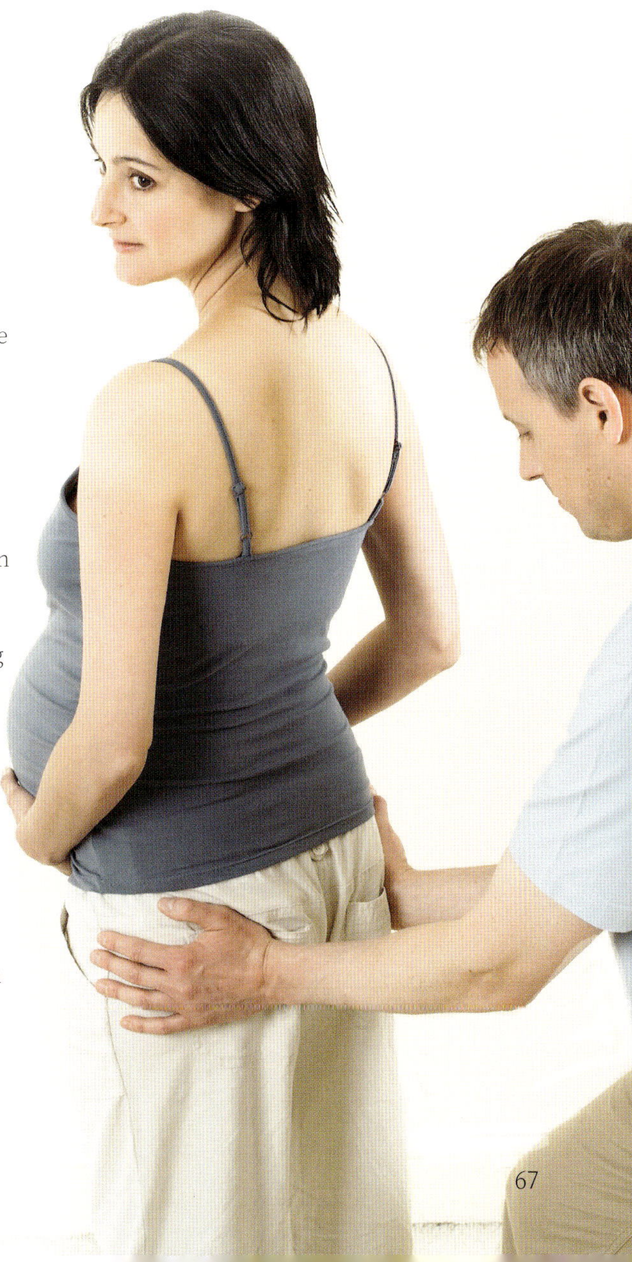

Für die Schwangere: Setzen Sie sich hin und fühlen Sie mit Ihren Händen den Abstand zwischen Ihrem Schambein und Steißbein. Dann lehnen Sie sich nach vorne, wechseln in den Vierfüßlerstand und fühlen erneut den Abstand zwischen den beiden Knochen. Schließlich gehen Sie, wenn möglich, in die tiefe Hocke, und tasten nun auch in dieser Position den Abstand zwischen Schambein und Steißbein.

Können Sie spüren, dass mit jedem Wechsel der Positionen der Abstand fühlbar größer wird? Es ist keine große Veränderung, aber während der Geburt können auch schon einige wenige Millimeter einen Riesenunterschied machen. Deshalb sind die verschiedenen Gebärhaltungen so wichtig.

Während der Geburt

Manchmal kommt es vor, dass das Baby auf dem Weg durch den Geburtskanal stecken bleibt. Wenn Sie die verschiedenen Geburtspositionen, die Sie geübt haben, aktiv nutzen, kann schon alleine dies die Wahrscheinlichkeit minimieren, dass eine solche Situation eintritt. Zusätzlich ist es jedoch sehr hilfreich, wenn Ihr Partner einige Techniken beherrscht, die das Becken tatsächlich weiter öffnen und den Durchgang für das Baby vergrößern können.

Einige Möglichkeiten, die das Pink Kit Team in Australien entwickelt hat und die mir dankenswerterweise meine australische Shiatsu-Kollegin Anna Moonen gezeigt hat, stelle ich Ihnen nun vor.

Die Schwangere liegt auf der Seite, sodass der Partner mit seinen beiden Händen Druck in Richtung Gesäßmitte ausüben und so eine leichte Öffnung im Becken erreichen kann (Abb. 1). Diese Öffnung sollten Sie als Geburtspartner gut spüren können. Die Technik ist auch in anderen Gebärpositionen möglich – etwa im Stehen oder im Vierfüßlerstand.

Wenn eine unterstützende Hebamme oder eine zweite Begleitperson bei der Geburt anwesend ist, kann eine Person die Hüfte öffnen, während die zweite sanft Druck auf das Kreuzbein in Richtung Füße ausübt (Abb. 2). Die Gebärende wird deutlich spüren können, wie sich dadurch ihr Becken öffnet. Dieses Erleben einer ganz natürlichen Öffnung kann sehr beruhigend und angstlösend wirken, ganz besonders am Ende der Eröffnungsphase und während der Durchtrittsphase.

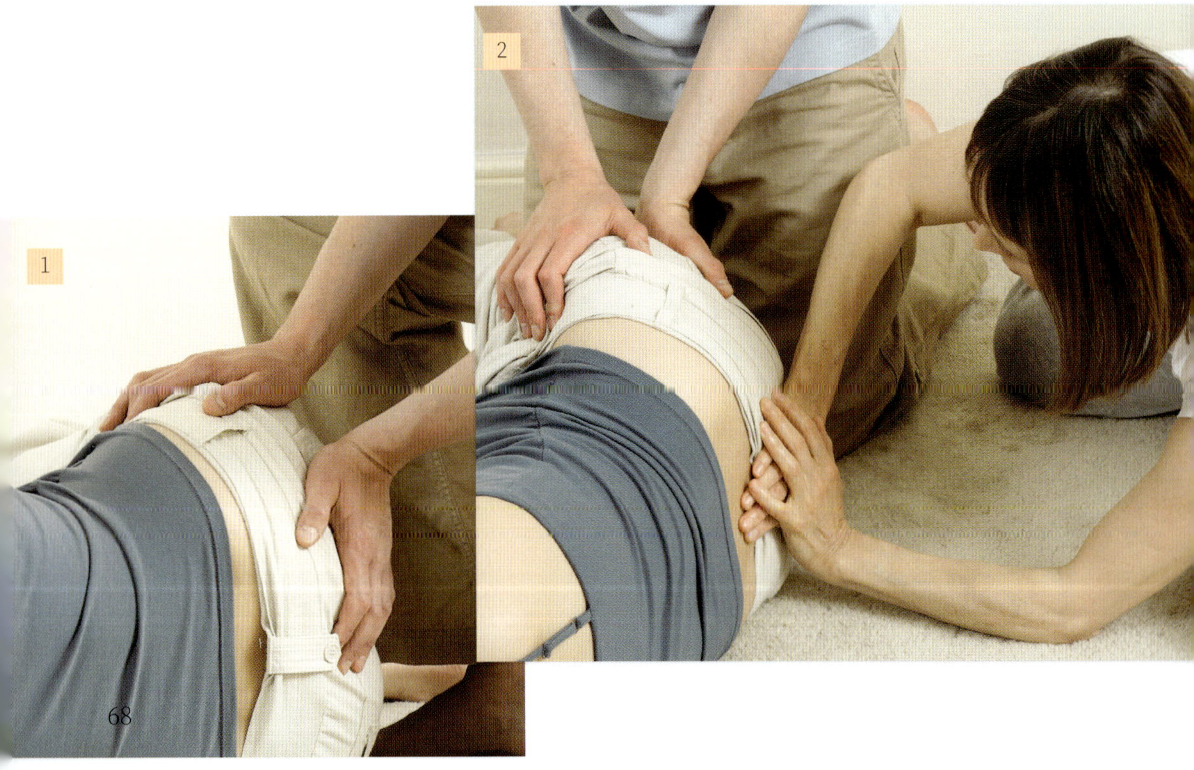

SHIATSU AM KREUZBEIN

Da Frauen oft im unteren Rücken und Kreuzbein Schmerzen haben, wenn das Baby nach unten drückt, kann Shiatsu in diesem Körperbereich in allen Geburtsphasen hilfreich und wohltuend sein. Sowohl kräftiges langsames Streichen als auch das Ausüben von Druck können Schmerzlinderung bewirken. Es ist möglich eher allgemeinen Druck durch Handballen am Kreuzbein auszuüben, oder ganz gezielt die Punkte der vier Kreuzbeinlöcher-Paare zu stimulieren, die als kleine Vertiefungen im Knochen meist gut spürbar sind.

Druck während einer Wehe ist oft besonders effektiv: Der Bereich rund um das Kreuzbein entspannt sich und das ganze Becken wird lockerer. Das lindert Schmerzen und kann gleichzeitig die Geburt voranbringen.

Manche Frauen mögen es, wenn der Druck auch während der Wehenpausen andauert, dann aber normalerweise mit geringerer Intensität. In diesen Intervallen ist oft leichter allgemeiner Druck, ein sanftes Streichen über den unteren Rücken und eventuell auch entlang der Beine hinunter sehr wohltuend. Das hilft einer Frau, sich zu entspannen, Kraft zu sparen, neue Energie zu sammeln und sich auf die nächste Wehe vorzubereiten.

Zum Üben dieser Techniken ist es optimal, wenn die Schwangere den Vierfüßlerstand einnimmt. Während der Geburt ist die Anwendung in jeder Position möglich, in der der Rücken gut erreichbar ist. Ich empfehle Ihnen, diese Techniken auch in umgekehrter Rollenverteilung auszuprobieren. Ihr Partner würde sich bestimmt darüber freuen!

Druck auf das Kreuzbein

Auf das Kreuzbein können Sie starken Druck ausüben und in der Regel ist dies einer Frau auch angenehm, aber übertreiben Sie es nicht. Passen Sie die Druckintensität immer an die Bedürfnisse Ihrer Partnerin an.

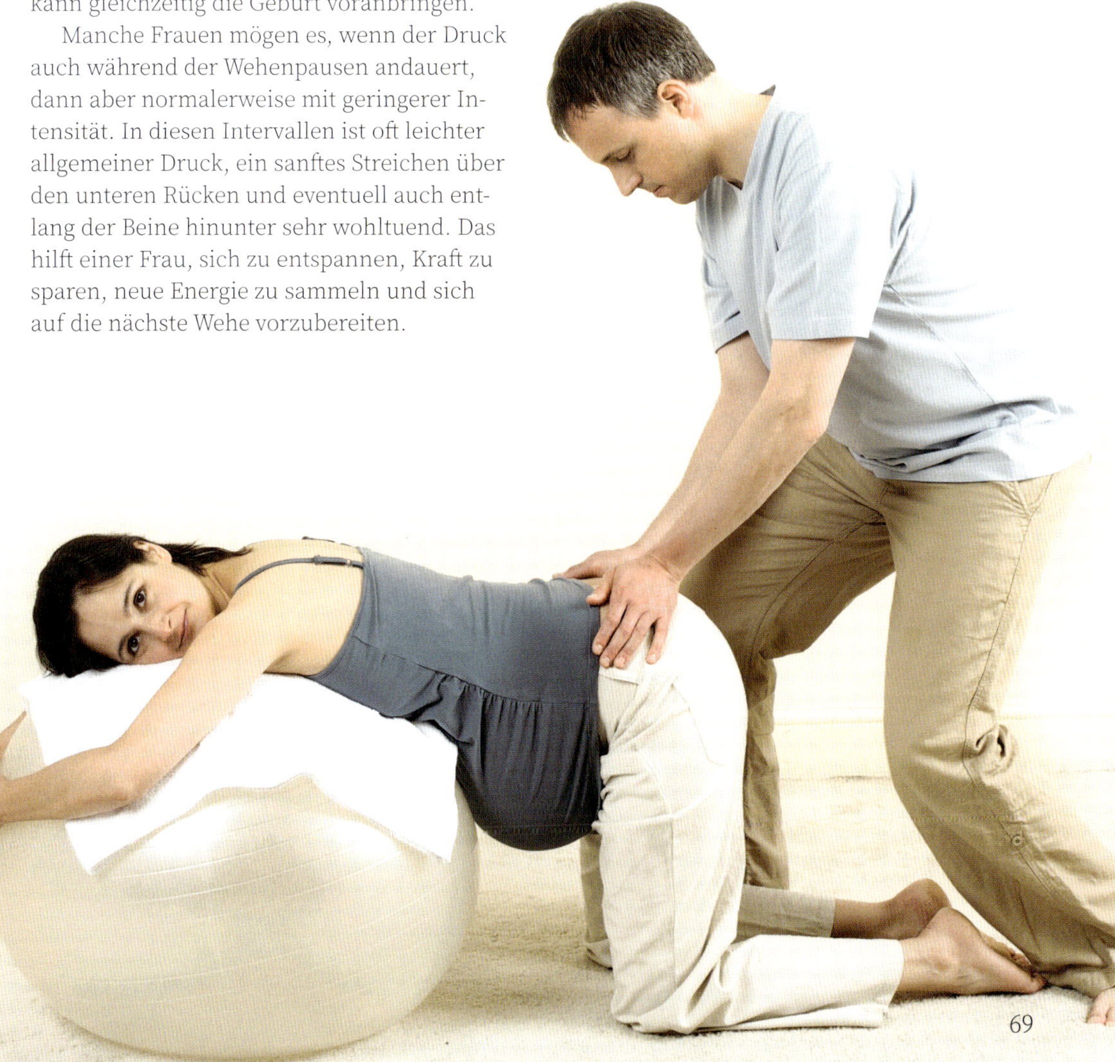

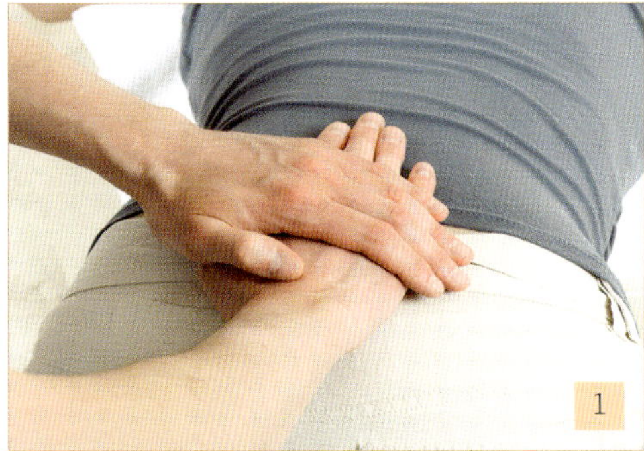

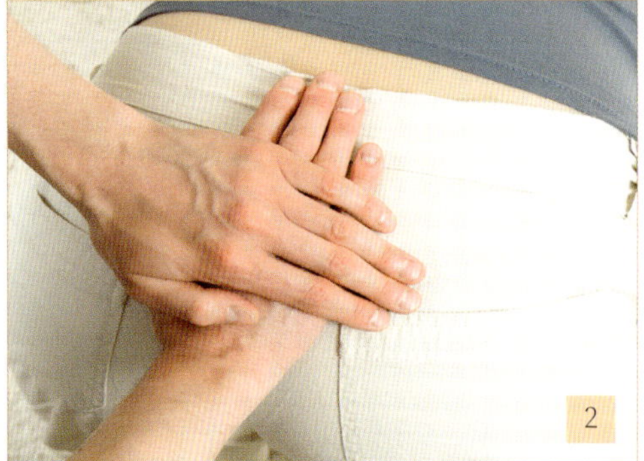

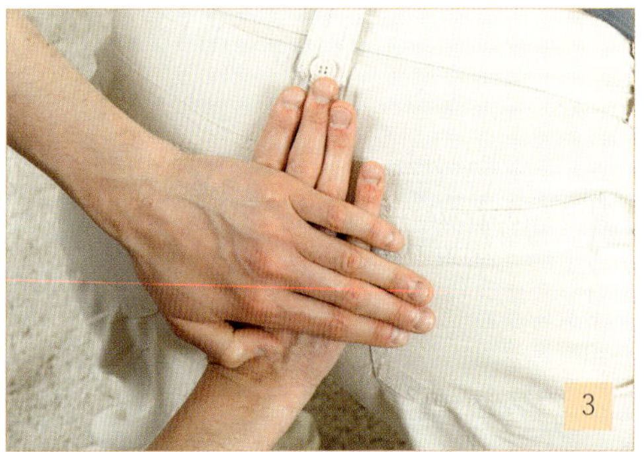

Wenn Sie diesen Grundsatz beachten, können Sie die folgenden Shiatsu-Techniken auch im zweiten und dritten Schwangerschaftsdrittel anwenden. Je weiter fortgeschritten die Schwangerschaft ist, desto intensiverer Druck ist vielen Frauen angenehm, da das Baby schwerer wird und die Belastung für den unteren Rücken immer mehr zunimmt. Natürlich ist das aber individuell verschieden: Manche Frauen empfinden schon ab der Hälfte des zweiten Trimesters starken Druck als wohltuend, andere bevorzugen immer leichteren Druck, auch in der späten Schwangerschaft und während der Geburt.

So üben Sie

Die Schwangere lehnt sich auf einen Ball oder einen Stuhl. Wenn Sie einen Ball benutzen, legen Sie am besten ein Kissen vor den Ball auf den Boden, damit er nicht wegrollt. Vielleicht möchten Sie den Ball auch mit einem Handtuch oder einer Decke bedecken, das macht seine Oberfläche angenehmer. Wenn Sie einen Stuhl benutzen, legen Sie für mehr Komfort ein Kissen über die Lehne. Achten Sie bei dieser Übung ganz besonders darauf, dass Ihre Oberschenkel im rechten Winkel zum Boden stehen.

Als Partner ist es wichtig, dass Sie eine entspannte Position für sich finden, in der Sie das Kreuzbein gut erreichen können. Abhängig von Ihrer Körpergröße, können Sie entweder hinter Ihrer Partnerin stehen oder knien (Abb. vorherige Seite). Wahrscheinlicher ist, dass Sie stehen müssen, damit Sie sich durch Verlagerung Ihres Körpergewichtes entspannt auf Ihre gestreckten Arme lehnen und so Druck ausüben können. Sie sollten vermeiden, den Druck mit Kraft aus Ihren Schultern und Armen aufzubauen. Wenn Sie mit Shiatsu behandeln, müssen Ihre Schultern immer ganz entspannt sein. Sind sie es nicht, ist der Druck für Ihre Partnerin normalerweise unangenehm und außerdem ermüden Sie schnell. Wenn Sie erst einmal eine gute Position für sich gefunden haben, können Sie diese für alle Kreuzbein-Techniken verwenden.

Legen Sie nun Ihre Hände gekreuzt übereinander auf das Kreuzbein Ihrer Partnerin, sodass die Fingerspitzen der unteren Hand zur Wirbelsäule zeigen und sich der Handballen dieser Hand in etwa auf der Mitte des Kreuzbeins befindet. Ihre Hände sind ganz entspannt und schmiegen sich weich der Form des Körpers an. Durch ein Verlagern Ihres Körpergewichts lehnen Sie sich jetzt nach unten und üben mit Ihren Händen Druck auf das Kreuzbein aus. Achten Sie besonders darauf, dass Sie im rechten Winkel zum Kreuzbein lehnen und nicht in Richtung der Schultern Ihrer Partnerin. Halten Sie den Druck ein paar Atemzüge lang, um zu sehen, ob die Intensität für Ihre Partnerin angenehm ist (Abb. 1). Dann schieben Sie Ihre Hände zwei bis drei Zentimeter weiter nach unten und üben wieder auf dieselbe Weise Druck aus (Abb. 2). Wiederholen Sie dies so oft, bis Sie ganz am Ende des Kreuzbeins, beim Steißbein, angekommen sind (Abb. 3). Nachdem Sie sich auch hier auf das Kreuzbein gelehnt haben, beginnen Sie mit der ganzen Sequenz wieder oben an der ersten Position. Wiederholen Sie die Übung einige Male, wobei Sie den Druck nach und nach bis zur maximalen Intensität steigern, die für Ihre Partnerin noch angenehm ist.

Während der Geburt

Während der Geburt üben Sie genau auf die Stelle des Kreuzbeins Druck aus, wo es sich für die Gebärende am besten anfühlt. Das verändert sich normalerweise im Verlauf der Geburt. Beispielsweise kann es sein, dass eine Frau am Anfang der Geburt eher leichten Druck weit oben am Kreuzbein bevorzugt, aber später im Geburtsverlauf lieber stärkeren Druck weiter unten möchte.

Wahrscheinlich ist die Druckintensität, die sich eine Frau während der Geburt wünscht, wesentlich stärker als Sie es jemals in der Schwangerschaft erlebt haben, und wird sich sogar noch steigern, wenn die Wehen kräftiger werden. Die Vorlieben sind aber auch hier sehr individuell. Es gibt Frauen, die durchgehend ziemlich gleichbleibenden Druck gerne haben, auch in den Wehenpausen, und andere, die nur während der Wehen starken Druck mögen und in den Intervallen dazwischen haltende und streichende Techniken bevorzugen.

Öffnen und ›Sammeln‹ des Kreuzbeins

Oft hat eine schwangere Frau Schmerzen, weil sich viel Spannung seitlich am Kreuzbein und in den Pobacken aufbaut. Die folgenden Techniken können hier schnell Erleichterung bringen.

Es gibt grundsätzlich zwei Möglichkeiten auf die Seiten des Kreuzbeins Druck auszuüben. Die erste ist eine Öffnung des Kreuzbeins, bei der die Beckenknochen leicht vom Kreuzbein weg bewegt werden. Bei der zweiten, dem sogenannten ›Sammeln‹ des Kreuzbeins, findet eine Bewegung in die umgekehrte Richtung statt, sodass sich die Schambeinfuge leicht öffnet und sich dadurch die Beckenknochen zum Kreuzbein hin bewegen.

Normalerweise hat eine Frau eine klare Präferenz für eine der beiden Bewegungen, vor allem dann, wenn sie Probleme mit dem Kreuzbein hat. Probieren Sie also beide Varianten aus und wenden Sie die an, die Ihre Partnerin bevorzugt. Das Öffnen oder ›Sammeln‹ des Kreuzbeins kann Rückenschmerzen lindern, insbesondere dann, wenn diese mit dem Iliosakralgelenk zusammenhängen. Es kann einer Frau außerdem dabei helfen, ihre Aufmerksamkeit gezielt entweder auf ihre Vorder- oder ihre Rückseite zu lenken.

Öffnen des Kreuzbeins

Diese Technik gibt einer Frau das Gefühl, gute Unterstützung im Becken zu erhalten und ist auch bei Problemen mit der Symphyse sehr hilfreich. Das Öffnen des Kreuzbeins hilft ihr, die Aufmerksamkeit auf ihre Vorderseite zu lenken.

So üben Sie

Legen Sie Ihre Hände so auf den unteren Rücken Ihrer Partnerin, dass Ihre Finger jeweils nach außen zeigen (Abb. unten). Richten Sie Ihre Handballen so aus, dass diese entlang der Außenkanten des Kreuzbeins zu liegen kommen.

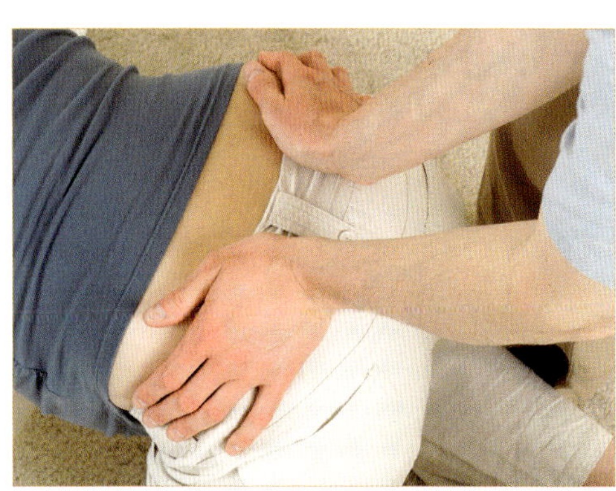

Sie stehen hinter Ihrer Partnerin, Ihre Schultern sind entspannt, Ihre Arme sind etwa im rechten Winkel zu ihrer Körpermitte und ebenfalls entspannt, Ihre Ellenbogen sind nicht ganz durchgestreckt. Jetzt verlagern Sie Ihr Körpergewicht ein wenig auf Ihre Hände und ziehen diese dabei leicht auseinander. Dadurch kann sich das Kreuzbein zu den Seiten hin öffnen. Die entstehende Bewegung ist klein, reicht aber aus, um die Schambeine an der Körpervorderseite einander ein wenig näher zu bringen.

›Sammeln‹ des Kreuzbeins

Diese Technik bewirkt eine entgegengesetzte Bewegung zur Öffnung des Kreuzbeins und hilft der Gebärenden, sich auf ihre Rückseite zu konzentrieren. Seien Sie vorsichtig, wenn Ihre Partnerin Probleme mit der Symphyse hat, denn diese Beschwerden könnten durch das Sammeln des Kreuzbeins sogar schlimmer werden.

So üben Sie

Platzieren Sie Ihre Handballen wieder an den Außenkanten des Kreuzbeins, drehen Sie aber diesmal die Hände anders herum, sodass Ihre Finger nun zur Körpermitte hin zeigen. Es kann sein, dass Ihre Hände einander ein wenig überlappen – Sie können dann auch die Finger ineinander verschränken (Abb. unten), Ihre Ellenbogen sind weit geöffnet. Wenn Ihre Partnerin nun ausatmet, lehnen Sie sich mit Ihrem Körpergewicht nach unten auf Ihre Hände und schieben Ihre Handballen gleichzeitig aufeinander zu. Das sammelt Kraft im Kreuzbein und öffnet den Schambeinbereich.

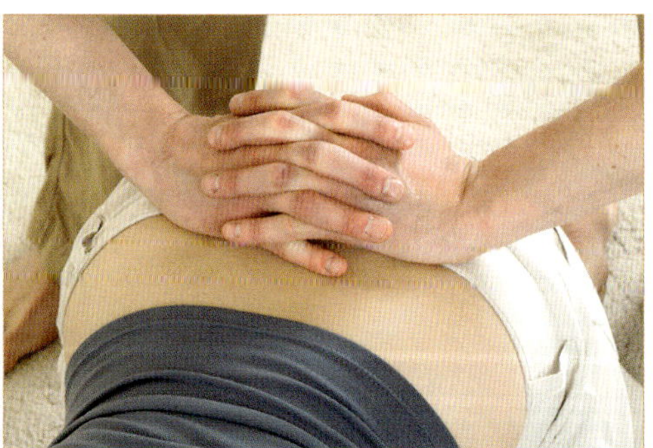

Während der Geburt

Diese beiden Techniken sind sehr wirkungsvoll, um Erleichterung bei Beschwerden im Kreuzbeinbereich zu erreichen. Häufig möchten Frauen während der Geburt, dass sie mit sehr viel und lang andauerndem Druck angewandt werden, sowohl während als auch zwischen den Wehen.

Behandlung der Kreuzbeinlöcher

Obwohl die soeben beschriebenen, eher großflächigen Techniken zum Öffnen und ›Sammeln‹ des Kreuzbeins während der Geburt sehr effektiv sein können, sind sie manchmal nicht ausreichend. Dann kann starker Druck direkt auf die Kreuzbeinlöcher noch hilfreicher sein – idealerweise, wenn sich die werdende Mutter im Vierfüßlerstand befindet. Diese Technik ist auch für die späte Schwangerschaft gut geeignet.

Im ersten Schwangerschaftsdrittel (in der Entwicklungsphase des Babys) sollten Sie sie jedoch nicht anwenden, da sie eine stark lösende Wirkung hat. Das Baby ist in diesen ersten Monaten noch sehr klein, die Belastung des Kreuzbeins ist daher minimal und Techniken dieser Art werden daher auch noch nicht benötigt. Sie fühlen sich für eine Frau in der frühen Schwangerschaft dann meistens auch einfach nicht gut an.

Während der Geburt hingegen kann die Belastung von innen auf das Kreuzbein sehr intensiv werden und gezielter Druck sowie Stimulierung der Kreuzbeinlöcher sind daher oft sehr hilfreich.

So üben Sie

Die in vier Paaren angeordneten Kreuzbeinlöcher entsprechen Akupunkturpunkten auf dem Kreuzbein, die sich etwa eine Daumenbreite links und rechts der Mittellinie befinden, wobei dieser Abstand entsprechend der individuellen Knochengröße variiert. Bei manchen Menschen sind die Punkte sehr leicht und bei anderen schwer zu finden. Um die Kreuzbeinlöcher zu lokalisieren, orientieren Sie sich an der Spitze des Darmbeinkamms und folgen seiner Krümmung nach unten, bis Sie das oberste Löcher-Paar erreichen. Alternativ können Sie das Steißbein lokalisieren und von hier aufwärts nach dem untersten Punkte-Paar tasten.

Ihre Partnerin befindet sich im Vierfüßlerstand oder lehnt sich nach vorne auf einen Ball. Sie stehen hinter ihr. Beginnen Sie von oben (Abb. 1) oder von unten (Abb. 2) und platzieren Sie Ihre beiden Daumenkuppen jeweils in ein Paar der Punkte auf derselben Höhe. Beginnen Sie nun die Vertiefungen mit kleinen kreisenden Bewegungen zu massieren. Auf diese Weise finden Ihre Daumen die richtige Stelle in der Mitte der Kreuzbeinlöcher. Lehnen Sie sich dann mit Ihrem Körpergewicht auf Ihre senkrecht nach unten gestreckten Arme. So können Sie mit Ihren Daumen statischen Druck auf die Kreuzbeinlöcher ausüben. Achten Sie darauf, dass Sie dabei Ihre Schultern entspannen und dass Ihre Daumen gestreckt sind.

Um den Druck zu erhöhen, können Sie die Punkte auch einzeln nacheinander bearbeiten: Legen Sie dafür einen Daumen über den anderen und sinken Sie tief ein (Abb. 3). Achten Sie dabei darauf, dass die anderen Finger Ihre Hand unterstützen, indem sie weiter locker Köperkontakt halten.

Statt mit Ihren Daumenkuppen können Sie die Kreuzbeinlöcher auch einzeln (Abb. 4) oder paarweise (Abb. 5) mit Ihren Fingerknöcheln stimulieren.

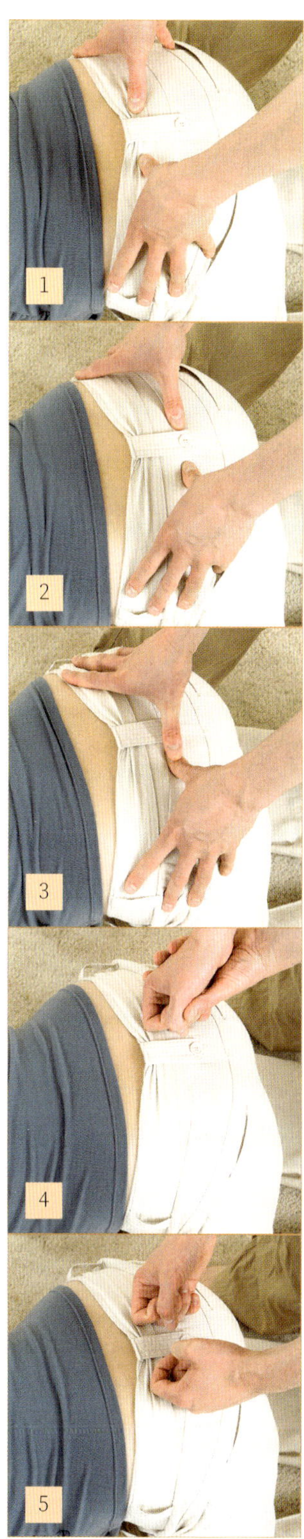

Für welche Methode auch immer Sie sich entscheiden, bearbeiten Sie immer alle vier Punkte-Paare. Möglicherweise stellen Sie fest, dass einige leichter zu ertasten sind als andere, dass manche berührungsempfindlicher reagieren und dass Sie in einige ziemlich tief einsinken können. Konzentrieren Sie sich zuerst auf die Punkte, die sich angenehmer anfühlen. Vielleicht möchte Ihre Partnerin, dass Sie an manchen Stellen länger bleiben oder empfindet den Druck auf einer Seite angenehmer als auf der anderen. Wenn sie bestimmte Punkte-Paare bevorzugt, bleiben Sie so lange bei diesen, wie sie es möchte.

Dieselbe Technik können Sie anwenden, wenn die Schwangere auf einer Seite liegt. Knien Sie sich dafür hinter Ihre Partnerin, sodass Sie ihr Kreuzbein direkt vor sich haben. Dann können Sie die Punkte auf der höher liegenden Seite mit Ihren Daumenkuppen stimulieren. Auch wenn Sie beide stehen ist es möglich, die Kreuzbeinpunkte zu bearbeiten, allerdings ist hier der Druck, den Sie ausüben können, geringer.

Wenn Sie sich mit etwas Übung in diesen Techniken sicher fühlen, solange Ihre Partnerin sich nicht bewegt, versuchen Sie sie mit mehr Dynamik! Aus leichten Bewegungen heraus könnte Ihre Partnerin sich mit ihrem Körper in Ihre Daumen lehnen und so den Druck selbst mitsteuern.

Dieselbe Technik können Sie anwenden, wenn die Schwangere auf einer Seite liegt. Damit die Energie, die durch die Stimulierung am Kreuzbein frei gesetzt wurde, gut fließen und vom Körper integriert werden kann, empfiehlt es sich mit beiden Händen gleichzeitig – die eine Hand knapp hinter der anderen – über das Gesäß und die Beine hinunter zu streichen und abschließend die Füße zu halten. Meist erlebt eine Frau das als sehr entspannend und während der Geburt vielleicht fast so, als würden die durch die Wehen entstandenen Anspannungen und Schmerzen mit dem Streichen hinunter in den Boden fließen. Sie können diese Streichbewegungen entweder durch die Kleidung hindurch oder direkt am Körper mit Öl ausführen. Versuchen Sie es auf beide Arten und finden Sie heraus, was Ihre Partnerin bevorzugt. Beginnen Sie beim Streichen zunächst ganz sanft, probieren Sie es dann etwas fester, streichen Sie zunächst langsam, dann etwas schneller. So können Sie gut herausfinden, welche Kombination von Druck und Geschwindigkeit für Ihre Partnerin am angenehmsten ist. Achten Sie darauf, dass Ihre Handgelenke entspannt bleiben.

Während der Geburt

Die gerade vorgestellte Technik erfreut sich bei Frauen während der Geburt großer Beliebtheit. Der intensive Druck, der bei dieser tiefgehenden Stimulierung des Kreuzbeins ausgeübt wird, hilft die Spannung im Kreuzbein zu lösen und fördert die Konzentration auf die Atmung. Für viele Frauen ist die Behandlung der Kreuzbeinlöcher daher genau das, was sie sich während der ganzen Geburt wünschen, oft sowohl während der Wehen als auch in den Pausen. Normalerweise ist intensiver Druck angenehmer, wenn die Wehen stärker werden, und ein Nachlassen des Drucks in den Intervallen zwischen den Wehen. Es gibt aber auch Frauen, die in den Wehenpausen kaum oder gar keinen Druck bevorzugen.

ÜBER DEN GANZEN RÜCKEN STREICHEN

Die sanfteste Art von Körperarbeit am Rücken ist, leicht über den ganzen Rücken Ihrer Partnerin hinunter zu streichen, von den Schultern bis zu den Beinen. Streichen Sie dabei mit Ihren beiden Händen knapp hintereinander versetzt, so fest und so schnell, wie es Ihre Partnerin als angenehm empfindet. Das Streichen kann durch die Kleidung oder direkt auf der Haut mit Öl erfolgen.

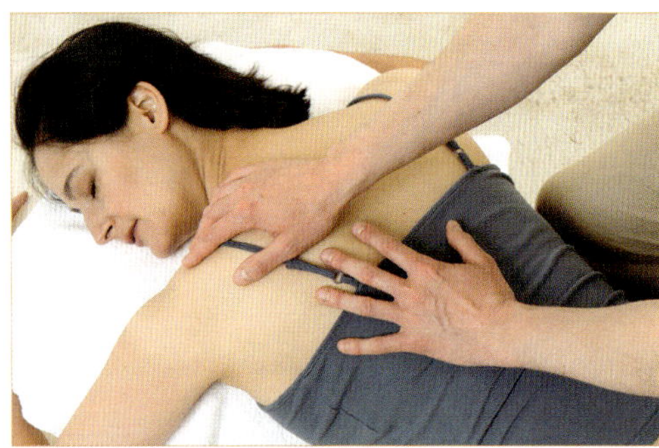

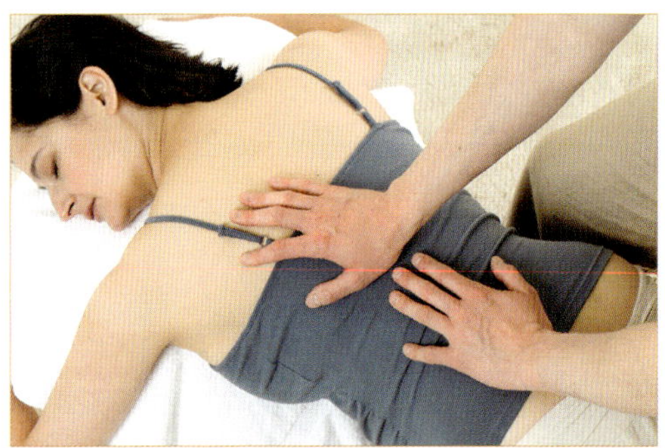

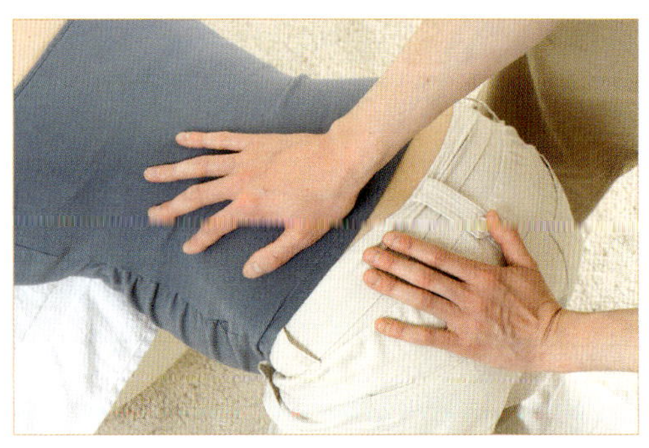

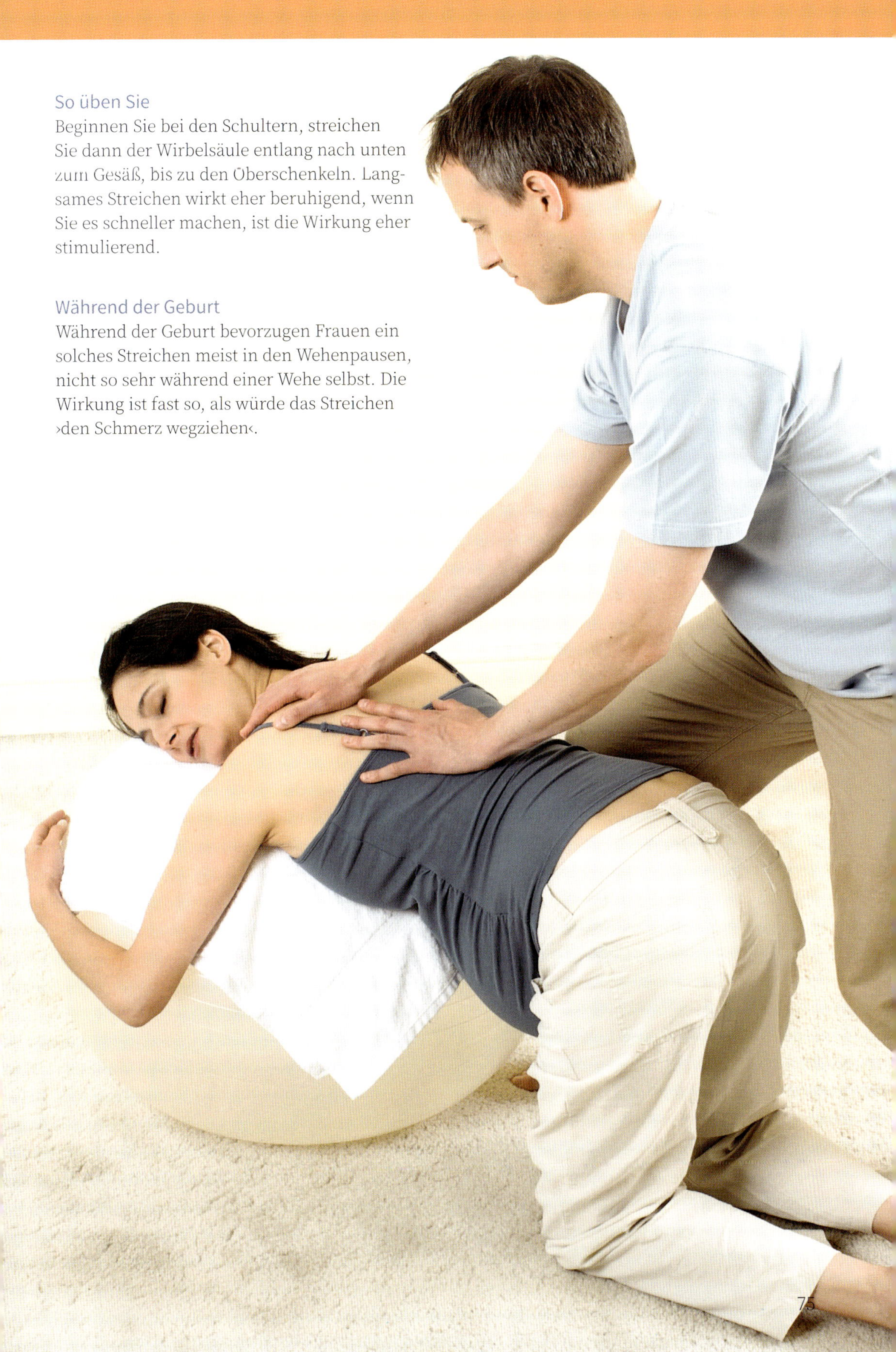

So üben Sie

Beginnen Sie bei den Schultern, streichen Sie dann der Wirbelsäule entlang nach unten zum Gesäß, bis zu den Oberschenkeln. Langsames Streichen wirkt eher beruhigend, wenn Sie es schneller machen, ist die Wirkung eher stimulierend.

Während der Geburt

Während der Geburt bevorzugen Frauen ein solches Streichen meist in den Wehenpausen, nicht so sehr während einer Wehe selbst. Die Wirkung ist fast so, als würde das Streichen ›den Schmerz wegziehen‹.

Shiatsu und Massage für den Bauch

In vielen traditionellen Kulturen sind Bauchmassagen sowohl während der Schwangerschaft als auch bei der Geburt üblich und werden oft angewandt. Häufig sind diese Techniken ziemlich kräftig. Vor der Geburt werden sie gezielt eingesetzt, um das Baby in eine günstige Position zu bringen. Während der Geburt können sie dem Baby helfen, sich wieder weiter zu bewegen, wenn es stecken geblieben ist.

Viele dieser Techniken werden jedoch von Frauen in modernen Gesellschaften als nicht sehr angenehm erlebt, und manche davon sind auch nicht besonders sicher. Das hat nicht zuletzt mit den sehr unterschiedlichen Lebensweisen zu tun. Frauen in traditionellen Kulturen gehen meist einer körperlich aktiven Arbeit nach, sie graben Felder um, tragen Wasser oder waschen Kleidung in Flüssen. Dadurch haben sie meist gut trainierte und starke Bauchmuskeln. Viele moderne Frauen sitzen dagegen sehr viel, arbeiten an einem Schreibtisch und fahren mit dem Auto. Ihre Bauchmuskulatur ist daher oft nicht besonders stark. Massage kann zwar kein Training ersetzen, aber sie hat eine unterstützende Wirkung auf die Bauchmuskeln. Außerdem kann sie einer Frau dabei helfen, eine bessere Verbindung mit dieser Körperregion zu bekommen und ihr Baby besser zu spüren.

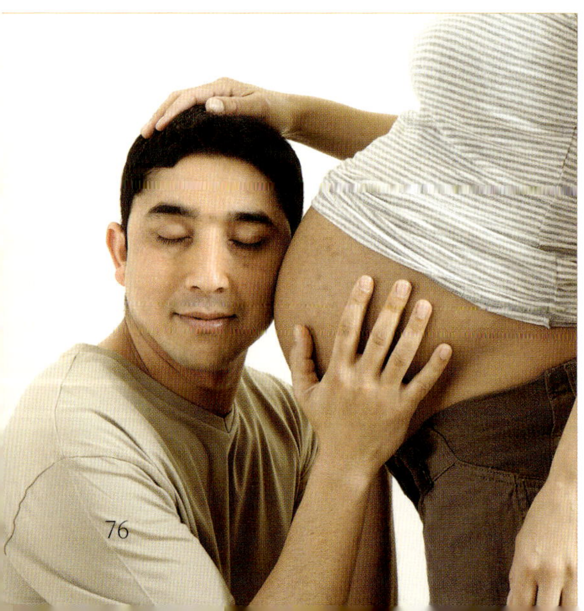

In unserer Kultur beschützen wir unseren Bauch oft übermäßig. Viele Frauen, die nicht schwanger sind, mögen nicht, dass ihr Bauch massiert wird. Wenn eine Frau jedoch schwanger ist, wollen plötzlich alle, oft sogar völlig Fremde, ihren Bauch berühren. Auch wenn das natürlich unangebracht ist, scheint der Bauch einer Schwangeren etwas so Positives auszustrahlen, dass Menschen ihn gern berühren möchten, und für Familie und Freunde einer schwangeren Frau ist die Berührung des Bauches ein schöner Weg, mit dem heranwachsenden Baby in Kontakt zu gehen.

Schwangere Frauen streicheln oft instinktiv ihren Bauch, besonders in der späteren Schwangerschaft, wenn das Baby größer wird. Trotzdem sind Frauen und ihre Partner immer wieder unsicher, wie stark sie streicheln dürfen und manchmal haben Eltern sogar Angst, ein Berühren des Bauches könnte dem Baby schaden. Diesen Eltern rate ich, sich vor Augen zu führen, wie viel Druck eine Hebamme auf den Bauch anwendet, um im letzten Schwangerschaftsdrittel die Position des Babys zu ertasten. Dieser Druck ist zwar ziemlich fest und kann mitunter für die Mutter unangenehm sein, aber er schadet dem Baby keineswegs und das zeigt deutlich, wie gut das Kind durch das Fruchtwasser, die Gebärmutter und die Bauchwände geschützt ist. Es wäre wirklich ein Konstruktionsfehler der Natur, wenn ein Baby so verletzlich wäre, dass man es nicht berühren darf.

Während der Schwangerschaft

Sie, Ihr Partner und Ihre anderen Kinder können Ihren Bauch berühren und über ihn streichen, um mit dem Baby im Bauch in Kontakt zu gehen. Das ist durch die Kleidung hindurch ebenso möglich wie direkt auf der Haut mit Öl. Öle mit hohem Vitamin-E-Anteil, wie etwa Weizenkeimöl, sind dafür gut geeignet, weil sie sehr pflegend für die Haut sind. Wenn Ihr Baby in keiner optimale Geburtsposition liegt, können Sie es durch ein Streichen über den Bauch anregen sich zu drehen. Dabei müssen die Streichbewegungen gar nicht besonders kräftig sein – es geht um einen sanften Impuls, keineswegs um ein Forcieren. Es ist gut, wenn Sie die Berührungen damit kombinieren, bewusst und tief zu atmen und währenddessen auch mit Ihrem Baby reden, sei es nur in Ihrem Kopf oder laut. Diese Art von Berührung und Zuwendung ist einfach anzuwenden und oft sehr effektiv, um einem Baby zu helfen, eine bessere Geburtsposition einzunehmen.

Während der Geburt

Während der Geburt am Bauch berührt zu werden, ist etwas, was Frauen entweder lieben oder hassen. Eine Bauchmassage kann viel Sicherheit vermitteln, Hände am Bauch können einer gebärenden Frau dabei helfen, ihren Fokus auf ihre Atmung zu richten, tiefer zu atmen und sich besser auf ihr Baby zu konzentrieren. Oft hat das eine positive Wirkung auf den ganzen Geburtsvorgang, denn es holt die Aufmerksamkeit der Gebärenden weg vom Schmerz der Wehen. Auch während der Geburt selbst können die werdenden Eltern einige der folgenden Techniken anwenden, um dem Baby zu helfen, sich zu bewegen.

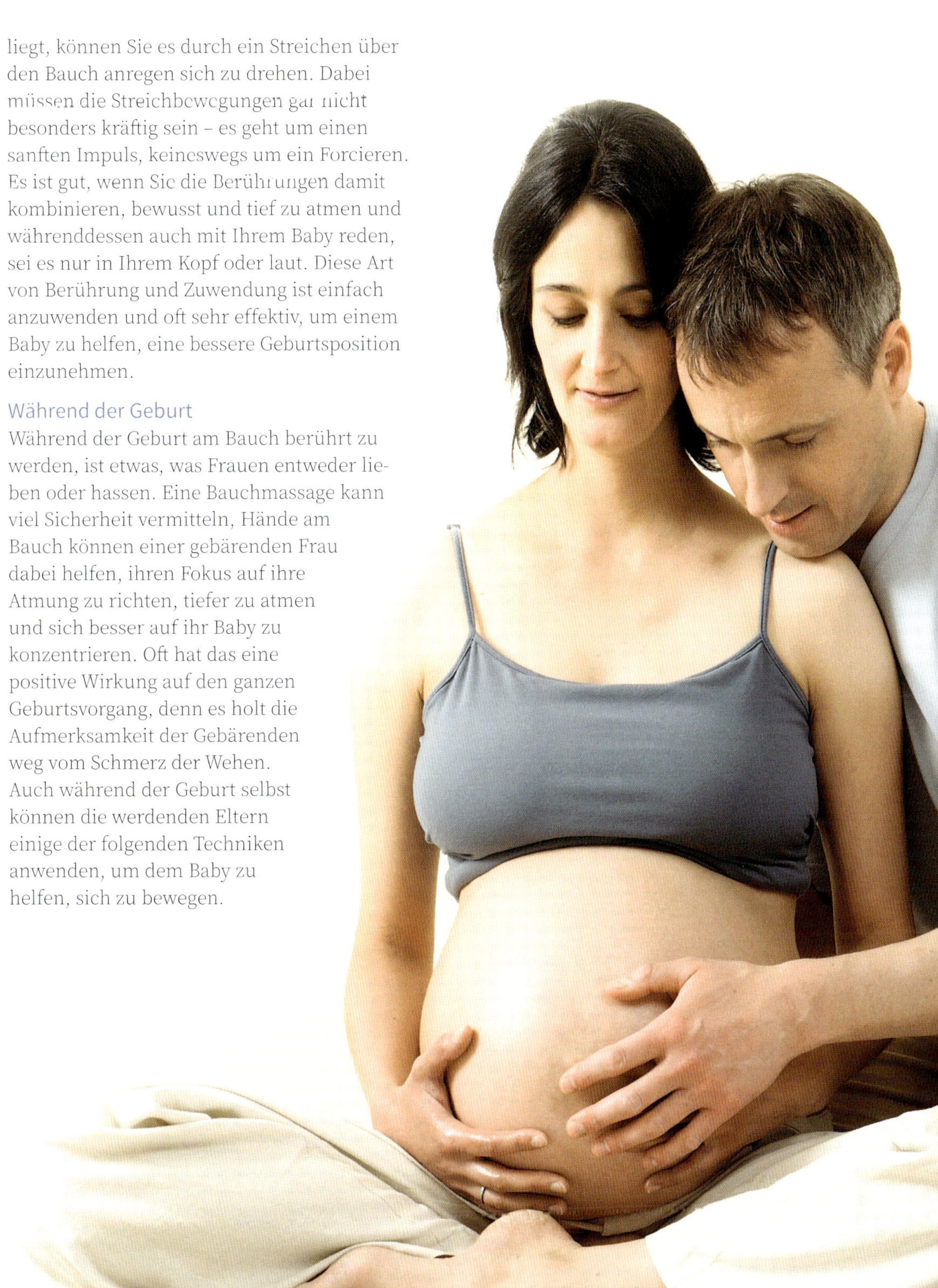

ALLGEMEINER DRUCK AUF DEN BAUCH

Diese einfache und sanfte Massagetechnik ist meist sehr angenehm und beruhigend und eignet sich sowohl für eine Frau als auch ihren Partner wunderbar dafür, eine Verbindung mit dem Baby zu spüren und mit ihm zu kommunizieren. Außerdem ist es eine der wenigen Techniken, die eine Frau wirklich auch alleine anwenden kann, wenn sie das möchte.

So üben Sie mit Ihrem Partner

Eine gute Position, um diese entspannende Berührungstechnik mit dem Partner zu üben, ist der Vierfüßlerstand, da dieser während der Geburt oft die hilfreichste Position für Frauen ist. Es sind aber auch andere Positionen möglich. Die Mutter kann auf einer Seite liegen – links oder rechts –, wie sie es bevorzugt, sie kann sitzen oder sogar stehen. Für Sie als Partner ist es dabei am wichtigsten, dass Sie für sich selbst eine bequeme Körperhaltung finden, in der Sie beide möglichst nahe beisammen sein können. Zum Üben ist es oft am einfachsten, wenn Ihre Partnerin sitzt und Sie sich, ihr seitlich zugewandt, neben sie setzen.

Die Massage kann dann durch die Kleidung erfolgen, oder Sie verteilen etwas Öl auf dem Bauch und massieren direkt auf der Haut. Wenn Sie Öl verwenden, wärmen Sie es zuerst zwischen Ihren Händen und verteilen Sie es dann mit sanften Bewegungen im Uhrzeigersinn über den ganzen Bauch, da auch die Darmbewegung dieser Richtung folgt.

Legen Sie jetzt eine Hand auf den Bauch Ihrer Partnerin und die andere auf ihren unteren Rücken. Wie hoch oder tief Sie Ihre Hand platzieren, hängt davon ab, was Ihre Partnerin am angenehmsten findet. Mit Ihrer Hand auf dem unteren Rücken geben Sie Ihrer Partnerin nicht das Gefühl, in ihren Raum einzudringen, stattdessen wird sie sich eher gestützt und sicher fühlen und tief im Inneren die Verbindung zwischen Vorder- und Rückseite ihres Körpers spüren können.

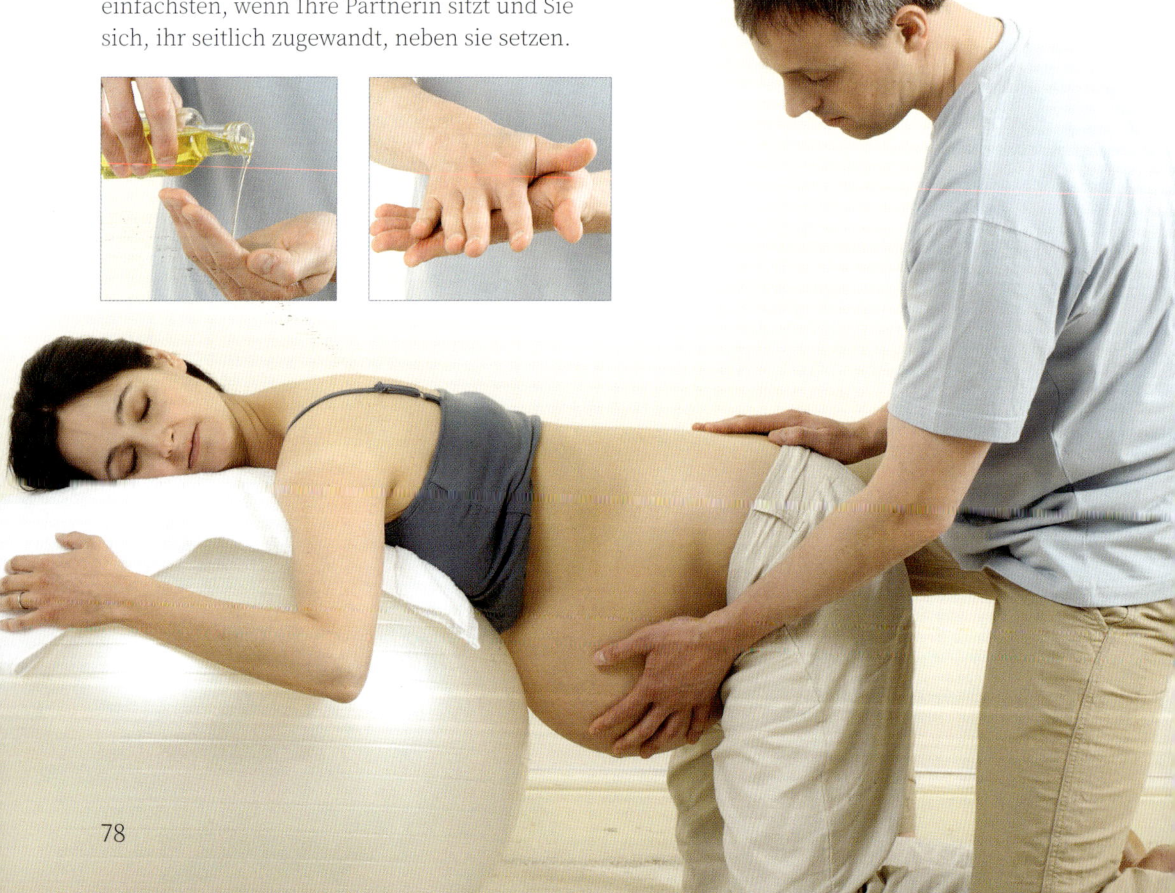

Ihre Hände sind weich und schmiegen sich der Körperform an. Lassen Sie sie einfach für eine Weile an der Stelle ruhen, wo sie gerade sind. Nehmen Sie bewusst das Baby in der Gebärmutter wahr. Fühlen Sie die Verbindung zwischen Ihren beiden Händen und die Atembewegung Ihrer Partnerin, wobei Ihre Hände sich während ihres Ausatmens sanft aufeinander zu bewegen und während ihres Einatmens sich sanft voneinander entfernen. Gehen Sie nach einer Weile bewusst mit dieser Bewegung mit und verstärken Sie sie ein wenig: Wenn Ihre Partnerin ausatmet, bringen Sie Ihre Hände mit sanftem Druck noch näher zueinander. Wenn sie einatmet, lassen Sie nach, aber behalten den Körperkontakt mit Ihren Händen bei.

Bleiben Sie mit der Hand, die auf dem Rücken Ihrer Partnerin liegt, während der ganzen Übung an derselben Stelle, denn dort gibt sie ihr Sicherheit und Unterstützung. Die Hand am Bauch können Sie hingegen bewegen, um unterschiedliche Stellen zu berühren. Dabei verschieben Sie diese Hand langsam im Uhrzeigersinn wie den Zeiger einer Uhr auf einem Ziffernblatt, als würde er sich immer wieder um eine oder zwei Stunden weiterbewegen. Wenn Sie eine neue Stelle gefunden haben, an der Sie gerne bleiben möchten, wiederholen Sie die Druckanwendung. Beachten Sie dabei, dass der Druck, den Sie ausüben können, von Stelle zu Stelle variieren wird. Sie werden vielleicht Stellen finden, in die es Sie richtig hineinzieht und an denen Sie länger bleiben möchten – geben Sie diesem Gefühl dann auch nach. Andere Stellen dagegen fühlen sich vielleicht fester an und stoßen Sie fast weg, so dass Sie dort nur für wenige Atemzüge verweilen möchten.

Das Baby wird auf diese Massage des Bauches unterschiedlich reagieren, je nachdem an welcher Stelle Sie gerade Druck ausüben. Vielleicht folgt es der Bewegung Ihrer Hand oder tritt von innen in Ihre Richtung.

Während der Geburt

Besonders in der Anfangsphase der Geburt können solche Berührungstechniken am Bauch sehr förderlich und wohltuend sein. Sie helfen der Mutter, sich mit ihrem Atem zu verbinden und tiefer zu atmen. Dadurch kann sie ihre Aufmerksamkeit eher auf das Baby als auf die Schmerzen richten. Auf das Baby wirkt die Massage beruhigend, insbesondere wenn es die Berührung der Mutter und des Partners schon kennt. Eine Frau kann während der Geburt auch selbst ihren Bauch massieren, um dem Baby dabei zu helfen, sich weiter zu bewegen.

Natürlich kann es während der Geburt auch Momente geben, in denen eine Gebärende nicht am Bauch berührt werden möchte, bei einigen Frauen ist das sogar die ganze Geburt hindurch der Fall. Andere Frauen genießen es hingegen sehr, wenn der Partner ihren Bauch berührt und hält, vielleicht sogar für die ganze Dauer der Geburt.

Selbstmassage

Wenn Sie sich selbst den Bauch massieren, eignet sich das wunderbar dafür, mit Ihrem Baby zu kommunizieren.

Auch wenn Sie eine Massage-Session mit Ihrem Partner machen, kann eine Selbstmassage ein passender Einstieg für Sie sein, um in eine gute Verbindung mit Ihrem Baby zu kommen. Legen Sie Ihre Hände auf Ihren Bauch wie bei der Atemübung, mit der Sie Ihr Baby umarmen (siehe Seite 18). Ihre Hände ruhen auf Ihrem Bauch und mit jeder Ausatmung lassen Sie sie so tief einsinken, wie es sich für Sie gut anfühlt.

Versuchen Sie nun, den Körper Ihres Babys genauer zu ertasten. Wahrscheinlich wird es nicht einfach sein zu unterscheiden, ob Sie gerade einen Fuß oder eine Hand berühren, aber Sie werden spüren können, wie Ihr Kind seine kleinen Gliedmaßen von innen in Ihre Hand drückt. Vielleicht können Sie auch nicht zwischen dem Kopf und dem Po des Babys unterscheiden, denn beides fühlt sich ähnlich an, wie eine harte Beule. Wirbelsäule und Rücken sind eindeutiger zu ertasten, denn Sie werden einen größeren, flacheren Bereich ausmachen können. Während Sie so

Ihren Bauch erkunden und verschiedene Stellen am Bauch berühren, wird Ihr Baby wahrscheinlich mit Bewegungen reagieren.

Sie können eine solche Selbstmassage auch dazu nutzen, Ihrem Baby zu helfen, sich in eine günstige Geburtsposition zu begeben (siehe Seite 128). Fragen Sie zunächst Ihre Hebamme nach der genauen Lage Ihres Babys und lassen Sie sich dann von ihr zeigen, wie Sie selbst seine Position ertasten können. Sollte Ihr Kind mit seinem Kopf nach oben, in Beckenendlage liegen, können Sie es mit sanftem Druck vielleicht anregen sich zu drehen und ihm damit den Weg zeigen, den es – mit seinem Kopf voran – hinunter ins Becken gleiten müsste. Dabei sollten Sie keinesfalls starken Druck anwenden – es geht eher darum, intuitiv mit Ihrem Kind zu kommunizieren.

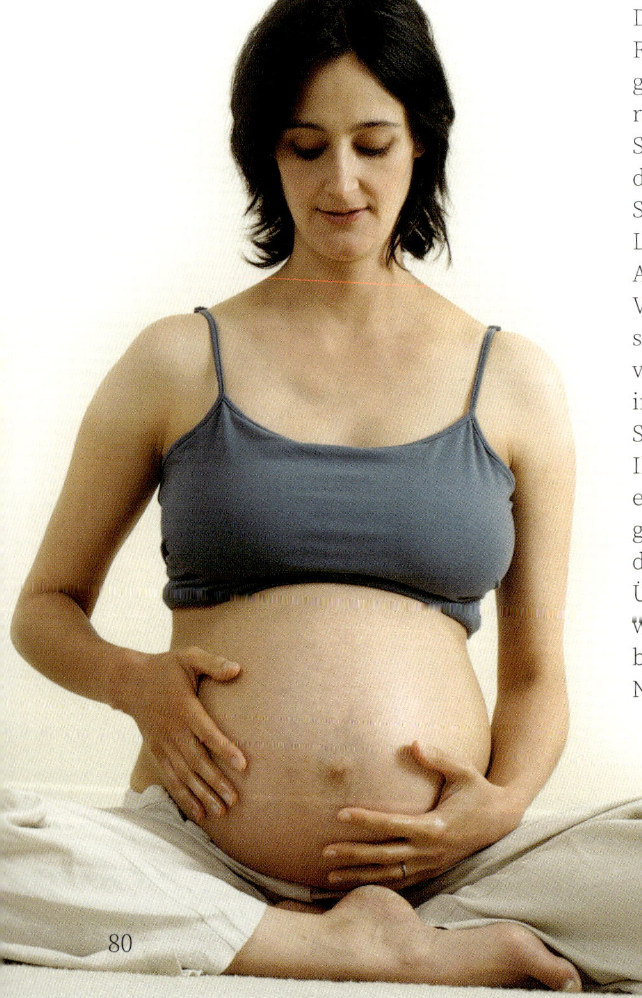

Wenn Ihr Baby mit seinem Kopf nach unten, aber mit seiner Wirbelsäule in Richtung Ihres Rückens liegt, können Sie sanft von hinten nach vorne streichen und währenddessen auch mit Ihrem Kind reden, um es zu motivieren, seinen Rücken nach vorne zu drehen. Wenn Sie eine gute Verbindung mit Ihrem Baby spüren, wird es Ihnen leicht fallen zu erspüren, wie Sie streichen und halten müssen, um es zu unterstützen.

Nieren-Gebärmutter-Verbindung

Bei dieser Technik liegt das Hauptaugenmerk auf den Nieren und ihrer Verbindung zum Bauch. Die Ausführung ist sehr ähnlich wie der allgemeine Druck auf den Bauch, nur dass Sie jetzt die Hand am Rücken Ihrer Partnerin auf Höhe einer ihrer beiden Nieren legen.

So üben Sie

Die Nieren liegen hauptsächlich unter den Rippen und sind daher nicht ganz frei zugänglich. Damit Sie die richtige Stelle berühren, wölben Sie Ihre Hand leicht und legen Sie sie über die unteren Rippen auf eine Seite der Wirbelsäule. Die andere Hand platzieren Sie, wie vorhin, auf den Bauch (siehe Abb. 1). Lassen Sie zunächst beide Hände ein paar Atemzüge lang hier ruhen. Können Sie eine Verbindung zwischen den beiden Händen spüren? Stellen Sie sich jetzt vor, wie Energie von der Niere unter Ihrer Hand nach vorne in den unteren Bauch fließt. Vielleicht fühlen Sie Wärme, vielleicht fühlt es sich für Sie und Ihre Partnerin einfach wohlig an, vielleicht entsteht ein Bild in Ihrer Vorstellung. Bewegen Sie dann die Hand am Bauch an eine andere Stelle und üben Sie wie bei der vorigen Übung mit dem Ausatmen Ihrer Partnerin ein wenig Druck aus. Nach einer Weile verschieben Sie die Hand am Rücken zur anderen Niere und wiederholen die Übung.

Während der Geburt

In der chinesischen Medizin versorgen die Nieren die Gebärmutter mit frischer Energie. Genau darum geht es bei dieser Technik und sie kann daher in jeder Phase der Geburt sehr hilfreich sein, besonders in den Momenten, in denen eine Frau sich völlig erschöpft fühlt oder wenn ihre Wehen ohne Wirkung zu sein scheinen. Sie eignet sich auch zur Beruhigung eines Babys, wenn es stark unter Stress gerät.

Unterstützung des Beckengürtels

Für die folgende Partnerübung kann sich die Schwangere in vielen verschiedenen Körperpositionen befinden. Besonders gut ist allerdings der Vierfüßlerstand dafür geeignet, oder eine Position, bei der sie sich nach vorne auf einen Ball oder Sitzsack lehnt. Die Berührung kann durch die Kleidung hindurch erfolgen oder direkt auf der Haut mit Öl.

So üben Sie

Abhängig davon, wie groß Sie sind, stehen oder knien Sie hinter Ihrer schwangeren Partnerin, sodass Ihr Bauch möglichst nahe an ihren Rücken herankommt, denn Ihr Bauch wird gleich eine wichtige unterstützende Funktion haben. Legen Sie jetzt beide Arme um den Bauch Ihrer Partnerin und platzieren Sie Ihre Hände mittig über oder unter ihren Nabel, je nachdem, wie es für sie angenehmer ist. Ziemlich weit unten, knapp über dem Schambein – dort, wo die Wölbung des Bauches sehr groß ist und die Muskeln und Sehnen sehr angespannt sind, fühlt sich für viele Frauen der unterstützende Körperkontakt besonders gut an.

Während Ihre Partnerin ausatmet, ziehen Sie sanft Ihre Hände ein wenig nach oben, so dass Sie den Bauch ganz leicht heben (Abb. 2). Dann bewegen Sie beide Hände gleichzeitig in einer festen streichenden Bewegung vom Bauch zum Rücken, aber ohne an den Muskeln zu ziehen. Streichen Sie dabei mit Ihren Händen über die Hüften und enden Sie hinten etwa auf Höhe des zweiten oder dritten Lendenwirbels. Mit dieser Bewegung leiten Sie die Energie vom Schambein zum Rücken.

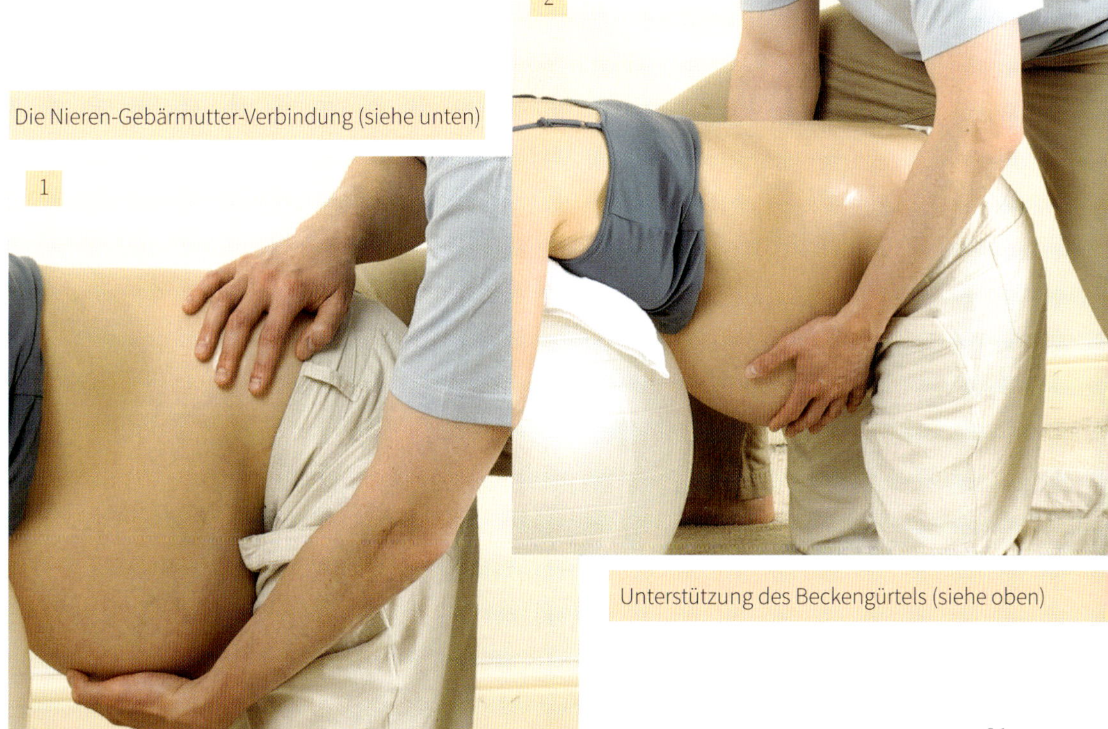

Die Nieren-Gebärmutter-Verbindung (siehe unten)

1

2

Unterstützung des Beckengürtels (siehe oben)

Richten Sie Ihre Aufmerksamkeit sowohl nach innen als auch außen auf den Körper, sodass eine tiefe Verbindung entstehen kann. Dann konzentrieren Sie sich auf das Baby. Zum Abschluss dieses ersten Teils der Übung lassen Sie Ihre Hände auf dem Kreuzbein ruhen. Im nächsten Schritt wiederholen Sie die Streichbewegung in umgekehrter Richtung. Beginnend vom Kreuzbein lassen Sie Ihre Hände von hinten nach vorne gleiten.

Manche Frauen finden diese streichende Bewegung nur in eine Richtung angenehm, während andere beide Richtungen mögen. Für Frauen, die Probleme mit der Schambeinfuge haben, ist die Bewegung von hinten nach vorne meistens besser, denn das bringt die Energie vom Rücken zum Schambein, wo oft ein Energiemangel besteht. Da diese Technik keine vergleichbar starke öffnende Wirkung hat, wie das beschriebene Öffnen des Kreuzbeins (siehe Seite 71), kann sie auch angewandt werden, wenn sich auf der Vorderseite zu viel Energie angesammelt hat.

Sie können diese Streichbewegungen so oft wiederholen, wie es ihrer Partnerin und dem Baby angenehm ist. Experimentieren Sie auch mit verschiedenen Geschwindigkeiten. Wie fühlt sich eine schnellere Bewegung an? Wie ist es, wenn Sie ganz langsam streichen?

Während der Geburt

Diese Übung kann für eine werdende Mutter sehr beruhigend sein und ihr Sicherheit vermitteln. Darüber hinaus kann sie ihr helfen, ihre Aufmerksamkeit auf die Atmung und die Verbindung mit ihrem Baby zu richten. Wenn ihr der Bauch mehr Beschwerden als ihr Rücken bereitet, können Sie sich als Partner darauf konzentrieren, den Schmerz vom Bauch nach hinten zum Rücken zu leiten. Bei starken Rückenschmerzen hilft es, den Schmerz nach vorne in Richtung Bauch zu ziehen.

Manche Frauen möchten während der ganzen Geburt auf diese Art gehalten werden, anderen wiederum wird der Körperkontakt rund um den Bauch zu viel, wenn die Geburt voranschreitet. Manche Frauen bevorzugen diese Berührung während einer Wehe, andere eher während Wehenpausen.

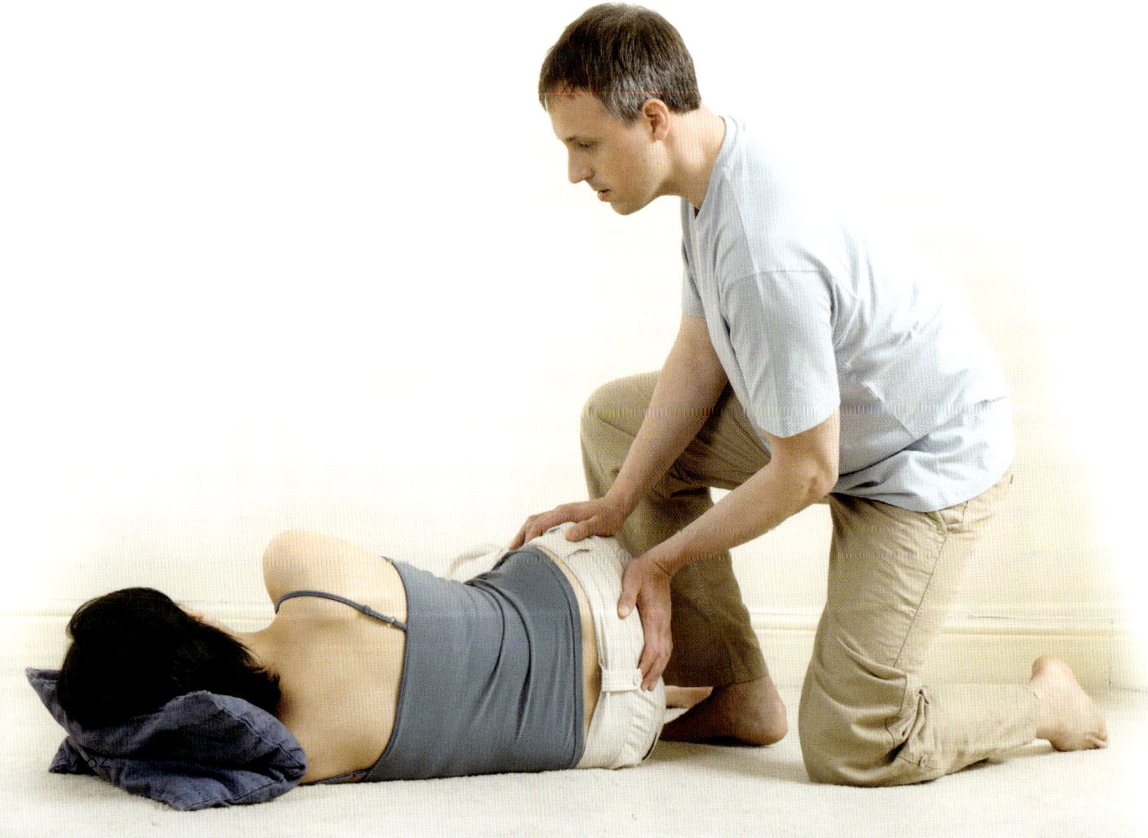

Shiatsu und Massage für Kopf, Nacken und Schultern

Im Nacken- und Schulterbereich kommt es häufig zu Verspannungen, daher sind Massage- und Shiatsu-Behandlungen gerade hier sehr wohltuend. Während der Geburt neigen viele Frauen dazu, Kiefer und Schultern stark anzuspannen und das kann nicht nur zu allgemeinen Verspannungen im Nacken- und Schulterbereich führen, sondern auch zu spezifischen Beschwerden wie Kopfschmerzen, zugeschwollener Nase und emotionaler Anspannung.

Im Bereich des seitlichen Nackens, der Schultern und um die Schulterblätter herum befinden sich einige wichtige Akupunkturpunkte, die im Shiatsu zur Anwendung kommen. Diese Punkte befinden sich auf dem Gallenblasen-Meridian, der dem Element Holz zugeordnet ist. Die Holz-Energie ist durch eine stark nach unten gerichtete Kraft und Abwärtsbewegung charakterisiert, wie sie besonders in der Durchtrittsphase für die Geburt des Kindes gebraucht wird.

Mit dem Nacken eng verbunden ist das Kreuzbein, da es sich am anderen Ende der Wirbelsäule befindet. Wenn es sich für die Mutter zu intensiv anfühlt, direkt am Kreuzbein massiert zu werden, bietet sich daher als angenehme Alternative eine Nackenbehandlung an. Massage und Shiatsu am Nacken können Verspannungen im Rücken lösen und unter Umständen sogar dazu beitragen, dass sich ein Baby aus einer ungünstigen Position heraus noch dreht.

Nacken und Kreuzbein sind außerdem durch den Verlauf des Blasenmeridians miteinander verbunden, der dem Element Wasser zugeordnet wird. Sowohl am Kreuzbein als auch am Nacken befinden sich Akupunkturpunkte, die zu diesem Meridian gehören. Shiatsu am Nacken unterstützt somit nicht nur den Fluss der Holz-Energie, sondern auch der Wasser-Energie. Wasser und Holz hängen im Zyklus der fünf Elemente eng zusammen, denn Wasser nährt Holz. Zudem ist es so, dass in der ersten Geburtsphase die Wasser-Energie dominiert und in der zweiten die Holz-Energie.

Normalerweise werden Shiatsu und Massage am Nacken als sehr angenehm erlebt. Gab es in der Vergangenheit jedoch Verletzungen im Nackenbereich, sollten Sie vorsichtig sein. Sogar der leichteste Druck oder auch nur ein Halten am Nacken kann dann als unangenehm empfunden werden. Wenn das der Fall ist, sollten Sie keinerlei Berührungstechniken am Nacken ausführen.

Die folgenden Techniken eignen sich auch gut für vertauschte Rollen, denn Verspannungen in Nacken und Schultern sind auch unter Nicht-Schwangeren weit verbreitet. Dem Partner können sie daher ebenso gut tun.

Ein guter Einstieg

Für Shiatsu und Massage im Nacken- und Schulterbereich sind mehrere Positionen gut geeignet. Zu Beginn ist es am einfachsten, wenn die Schwangere rücklings auf einem Stuhl (vorausgesetzt sie hat keine Symphysen-Probleme) oder auf einem Gymnastikball sitzt, oder aber sich nach vorne auf einen Ball lehnt.

Sie stehen oder knien neben ihr und beginnen ganz allgemein: Umfassen Sie mit Ihrer geöffneten und entspannten Hand den Nacken Ihrer Partnerin direkt an der Schädelbasis, die andere Hand legen Sie behutsam über ihre Stirn, ohne die Augen zu verdecken. Mit dieser vorderen Hand bewegen Sie den Kopf jetzt sanft nach hinten gegen die andere Hand. Durch diese kleine Bewegung bewirken Sie einen allgemeinen Druck an der Schädelbasis.

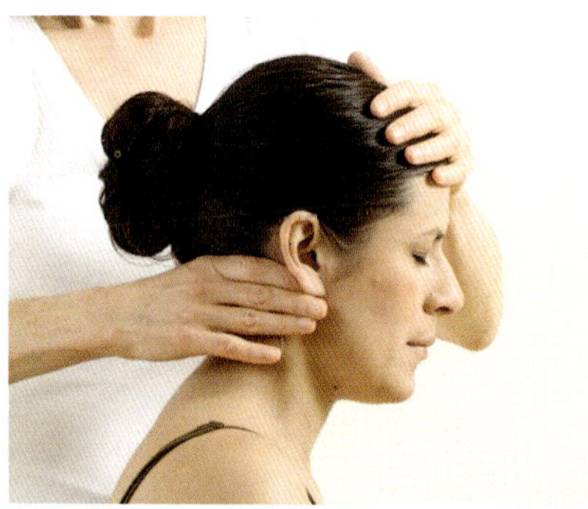

SHIATSU-PUNKTE

Nachfolgend erfahren Sie, wie Sie wichtige Meridianpunkte im Nacken- und Schulterbereich finden, in welchen Situationen sie hilfreich sind und was zu beachten ist, um eine gute Wirkung mit ihrer Stimulierung zu erzielen.

Blase 10 (BL 10)

Die beiden Meridianpunkte Blase 10 befinden sich jeweils links und rechts von der Mittellinie der Halswirbelsäule. Die Stimulierung dieser beiden Punkte kann Verspannungen in Rücken und Schultern lösen sowie Kopfschmerzen und eine Verstopfung der Nebenhöhlen lindern.

So finden Sie die Punkte: Platzieren Sie Ihre Daumen etwa zwei Fingerbreit beidseitig neben der Halswirbelsäule und lassen Sie sie nach oben in Richtung Unterkante des Schädels gleiten, bis Sie auf jeder Seite eine Vertiefung ertasten. Hier, etwa eine halbe Daumenbreite über dem Haaransatz und etwa zwei Fingerbreit beidseitig der Mittellinie, befindet sich der Punkt BL 10 (Abb. 1).

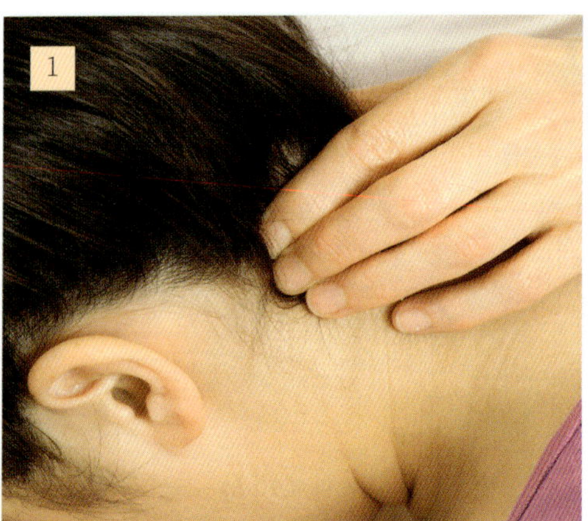

So stimulieren Sie die Punkte: Stimulieren Sie die Punkte einzeln hintereinander - den Punkt auf der rechten Seite mit Ihrer linken Hand und umgekehrt. Dabei üben Sie jeweils mit Ihrem Daumen Druck aus und lassen die restlichen Finger Ihrer Hand bequem auf dem Kopf ruhen. Ihre andere Hand legen Sie auf die Stirn Ihrer Partnerin und bewegen damit den Kopf sanft nach hinten in Ihren Daumen, um so den Druck zu steuern. Da sich die Punkte ein wenig unter dem Schädelrand befinden, können Sie sie nicht direkt in einem 90-Grad-Winkel erreichen, sondern müssen Ihren Daumen parallel zur Wirbelsäule ein wenig unter den Knochen schieben.

Gehen Sie ganz langsam vor, steigern Sie den Druck ganz allmählich und nur, solange es sich für Ihre Partnerin angenehm anfühlt. Nehmen Sie sich zuerst Zeit für den Punkt auf einer Seite. Erst wenn Sie damit fertig sind, wechseln Sie die Hand und stimulieren den Punkt auf der anderen Seite auf die gleiche Weise.

Gallenblase 20 (GB 20)

Eine Stimulierung des Punktes GB 20 hilft Spannung im Kopf zu lösen, besonders bei Spannungskopfschmerzen, die sich seitlich am Kopf zeigen. Er wirkt entspannend bei einer starken Konzentration in der Holz-Energie und ist daher besonders in der Durchtrittsphase hilfreich.

So finden Sie die Punkte: Die Punkte GB 20 befinden sich wieder jeweils links und rechts auf der Rückseite des Kopfes, etwa zwei Fingerbreit über dem Haaransatz in einer Vertiefung seitlich neben dem großen Rückenstreckermuskel am Schädelrand. Sie können sie leicht finden, indem Sie zuerst BL 10 lokalisieren und dann Ihre Finger leicht nach oben und dann leicht nach außen gleiten lassen, bis Sie einen kleinen Knochenvorsprung am Schädelrand ertasten können. Genau darunter befindet sich GB 20 (Abb. 2).

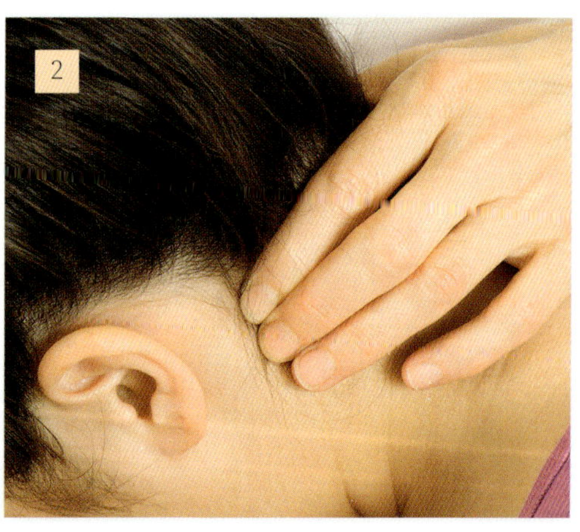

So stimulieren Sie die Punkte: Gehen Sie wie bei BL 10 vor, nur dass Sie jetzt den Druck – mehr seitlich – in einem Winkel von etwa 45-Grad ausüben, wenn Sie sich mit dem Daumen unter den Knochen ›haken‹.

Lenkergefäß 20 (LG 20)

Dieser Punkt befindet sich direkt oben auf dem Kopf, er ist damit der höchste Akupunkturpunkt des Körpers. Er trägt den Namen ›Hundertfaches Zusammentreffen‹ und befindet sich auf dem zentral verlaufenden Lenkergefäß, einem der Sondermeridiane, der die Yang-Energien des Körpers und damit die nach außen gerichtete Energie, sowie die hormonelle Energie reguliert. Er wirkt sehr ausgleichend auf den Hormonhaushalt, beruhigt und kann zur Regulierung des Blutdrucks eingesetzt werden. In jeder Phase anwendbar, kann er zu einer guten Dynamik im Geburtsvorgang beitragen.

So finden Sie den Punkt: Sie schauen von oben auf den Kopf Ihrer Partnerin. Legen Sie Ihre kleinen Finger an die Oberkante der Ohren und umfassen Sie mit Ihren Händen locker den Kopf Ihrer Partnerin, sodass sich die Daumen oben am Kopf treffen. Genau in der Mitte des Kopfes, auf einer geraden Verbindungslinie zwischen den beiden Ohren, liegt der Punkt LG 20 (Abb. 3).

So stimulieren Sie den Punkt: Legen Sie beide Daumen übereinander auf den Punkt und halten Sie den Kopf locker zwischen Ihren leicht gewölbten Handflächen und Fingern.

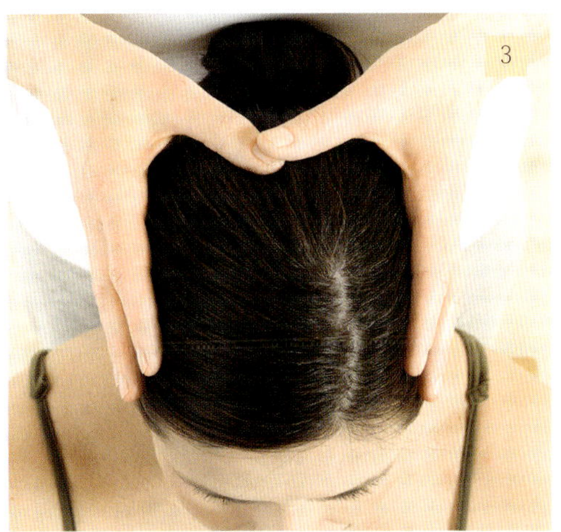
3

Mit Ihren Daumen üben Sie vorsichtig Druck aus, Ihre Hände können Sie bequem zur Unterstützung an den Seiten des Kopfes ablegen. Während Sie den Punkt stimulieren, können Sie Ihre Aufmerksamkeit entweder darauf richten, sanften Druck durch den Körper entlang der Wirbelsäule nach unten zu leiten, oder aber Energie durch den Körper hindurch nach oben zu ziehen – je nachdem, was Ihnen momentan passender erscheint. In beiden Fällen ist es jedoch nicht notwendig, körperlich starken Druck auszuüben, da LG 20 ein wirkungsstarker Punkt ist, der auf leichte Stimulierung viel besser reagiert.

AUF DIE SCHULTERN LEHNEN

Diese einfache Technik ist eine gute Möglichkeit, Verspannungen in den Schultern zu lösen und überflüssiges Qi aus dem Schulterbereich abzuleiten. Außerdem können Sie dabei Ihre Hände ausruhen.

So üben Sie

Stellen Sie sich hinter Ihre sitzende Partnerin und legen Sie entspannt Ihre Unterarme auf ihre Schultern. Dann verlagern Sie langsam Ihr Gewicht auf Ihre Unterarme und lehnen sich senkrecht nach unten. Bitten Sie Ihre Partnerin um Rückmeldung, wieviel Druck sich als angenehm anfühlt. Sie können diese Übung noch ausbauen und ihre Wirkung intensivieren, indem Sie mit Ihren Unterarmen einige streichende und rollende Bewegungen entlang der Schultern nach außen ausführen.

Während der Geburt

Sich auf diese Weise auf die Schultern zu lehnen, kann sowohl während des Übergangs als auch in der Durchtrittsphase besonders hilfreich sein, da hier Gebärende oft ihre Schultern sehr anspannen. Aber auch zu jedem anderen Zeitpunkt während der Geburt kann diese Technik nützlich sein, wenn Sie sehen, dass Ihre Partnerin sowohl ihre Schultern als auch ihren Kiefer anspannt.

DRUCK AUF DEN SCHULTERN

Die folgende Kombination aus Shiatsu- und Massagetechniken für die Schultern wirkt sowohl in der späten Schwangerschaft als auch während der Geburt spannungslösend. Dafür nutzen Sie einen der geburtsunterstützenden Punkte, die ab Seite 94 näher beschrieben werden, und zwar den Punkt Gallenblase 21 (GB 21). Er befindet sich in einer Vertiefung an der höchsten Stelle der Schulter, dort wo Sie von der Brustwarze aus in einer geraden Linie nach oben auf die Schulterhöhe treffen würden. Sie sollten diesen Punkt nicht vor der 39. Schwangerschaftswoche stimulieren, da er sehr wirkungsstark ist.

So üben Sie

Sie stimulieren beide Punkte gleichzeitig. Legen Sie Ihre Daumen direkt auf die Punkte GB 21 (siehe Seite 95), lehnen Sie sich, wie vorhin mit Ihren Unterarmen, nach unten und sinken Sie mit Ihren gestreckten Daumen in den Punkt ein. Sie können statt Ihrer Daumen auch Ihre Ellenbogen verwenden und Ihre Partnerin fragen, welche Variante sie bevorzugt (Abb. unten).

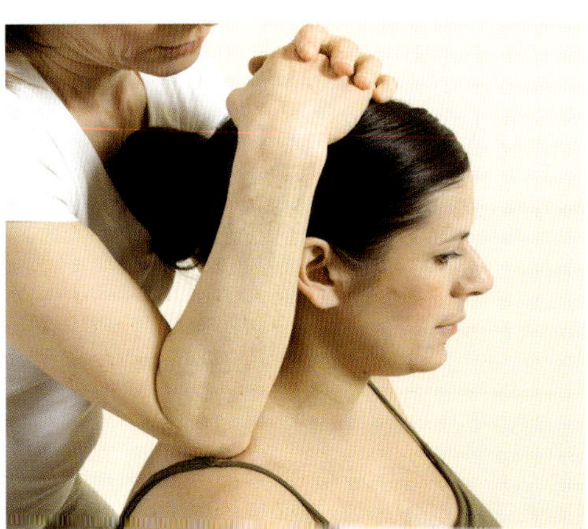

Während der Geburt

Wie auch bei anderen geburtsunterstützenden Punkten, bewirkt eine Stimulierung dieses Punktes auf der Schulter eine starke Abwärtsbewegung von Qi. Verspannungen in Schultern, Nacken und Kiefer können sich dadurch lösen und das Baby wird zu jedem Zeitpunkt während der Geburt in seiner Bewegung nach unten unterstützt. In der Durchtrittsperiode kann GB 21 einer Gebärenden besonders dabei helfen, eine gute Verbindung mit den starken nach unten gerichteten Presswehen zu spüren und deutlicher wahrzunehmen, wie sich das Baby nach unten schiebt. In der Nachgeburtsphase kann im Falle einer verzögerten Ablösung der Plazenta (Plazentaretention) durch eine Stimulierung von GB 21 deren Ausstoßung angeregt werden.

STREICHEN

So üben Sie

Sie können mit beiden Händen knapp hintereinander sanft über den Kopf und die Schultern hinunter streichen, um Qi zu bewegen und Entspannung zu bewirken. Probieren Sie aus, was sich für Ihre Partnerin gut anfühlt. Langsameres Streichen wirkt meist eher entspannend, während schnelleres Streichen eher stimulierend wirkt.

Fahren Sie mit dem Streichen über den ganzen Rücken, das Kreuzbein und die Beine hinunter fort.

Während der Geburt

Viele Frauen mögen es, während der Geburt von Ihrem Partner auch am Kopf berührt zu werden, vor allem dann, wenn sie Berührung oder Druck am Kreuzbein gerade nicht ertragen können. In der Übergangsphase hilft Berührung an Kopf, Schultern und Rücken häufig, sich zu zentrieren und den Fokus zu halten. Auch in der Durchtrittsphase bietet sich eine Behandlung am Kopf an, wenn eine Frau am Kreuzbein oder am Bauch wenig berührt werden möchte.

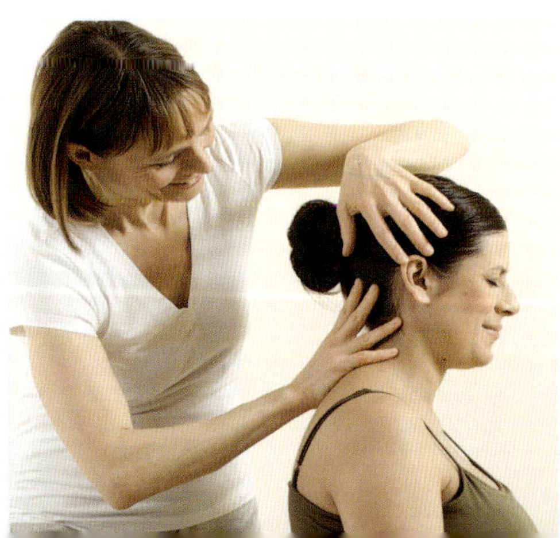

Shiatsu und Massage für Arme und Beine

Die Anwendung von Berührungstechniken an Armen und Beinen kann eine sehr gute Alternative sein, wenn einer Frau Shiatsu oder Massage an anderen Körperbereichen gerade unangenehm ist. Die Berührung an Armen und Beinen ist im Allgemeinen nicht so intim oder aufdringlich und ist daher eine gute Möglichkeit einer Frau mehr Raum zu geben, wenn sie das gerade benötigt.

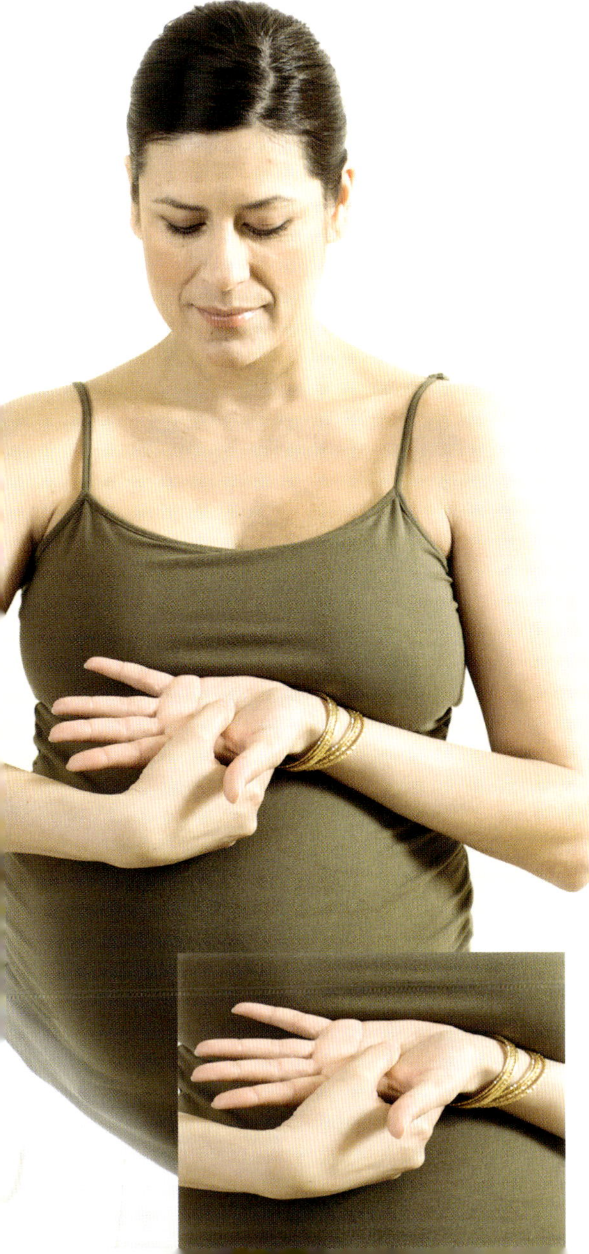

ÖFFNEN DER HAND

Diese Übung kann sehr wohltuend sein und gut von einer Frau alleine durchgeführt werden. Dabei wird ein Druckpunkt in der Mitte der Handfläche massiert, der Punkt Herzkreislauf 8 (HK 8). Er gilt auch als Spiegel des Punktes Niere 1 (NI 1) auf der Fußsohle (siehe Seite 90, Abb. 4). Wegen seiner Verbindung zum Feuer-Element und zur Herz-Energie, hat HK 8 eine beruhigende Wirkung.

So üben Sie

Ballen Sie die Hände zu Fäusten und ziehen Sie Ihre Fingerspitzen fest zur Mitte Ihrer Handflächen zusammen. Achten Sie darauf, was dabei mit Ihrer Atmung und in Ihrem Becken geschieht. Jetzt öffnen Sie die Hände wieder und entspannen sie. Konzentrieren Sie sich nun mit Ihrer Atmung auf den Punkt in der Mitte Ihrer Handfläche (HK 8), als würden Sie durch diesen Punkt ausatmen. Sie können sich dabei vorstellen, dass sich Ihre Hand wie eine Blüte öffnet.
Lassen Sie nun eine Hand ganz geöffnet und stimulieren Sie den HK-Punkt behutsam, aber eher kräftig, mit dem Daumen Ihrer anderen Hand.

ARM-MASSAGE

Als Geburtspartner können Sie die Arme der Gebärenden in jeder Geburtsposition massieren. Bevor Sie jedoch damit beginnen, ist es wichtig, dass Sie für sich selbst eine bequeme Position finden, aus der Sie ohne Anstrengung den ganzen Arm Ihrer Partnerin von der Schulter bis zur Hand erreichen können. Je nachdem, in welcher Haltung sich Ihre Partnerin befindet, können Sie stehen oder knien.

So üben Sie

Eine einfache Massagetechnik für die Arme besteht darin, mit den Handflächen den Arm entlang nach oben und unten zu gleiten. Beginnen Sie mit Ihren Händen jeweils auf einer Seite des Handgelenks Ihrer Partnerin, wobei Ihre Finger in Richtung Schulter zeigen. Gleiten Sie nun mit der äußeren Hand an der Arm-Außenseite entlang zur Schulter und mit der inneren Hand an der Arm-Innenseite entlang zur Achselhöhle. Führen Sie danach beide Hände zurück zum Handgelenk. Wiederholen Sie diese Bewegung so oft Ihre Partnerin dies möchte und wechseln Sie dann zum anderen Arm.

Sie können auch eine kräftigere Variante dieser Technik versuchen, indem Sie beim Streichen entlang des Arms nach oben etwas stärkeren, aber behutsamen Druck mit Ihren Daumen ausüben. Beginnen Sie wieder beim Handgelenk, führen Sie Ihre Hände dieses Mal jedoch nur bis zum Ellenbogen hinauf und wieder hinunter zur Hand. Wiederholen Sie dies wiederum so lange, wie Ihre Partnerin es möchte, dann massieren Sie den anderen Arm auf die gleiche Weise.

Egal, welche der beiden Varianten Sie angewandt haben, kann es ein schöner Abschluss sein, die Hände Ihrer Partnerin zu halten und dabei den Punkt HK 8 ein wenig zu stimulieren. Wenden Sie sich ihr zu und suchen Sie Blickkontakt – das kann ihr Sicherheit vermitteln, vor allem in Momenten, wenn ihr Ihre Nähe gerade besonders gut tut. Diese Arm-Massage können Sie auch jederzeit während der Schwangerschaft anwenden.

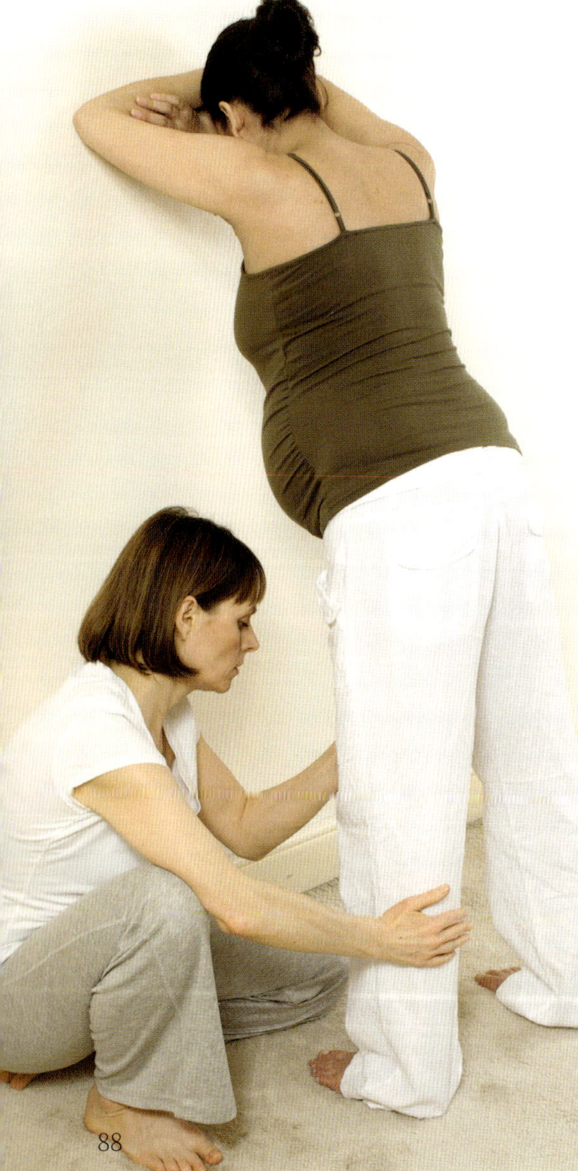

Während der Geburt

Eine Arm-Massage und Stimulierung des Punktes HK 8 können während der Geburt sehr hilfreich sein, wenn sich die Gebärende gerade sehr panisch und unsicher fühlt. Wenn sie sich in ihrer Umgebung nicht wohlfühlt oder sie keine Verbindung mit ihrem Baby spürt, kann es sie sehr beruhigen, wenn Sie als Geburtspartner ihre Hände halten und ihr dabei in die Augen sehen.

Druck auf HK 8, oder manchmal auch schon, die Hände nur zu öffnen, kann Angstzustände während der Geburt lindern und die Öffnung des Muttermundes unterstützen. Wenn eine Frau ihre Hände zu Fäusten ballt, blockiert das den Energiefluss durch ihren Körper und führt zu Verspannungen, auch im Muttermund. Aus der Sicht von Shiatsu sind Schmerzlinderungstechniken, bei denen beispielsweise geraten wird, einen scharfkantigen Kamm in der Hand zu halten, nicht empfehlenswert, da sie den Fluss von Qi einschränken.

MERIDIAN-STREICHTECHNIK AN DEN BEINEN

Auch die Beine Ihrer Partnerin können Sie in jeder Geburtsposition massieren. Am einfachsten ist es jedoch, wenn sie steht und Sie neben ihr knien. Eine gute Grundtechnik, um den Energiefluss zu stimulieren, ist, kräftig, aber behutsam entlang der Außenseite der Beine hinunter- und entlang der Innenseite hinaufzustreichen.

Mit dieser Streichtechnik können Sie das Qi in allen Meridianen der Beine stimulieren. Während der Schwangerschaft ist das bei Durchblutungsstörungen, Beinkrämpfen und Ödemen hilfreich. Im Fall von Ödemen müssen Sie allerdings ein wenig vorsichtig sein und dürfen nur sanft streichen, vor allem, wenn die Beine sehr geschwollen sind. Vorsicht ist auch bei Krampfadern geboten – über diese sollten Sie am besten überhaupt nicht streichen.

So üben Sie

Beginnen Sie mit einer Hand oben an der Unterkante der Hüfte auf der Bein-Außenseite und mit der anderen unten am Innenknöchel. Streichen Sie jetzt kräftig und schwungvoll mit der Hand auf der Außenseite nach unten und gleichzeitig mit der anderen auf der Innenseite nach oben. Bringen Sie Ihre Hände wieder zurück zur Ausgangsstellung, indem Sie sie ganz sanft, aber weiterhin dynamisch, in die entgegengesetzte Richtung gleiten lassen. Wiederholen Sie diese Sequenz, solange Ihre Partnerin es möchte und gehen Sie dann zum anderen Bein über.

Während der Geburt

Diese Meridian-Streichtechnik kann während der Geburt sehr hilfreich sein, wenn eine Frau gerade müde ist und vor allem dann, wenn sie sich wackelig auf den Beinen fühlt. Das ist am ehesten in der Übergangsphase der Fall.

FUSS-MASSAGE

Schon alleine die Füße einer werdenden Mutter zu halten, kann sehr entspannend und wohltuend für sie sein – sowohl in der Schwangerschaft als auch während der Geburt. Viele Meridiane beginnen oder enden in den Füßen. Es ist daher wichtig, dass die Energie durch entspannte Zehen fließen kann. Wenn die Zehen angespannt sind, wird dieser Fluss blockiert.

Um nachzuempfinden, was dabei im Körper geschieht, machen Sie folgende kleine Übung: Rollen Sie Ihre Zehen fest ein und öffnen Sie sie dann wieder. Während Sie sie einrollen, spüren Sie wahrscheinlich, wie sich die Muskeln in Ihren Beinen, Becken und Dammbereich anspannen. Wenn Sie Ihre Zehen entspannen, werden Sie überall dort auch wieder locker.

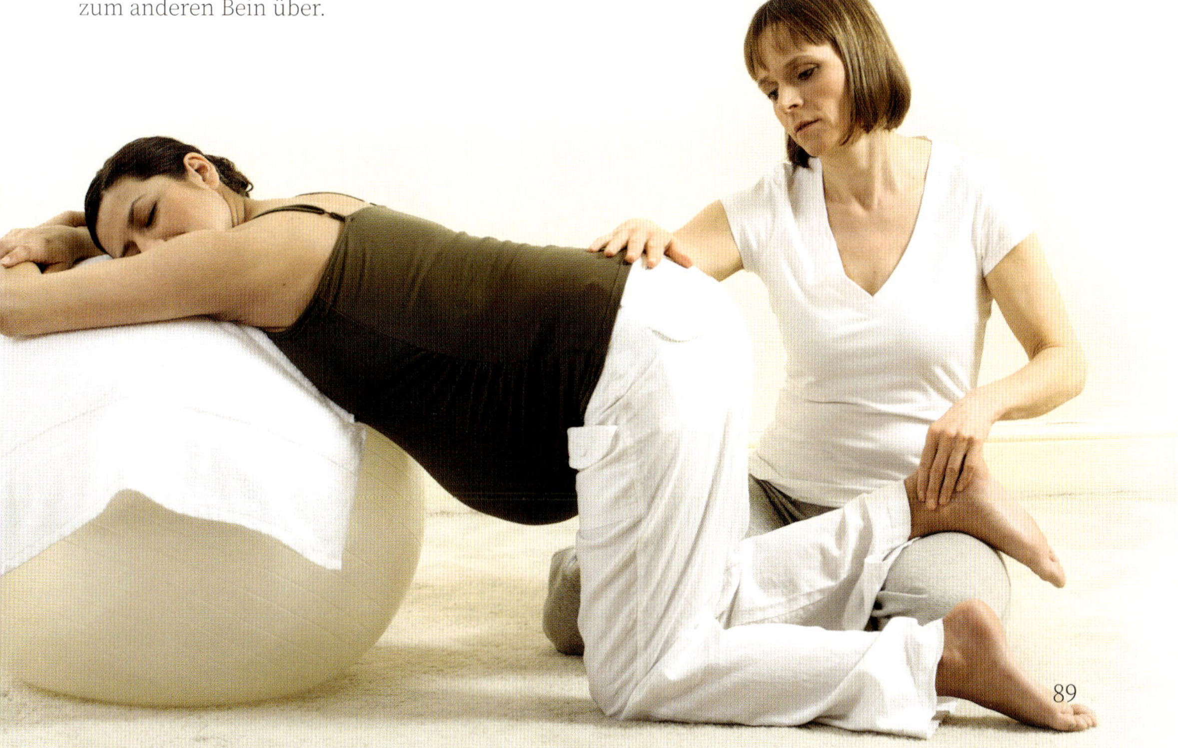

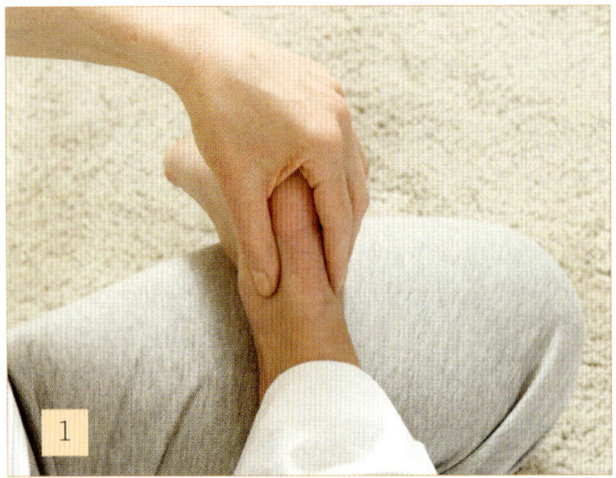

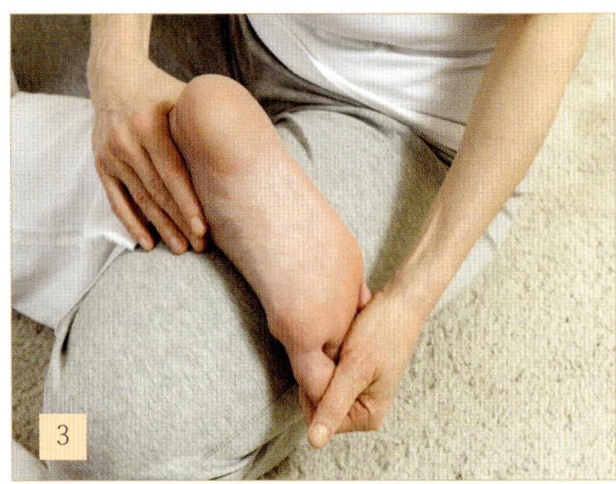

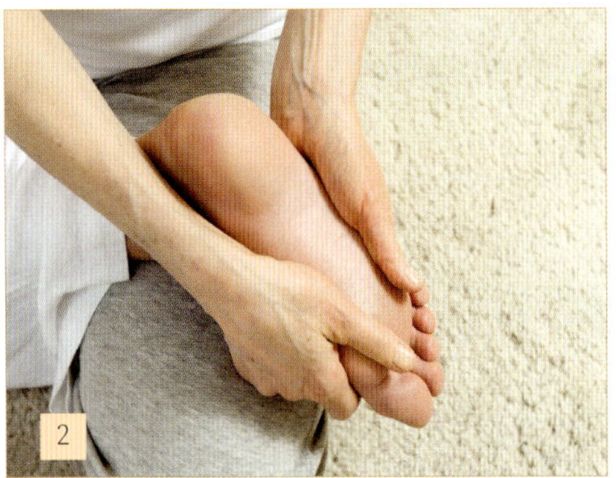

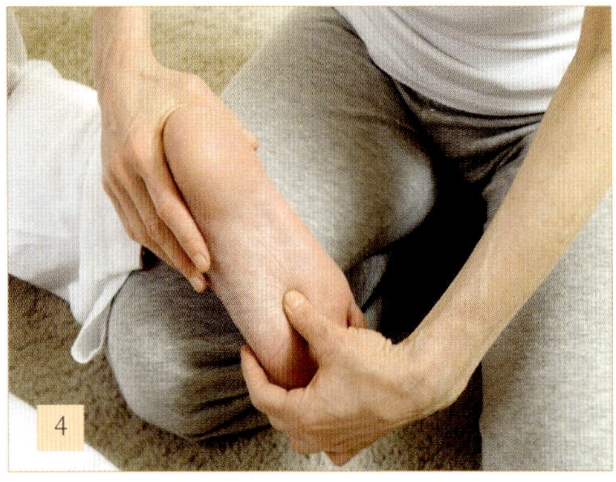

So üben Sie

Die Schwangere sollte sich im Vierfüßlerstand befinden oder sich nach vorne auf einen Ball lehnen. Als Partner ist es wahrscheinlich am besten, wenn Sie hinter ihr knien. Streichen Sie jetzt mit Ihren Händen über ihre Beine hinunter und halten Sie dann ihre Füße. Danach drehen Sie sich um 90-Grad, sodass Sie einen Fuß über Ihren Oberschenkel legen können (Abb. vorherige Seite). Jetzt greifen Sie mit Daumen und Fingern den Bereich oberhalb der Ferse und dehnen ihn sanft (Abb. 1). Massieren Sie den Vorderfuß oder die Fußsohle kräftig (Abb. 2), dehnen Sie die Zehen (Abb. 3) und massieren Sie auch die Zehenzwischenräume. Sie können außerdem die Stimulierung eines wichtigen Punkt auf der Fußsohle integrieren: Es ist der Punkt Niere 1 (NI 1), der sich in der Mitte der Fußsohle gleich hinter dem Fußballen befindet (Abb. 4). Wenn die Zehen eingerollt sind, entsteht genau dort eine kleine Vertiefung. Dieser Punkt trägt den Namen ›Sprudelnder Quell‹, er ist der unterste Punkt am Körper. Man sagt, seine Stimulierung helfe dabei, Yin-Energie aus der Erde aufzunehmen, daher wirkt er sehr beruhigend.

Während der Geburt

In den Pausen zwischen den Wehen kann es sehr entspannend für eine Frau sein, wenn ihre Füße massiert werden. Es kann ihr helfen, loszulassen und sich auszuruhen.

Geburtsunterstützende Punkte

Es gibt eine Reihe von Shiatsu-Punkten, die bei Frauen eine starke Wirkung auf die Gebärmutter und Fortpflanzungshormone haben. Einige davon werden, wenn keine Schwangerschaft vorliegt, sowohl in der Akupunktur als auch im Shiatsu häufig zur Linderung von Kopfschmerzen, Übelkeit oder Verstopfung angewandt, da sie eine stark lösende Wirkung haben. Im Zusammenhang mit Schwangerschaft und Geburt werden sie immer wieder als ›geburtseinleitende‹ Punkte beschrieben – eine Bezeichnung, mit der ich nicht ganz einverstanden bin. Ich ziehe ›geburtsunterstützende‹ Punkte vor, da sie in ihrer Wirkung nicht mit geburtseinleitenden Medikamenten vergleichbar sind und damit nicht verwechselt werden sollten.

Wenn Ihr Geburtspartner diese Punkte bei Ihnen stimuliert, wird er damit keine Wehen auslösen, wenn Ihr Körper noch nicht für die Geburt bereit ist. Wenn es aber der richtige Zeitpunkt ist, können diese Punkte dazu beitragen, die Energie in Ihnen freizusetzen, die für den Beginn der Geburt notwendig ist. Die geburtsunterstützenden Punkte sollten daher nur in der Zeit kurz vor der Geburt und währenddessen angewandt werden.

Die meisten dieser Druckpunkte können Sie als Schwangere auch an sich selbst stimulieren. Wenden Sie die Punkte immer nur so lange und so oft an, wie es sich für Sie angenehm und richtig anfühlt. Dann werden Sie dadurch keine Wehen auslösen, wenn Ihr Körper noch nicht dazu bereit ist. Auch brauchen Sie keine Angst zu haben, Ihre Gebärmutter dadurch zu sehr zu stimulieren und damit allzu starke Kontraktionen hervorzurufen. Die geburtsunterstützenden Punkte können Ihrem Körper und Ihrem Baby dabei helfen, sich auf die Geburt vorzubereiten und fördern eine gute Dynamik im Geburtsvorgang.

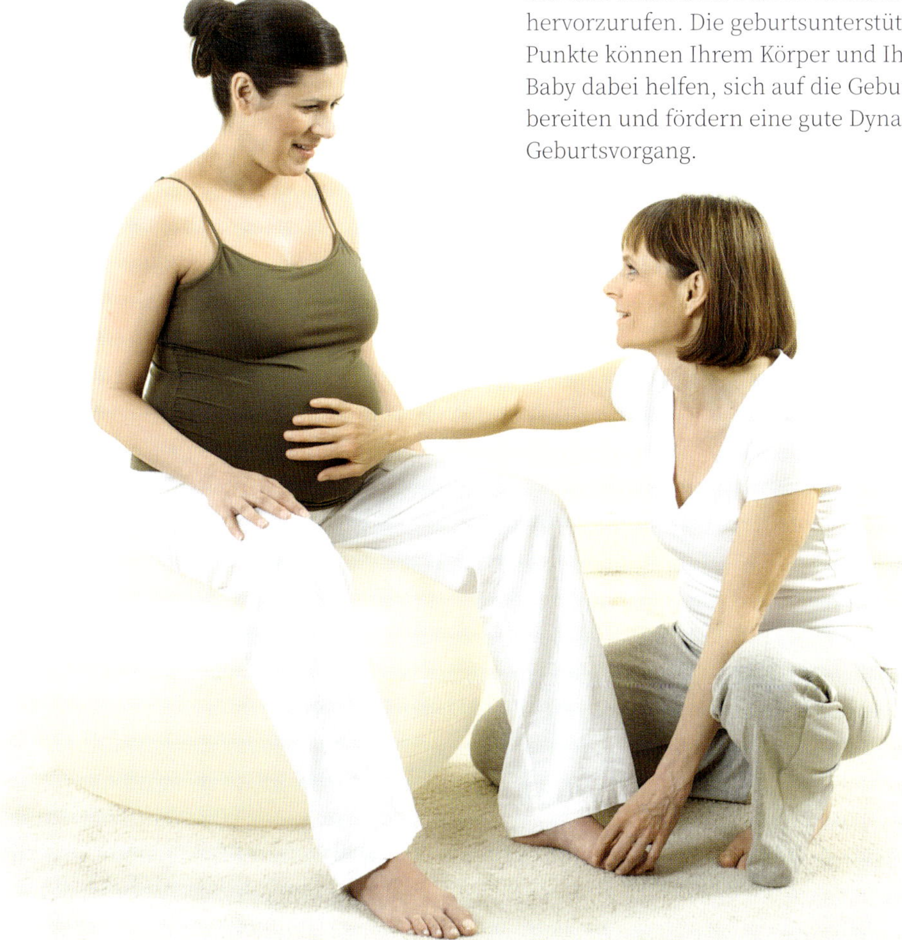

Wirkungsweise

Die geburtsunterstützenden Punkte wirken ausgleichend auf den Energiefluss der Meridiane in Ihrem Körper. Durch die Stimulierung der Punkte wird jedoch nichts Neues oder Fremdes in Ihren Körper eingebracht (wie es bei einem Medikament der Fall wäre), sie wirkt vielmehr auf das, was bereits vorhanden ist und verbessert lediglich das harmonische Fließen von Lebenskraft. Dadurch entfaltet sich die Wirkung einer solchen Behandlung bei jedem Mensch anders.

Jedem der geburtsunterstützenden Punkte wird prinzipiell ein spezifischer Effekt zugeschrieben. Eine werdende Mutter wird genau auf jene Punkte am stärksten reagieren, deren Wirkimpulse sie gerade benötigt. Wahrscheinlich werden auch für Sie während der Vorbereitung auf die Geburt und während der Geburt nur manche Punkte funktionieren und es wird nicht nötig sein, alle anzuwenden. Sie werden es sofort spüren, wenn ein Punkt Ihnen gut tut, denn er wird sich ›einfach richtig‹ anfühlen: Vielleicht merken Sie, dass Sie sich entspannen, dass sich Ihr Baby bewegt oder sogar, dass Wehen angeregt werden.

Hinweise zur Anwendung der Punkte

Da einige der geburtsunterstützenden Punkte eine stark lösende Wirkung haben, sollten sie erst kurz vor dem errechneten Geburtstermin (ab der 38./39. Schwangerschaftswoche) stimuliert werden.

Am Ende des zweiten oder zu Beginn des dritten Trimesters – Ihr Baby ist dann bereits voll entwickelt – wird wahrscheinlich keinerlei Wirkung zu bemerken sein, wenn Sie die Punkte bearbeiten, weil Ihr Körper noch nicht für die Geburt bereit ist. Besteht jedoch schon früh eine latente Wehenbereitschaft im Körper, kann eine Anregung der Punkte vorzeitig Wehen fördern. Falls es bei Ihnen diesbezüglich eine Vorgeschichte gibt, sollten Sie daher besonders vorsichtig mit der Anwendung dieser Punkte sein.
Im ersten Schwangerschaftsdrittel sollten die geburtsunterstützenden Punkte nie stimuliert

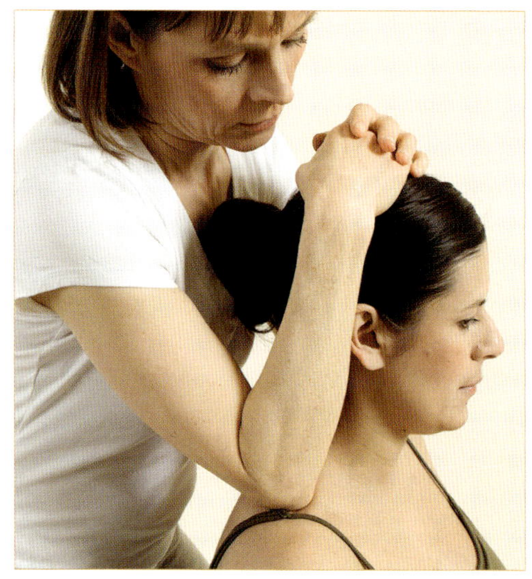

werden. In dieser ersten Zeit versucht Ihr Körper gerade, dem Baby Halt zu geben und braucht dafür jede Menge Unterstützung. Sorgen Sie sich aber nicht, falls die Punkte doch berührt werden. Wenn Ihr Baby gesund ist, wird eine Stimulierung dieser Punkte keine Fehlgeburt auslösen. Bahnt sich jedoch das frühe Ende einer Schwangerschaft an, können die Punkte diesen Prozess unterstützen. Am hilfreichsten sind die geburtsunterstützenden Punkte ab der 38./39. Schwangerschaftswoche, da sich zu diesem Zeitpunkt Ihr Körper und Ihr Baby auf die Geburt vorbereiten. Ab dann können Sie oder Ihr Partner die Punkte stimulieren, so oft es angenehm für Sie ist. Sobald Sie sich dabei aber nicht wohlfühlen, hören Sie damit auf.

Wenn Sie in Ihrer Schwangerschaft den errechneten Geburtstermin überschritten haben und eine medizinische Einleitung ansteht, können die Punkte besonders hilfreich und tatsächlich zur ›Geburtseinleitung‹ sehr effektiv sein. Bearbeiten Sie die Punkte dann lange und oft! Jetzt können Sie mit mehr auch wirklich mehr bewirken. Probieren Sie die Punkte auch in beliebigen Kombinationen aus, was oft effektiver ist, als durchgehend nur einen einzigen Punkt anzuregen. Lassen Sie sich dabei von Ihrem Gefühl leiten. Wenn sich eine Kombination wirkungsstark und hilfreich anfühlt, verwenden Sie sie; fühlt sich eine Kombination jedoch eigenartig an, probieren Sie etwas anderes aus. Sie verbinden mit zwei verschiedenen Punkten auch verschiedene Qualitäten von Qi, das kann momentan hilfreich sein, muss es aber nicht.

Wenn die Wehen nicht einsetzen, gibt es viele Gründe dafür. Beispielsweise hindert manche Frauen ihre Angst davor, Wehen zu bekommen, andere sind einfach zu beschäftigt, um ihren Fokus auf die Geburt zu richten oder hatten keine Zeit, sich darauf vorzubereiten. Wieder andere genießen ihre Schwangerschaft so sehr, dass sie deren Ende nicht erleben möchten. In all diesen Fällen kann eine Anwendung der geburtsunterstützenden Punkte förderlich sein, da die Punkte helfen, emotionale und körperliche Energien auszugleichen und so den Beginn der Geburt anregen können.

Anwendung während der Geburt

Da diese Punkte den Energiefluss im Körper gut anregen, erleben es Frauen häufig als schmerzlindernd, wenn sie während der Geburt stimuliert werden. Sie können daher so lange und so oft angewandt werden, wie das für die Gebärende angenehm ist. Das könnte die ganze Geburt hindurch der Fall sein, oder aber nur für sehr kurze Zeiträume. Es kann sein, dass Sie möchten, dass ein einziger Punkt stundenlang gedrückt und gehalten wird, oder jeweils verschiedene Punkte in den verschiedenen Phasen der Geburt.

Auf den folgenden Seiten beschreibe ich zwar die spezifischen Wirkungsweisen der einzelnen Punkte, doch allen ist gemeinsam, dass sie während der ganzen Geburt potentiell hilfreich sein können, indem sie die Dynamik des Geburtsvorgangs unterstützen sowie Schmerzen und Beschwerden lindern können. Probieren Sie aus, welcher Punkt gerade der ›richtige‹ für Sie ist. Sie können dabei keinen Fehler machen, denn wenn ein Punkt sich nicht gut anfühlt, hören Sie einfach auf, ihn zu stimulieren – es wird keine nachhaltigen Auswirkungen geben. Oft gibt es mindestens einen Punkt, der einer Frau hilft, ihre Konzentration und Aufmerksamkeit ganz auf den Geburtsvorgang zu richten und der ihr auch körperlich Erleichterung verschafft. Dies ist für mich die wesentlichste Wirkung dieser Punkte und der Grund dafür, warum ich geburtsunterstützende Punkte für eine bessere Bezeichnung halte als ›geburtseinleitende‹ Punkte.

Diese Punkte helfen nicht nur Ihrem Körper und Ihrem Baby für die Geburt bereit zu werden, sie unterstützen auch den Geburtsvorgang. Die Stimulierung der Punkte hat eine ausgleichende Wirkung auf den Energiefluss in Ihrem Körper. Es ist also eine Reaktion, die aus Ihrem Körper kommt

Da die Punkte nur mit dem interagieren, was sich bereits in Ihnen befindet und ausgleichend auf den Energiefluss in Ihrem Körper wirken, besteht keinerlei Risiko sie auch dann zu stimulieren, wenn Sie während der Geburt Medikamente bekommen. Es wird keine nachteiligen Wechselwirkungen geben.

Bitte beachten Sie!

Konkrete Situationen, in denen die Stimulierung der Punkte besonders hilfreich sein kann:

- Vorbereitung auf die Geburt
- Geburtseinleitung bei verzögertem Geburtsbeginn
- Schmerzlinderung während der Geburt
- Ankurbelung des Geburtsvorgangs, wenn er ins Stocken gerät
- Ausstoßen der Plazenta – entweder im Fall einer Plazentaretention oder einfach, um die Ablösung der Plazenta ohne Medikamente zu unterstützen.

Denken Sie bitte immer daran: Verwenden Sie die Punkte so oft und so lange es sich für Sie als Gebärende richtig anfühlt, aber hören Sie damit auf, wenn es sich nicht gut anfühlt.

SHIATSU MIT DEN GEBURTSUNTERSTÜTZENDEN PUNKTEN

Milz 6 (MI 6) Punkt des Erdelements

Dieser Punkt am Milz-Meridian wird von nicht-schwangeren Frauen oft zur Linderung von Regelschmerzen angewandt, da er das Qi des Erdelements reguliert – er hat einen starken Einfluss auf den Muskeltonus im Körper und wirkt daher auch auf die Gebärmutter.
Für die Geburt ist der Punkt MI 6 von besonderer Bedeutung, denn in ihm treffen Meridiane des Erd-, Wasser- und Holzelements zusammen, und alle diese drei Energiequalitäten sind für die Geburt sehr wichtig. Eine Stimulierung dieses Punktes kann Ihr Baby anregen, seine Position zu verändern. Der Punkt wirkt außerdem stark stimulierend auf die Gebärmutter und kann daher auch Gebärmutterblutungen kontrollieren. In Japan wird MI 6 während der letzten drei Monate der Schwangerschaft oft regelmäßig behandelt, um die Gebärmutter zu kräftigen.
Eine Stimulierung dieses Punktes kann sowohl vor als auch während der Geburt sehr wohltuende Effekte zeigen – probieren Sie ihn einfach aus!
So finden Sie den Punkt bei sich selbst: Legen Sie Ihre rechte Hand mit der Handfläche nach unten auf ihr linkes Bein, sodass die Spitze Ihres kleinen Fingers Ihren Innenknöchel berührt. MI 6 befindet sich dann unter dem zweiten Gelenk Ihres Zeigefingers bzw. etwa drei Daumen breit über der Oberkante Ihres Knöchels, gleich hinter der Schienbeinkante.

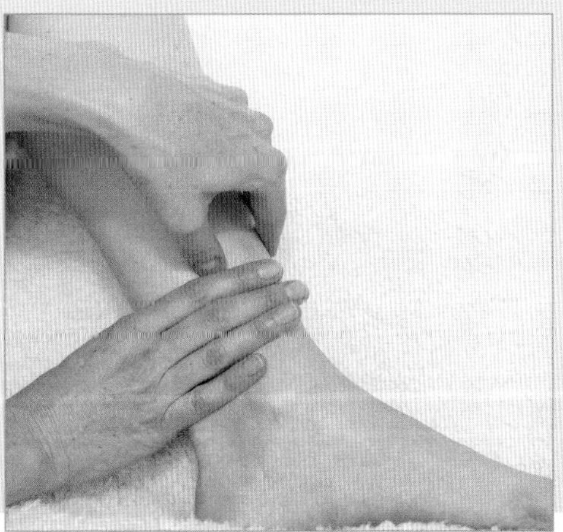

Leber 3 (LE 3) Punkt des Holzelements

Holz ist auf emotionaler Ebene mit Wut assoziiert, und wenn Gefühle unterdrückt werden, gerät der Fluss der Holz-Energie oft ins Stocken. Eine Stimulierung des Punktes LE 3 wirkt lösend auf Blockaden der Holz-Energie. Dies bewirkt, dass der Körper entweder besser mit Qi versorgt wird oder aber überschüssiges Qi abgeleitet werden kann. Das Lösen solcher Blockaden kann Frauen helfen, unterdrückte Emotionen freizusetzen und so Gefühle, die vor und während der Geburt hochkommen, näher an sich heranzulassen.
Eine Stimulierung des Punktes LE 3 kann in jeder Phase der Geburt hilfreich sein. Häufig sind es unterdrückte Gefühle, die ein Einsetzen der Wehen oder den Übergang von der ersten zur zweiten Geburtsphase erschweren. In der Übergangsphase bietet LE 3 daher oft eine gute Unterstützung. Ein gutes Fließen der Holz-Energie ist auch in der Durchtrittsphase besonders wichtig, damit Sie Ihr Baby gebären können.
Der Punkt wirkt außerdem lösend auf Verspannungen im Nacken- und Schulterbereich und bei Kopfschmerzen, wie sie während der Geburt häufig auftreten. Manchmal bietet sich eine Behandlung von LE 3 auch an, wenn die Gebärende Körperkontakt und Druck an Nacken und Schultern als zu intensiv empfindet.
So finden Sie den Punkt: Der Punkt LE 3 befindet sich auf dem Fußrücken zwischen erster und zweiter Zehe, eineinhalb bis zwei Daumenbreit hinter dem Vorderrand der Zwischenzehenhaut.

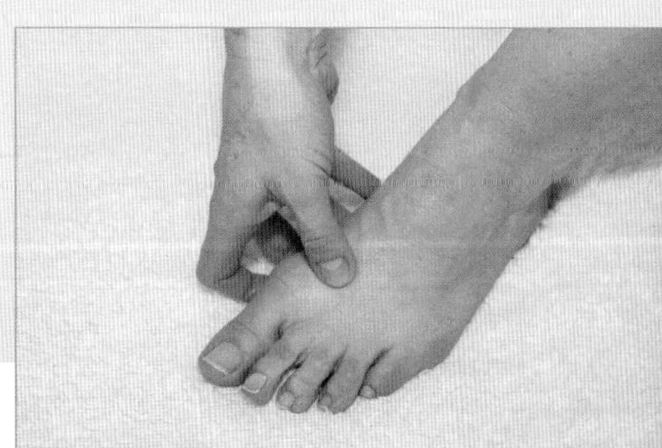

Gallenblase 21 (GB 21) Punkt des Holzelements

Druck auf diesen Punkt lässt sich gut in eine Schultermassage integrieren, um Verspannungen in Schulter, Nacken und Kiefer zu lösen und dadurch eine Öffnung des Mundes und des Dammbereiches während der Durchtrittsphase zu unterstützen.
Da die Stimulierung von GB 21 mit der Ausschüttung von Oxytocin in Verbindung zu stehen scheint – dem Hormon, das vor allem in der Nachgeburtsphase eine wichtige Rolle spielt –, kann der Punkt besonders für das Abstoßen der Plazenta sehr hilfreich sein. Viele Hebammen, denen ich diesen Punkt gezeigt habe, haben ihn in Fällen behandelt, in denen die Plazenta sich nur schwer gelöst hat, und konnten so eine chirurgische Entfernung vermeiden.

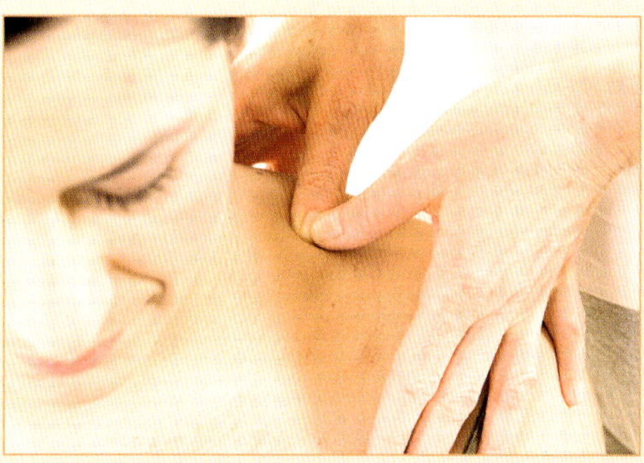

So finden Sie den Punkt: GB 21 befindet sich in einer Vertiefung an der höchsten Stelle der Schulter, dort wo Sie von der Brustwarze aus in einer geraden Linie nach oben auf die Schulterhöhe treffen würden. Um ihn genauer zu lokalisieren, können Sie sich am 7. Halswirbel orientieren – GB 21 liegt auf halber Strecke zwischen diesem Halswirbel und dem Schultergelenk.

Dickdarm 4 (Di 4) Punkt des Metallelements

Dieser Punkt hat eine stark lösende Wirkung und wird meist zur Schmerzlinderung angewandt. Bei Gebärenden kann seine Stimulierung besonders bei Übelkeit oder Durchfall kurz vor oder während der Geburt, sowie bei Kopfschmerzen, sehr hilfreich sein.

So finden Sie den Punkt: DI 4 befindet sich auf dem Handrücken zwischen Daumen und Zeigefinger. Sie finden ihn, wenn Sie Daumen und Zeigefinger aneinander legen, an der höchsten Stelle des Muskels zwischen den beiden Fingern. Eine andere Möglichkeit den Punkt zu finden, ist, Daumen und Zeigefinger ausgestreckt zu spreizen, dann liegt er auf dem oberen Rand der Zwischenhaut, etwas näher in Richtung Zeigefinger.

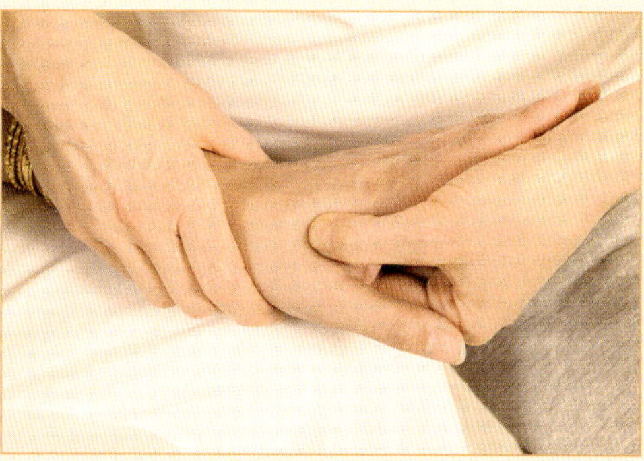

Blase 60 (BL 60) Punkt des Feuer- und Wasserelementes

BL 60 ist der Feuerpunkt am Blasenmeridian (und damit mit dem Herzen assoziiert) und leitet Hitze und überschüssige Energie ab, insbesondere aus dem Kopf. Eine Stimulierung dieses Punktes aktiviert den Blasenmeridian auf seiner ganzen Länge, sodass sich Spannung im Kopf, in der Wirbelsäule und in den Beinen lösen kann. Durch seine stark abwärts gerichtete Wirkung eignet er sich gut zur Einleitung und Verstärkung von Geburtswehen und unterstützt die Abstoßung der Plazenta.
So finden Sie den Punkt: BL 60 liegt am Fuß auf halber Strecke zwischen Außenknöchel und Achillessehne.

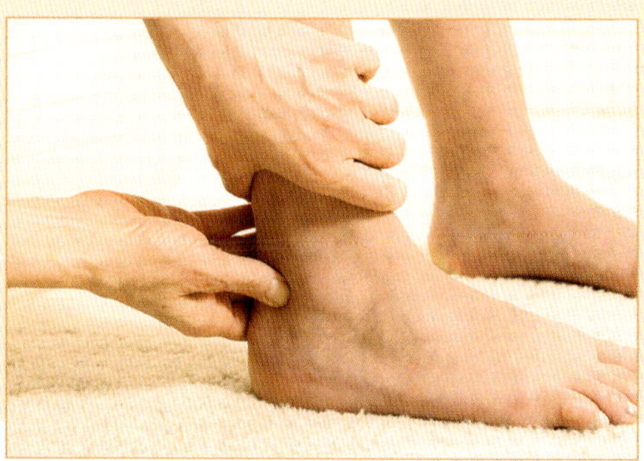

Die geburtsunterstützenden Punkte finden und behandeln

Hier einige Hinweise für Sie als Geburtspartner, wenn Sie die geburtsunterstützenden Punkte bei Ihrer Partnerin mit Shiatsu anwenden möchten.

Wenn Sie den Punkt gefunden haben, den Sie stimulieren möchten, ist es oft das Einfachste, sich mit dem Daumen hineinzulehnen. Achten Sie dabei immer darauf, dass Ihre ganze Hand entspannt bleibt, zum Beispiel, indem Sie mit Ihren anderen Fingern locker um den angrenzenden Körperbereich herum greifen.

Sie können entweder die Punkte auf beiden Körperseiten gleichzeitig oder nacheinander behandeln. Wenn Sie jeweils nur einen Punkt stimulieren, legen Sie Ihre freie Hand bequem irgendwo am Körper Ihrer Partnerin ab, wo es für sie angenehm und beruhigend ist. Am wichtigsten ist, dass Sie immer das machen, was sich für Ihre Partnerin am besten anfühlt, doch sollten Sie die Punkte auf beiden Seiten anregen, auch wenn Sie vielleicht einer Seite mehr Zeit widmen als der anderen Seite.

Ich empfehle Ihnen, noch während der Schwangerschaft die ›geburtsunterstützenden‹ Punkte auch in verschiedenen Geburtspositionen zu üben, um für sich die beste Haltung zu finden, in der Sie bequem behandeln können.

Es ist nicht wirklich möglich eine konkrete Zeitangabe zu machen, wie lange Sie einen Punkt halten sollten, denn jede Frau reagiert anders. Grundsätzlich rate ich Ihnen, sich für jeden Punkt mindestens eine Minute Zeit zu nehmen – so lange braucht es, damit sich eine Wirkung entfalten kann und eine Frau sagen kann, ob es ein Punkt ist, der ihr gerade gut tut. Manche Frauen fühlen anfangs gar nichts. Halten Sie dann zunächst den Druck noch länger aufrecht. Wenn Ihre Partnerin jedoch auch nach mehreren Minuten nichts spürt, gibt es drei Möglichkeiten:

- Entweder Sie sind nicht genau auf dem Punkt, den Sie stimulieren möchten – kontrollieren Sie dann noch einmal die genaue Stelle.
- Es kann sein, dass es einfach lange dauert, bis Ihre Partnerin etwas spürt.
- Oder aber der Punkt, den Sie gerade stimulieren, ist für Ihre Partnerin nicht hilfreich.

Auch wenn Ihre Partnerin viel spürt, wird sie nach einer Weile genug haben. Vor der Geburt kann das nach nur wenigen Minuten sein, aber wenn sie knapp vor dem Einsetzen der Wehen ist, möchte sie möglicherweise, dass Sie einen Punkt 20 Minuten oder länger halten. Während der Geburt mögen manche Frauen den Druck auf bestimmte Punkte sogar über Stunden hinweg durchgehend spüren. Andere wiederum haben nach 5 oder 10 Minuten genug und wollen eher, dass derselbe Punkt nach einer Pause von einigen Minuten oder auch Stunden, wieder stimuliert wird.

Wenn Sie als Schwangere vor oder während der Geburt selbst die Punkte bearbeiten, die Sie gut erreichen können, wenden Sie dieselben Prinzipien an.

DAMM-MASSAGE

Diese Form der Selbstmassage spricht vielleicht nicht alle Leserinnen gleichermaßen an, ich möchte Sie Ihnen als Vorbereitung auf die Geburt jedoch sehr empfehlen. Mit regelmäßigen Damm-Massagen können Sie das sensible Gewebe zwischen Scheide und After geschmeidig und dehnbarer machen und so optimal auf die Herausforderungen der Durchtrittsphase vorbereiten. Sie verringern durch Damm-Massagen das Risiko einer Verletzung des Dammgewebes (Dammriss), die eintreten kann, wenn es dem hohen Druck beim Durchtritt des Kopfs Ihres Babys nicht gewachsen ist.
Darüber hinaus bietet die Massage die Möglichkeit, sich selbst und den eigenen Dammbereich besser kennenzulernen und dem, was er während der Geburt leisten muss, hoffentlich mit weniger Angst zu begegnen. Sie werden dann unbeschwerter und besser mit der enormen Dehnung Ihres Damms während der Geburt umgehen können.
Mit der Damm-Massage können Sie ab der 33.-35. Schwangerschaftswoche beginnen. Nehmen Sie sich am besten täglich oder jeden zweiten Tag, jeweils 5-10 Minuten dafür Zeit. Die folgende Anleitung bezieht sich auf eine Selbstmassage. Wenn Sie das möchten, können Sie aber auch Ihren Partner bitten, Ihren Damm zu massieren.

Anleitung

- Befeuchten Sie Ihre Finger gut mit einem pflanzlichen Öl (kein Öl auf Erdöl-Basis verwenden).
- Verteilen Sie etwas Öl auf den äußeren Bereich Ihres Damms, sodass Ihre Finger gut über das Gewebe gleiten können. Das Öl hilft nicht nur bei der Massage, es wirkt auch sehr pflegend und macht die Haut geschmeidiger.
- Dehnen Sie jetzt mit Ihren Fingern sanft die Haut Ihres äußeren Damms in verschiedene Richtungen: vom Zentrum nach außen, hinauf, hinunter, und anschließend gleichzeitig hinauf und hinunter.
- Ölen Sie, falls notwendig, Ihren Zeigefinger oder Ihren Daumen erneut gründlich ein (vielleicht auch beide – denn am besten versuchen Sie es mit beiden Fingern, um herauszufinden, welcher für Sie besser passt).
- Führen Sie jetzt Ihren Zeigefinger oder Daumen – je nachdem, mit welchem Finger Sie den Bereich entspannter erreichen – bis zum zweiten Fingerglied in Ihre Scheide ein. Massieren Sie Ihre Vagina sanft in einer rhythmischen U-förmigen Bewegung in Richtung Anus, um das Gewebe und die Muskulatur der Vagina sanft zu dehnen.
- Wenn Sie sich dabei sicher und wohl fühlen, steigern Sie den Druck und weiten Sie die Dehnung nach unten in Richtung Anus aus. Es kann sein, dass Sie ein leichtes Brennen spüren – dasselbe brennende Gefühl kann entstehen, wenn der Kopf des Babys geboren wird.

Achtung!

Wenden Sie die Damm-Massage nicht an, wenn Sie an vaginalem Herpes, einem Pilz oder einer anderen vaginalen Infektion leiden. Die Massage könnte die Infektion verschlimmern oder noch weiter verteilen.

Überlassen Sie sich ganz jeder Wehe, anstatt gegen sie anzukämpfen. Spüren und genießen Sie diese Kraft in Ihnen.

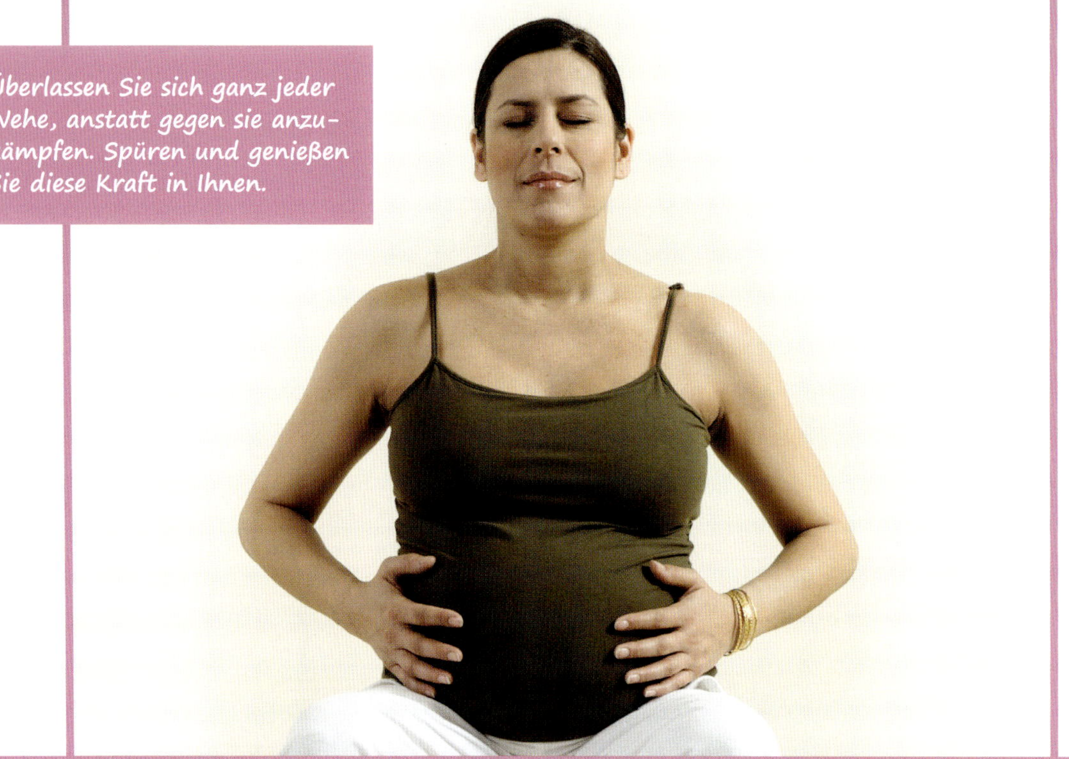

Bereit für das Erlebnis Geburt?

Die Phasen der Geburt

Der Geburtsvorgang wird üblicherweise in drei verschiedene Phasen eingeteilt. Für eine gebärende Frau ist aber nicht immer klar, wann genau eine Phase endet und die nächste beginnt, denn die Übergänge sind oft fließend und es ist individuell verschieden, wie die unterschiedlichen Phasen erlebt werden. Nach der dritten Phase der Geburt gibt es noch eine vierte, die zum Glück heutzutage allgemein Anerkennung gefunden hat und die sehr wichtig ist: Das ›Bonding‹ mit Ihrem Baby.

In jeder Phase der Geburt finden bestimmte Vorgänge im Mutterleib statt und der Fokus verändert sich. Es ist hilfreich, darüber Bescheid zu wissen. Bedenken Sie aber beim Lesen dieser Erläuterungen immer, dass jede Mutter eine Geburt anders erlebt und dass selbst eine Mutter von mehreren Kindern jede einzelne Geburt ihrer Kinder anders erfahren kann.

WEHEN

In jeder Phase der Geburt erlebt eine Frau Wehen, rhythmische Kontraktionen der Gebärmuttermuskulatur, die sich von Phase zu Phase in ihrem Verlauf und ihrer Intensität verändern. Da diese meist schmerzhaft sind, hat sich die Bezeichnung ›Wehen‹ in der deutschen Sprache etabliert. Das persönliche Erleben der Wehen ist sehr unterschiedlich. Manche Gebärende haben gleich zu Beginn der Geburt sehr intensive Wehen, während andere zunächst nur ein leichtes Unwohlsein verspüren. Einige Frauen nehmen die ersten Wehen vielleicht gar nicht als Wehen wahr, sondern bemerken nur, dass ihr Bauch hart wird.

Was genau geschieht nun während einer Wehe? Die Muskulatur Ihres Bauches und Ihrer Gebärmutter zieht sich zusammen. Zu Beginn des Geburtsvorgangs erfolgt dies nur am oberen Ende der Gebärmutter, vergleichbar mit dem Straffen eines Gürtels. Im weiteren Verlauf der Geburt werden diese Kontraktionen dann immer rhythmischer und koordinierter, bis sich schließlich jedes Mal die gesamte Gebärmutter zusammenzieht. Der Wehenschmerz strahlt dann oft in den Rücken und die Beine aus. Wenn eine Frau die Wehenbewegungen in ihrem Bauch und ihrer Gebärmutter sehr bewusst wahrnimmt, kann es sein, dass sie diese kaum als schmerzhaft erlebt, das muss aber nicht so sein. Den meisten Frauen hilft es, sich auf die Gefühle und Empfindungen jeder einzelnen Wehe einzulassen und mit ihnen mitzugehen, anstatt gegen sie anzukämpfen.

Wenn eine Geburt ganz natürlich beginnt (und nicht eingeleitet wird), fängt sie meist mit schwachen Wehen an. Nicht immer, denn es gibt auch Frauen, bei denen die Wehen gleich sehr stark beginnen.

Wie fühlen sich Wehen an? Wehen kommen und gehen wie Wellen – sie bauen sich im Körper auf, steigern sich bis zu einem Höhepunkt maximaler Intensität und klingen dann allmählich wieder ab. Diese kurze Zeit des Ansteigens – auch wenn es nur 30 Sekunden sind – ermöglicht es dem Körper, sich an eine Wehe ›zu gewöhnen‹, bevor sie ihre maximale Stärke erreicht. Sie haben Zeit, Ihre Aufmerksamkeit auf die sich aufbauende Wehe zu richten und werden von ihrem Höhepunkt dann nicht so überrascht. Das hilft nicht nur bei der Bewältigung der Wehen, sondern es erleichtert auch, die Wehenpausen wirklich zum Ausruhen zu nutzen und sich auf die nächste Kontraktion vorzubereiten. Dadurch können Sie Ihre Kräfte schonen und werden nicht so schnell müde.

Muss eine Geburt eingeleitet werden, verläuft sie meist schwieriger und schmerzhafter. Denn die Wehen erfolgen weniger wie Wellen, sie sind intensiver und länger und die Gebärmuttermuskulatur zieht sich stärker zusammen. Es fehlt die natürliche Art und Weise, wie sich eine Kontraktion zum Höhepunkt hin aufbaut, und oft gibt es auch zwischen den Wehen kaum Pausen. Manche Frauen stehen selbst eine solche Geburt gut ohne schmerzlindernde Medikamente durch, allerdings erfordert das ein hohes Maß an Konzentration und Kraft.

Schmerzlindernde Techniken

Atmung und Visualisierungen

Manche Frauen können den Schmerz ausblenden, indem sie ihre Aufmerksamkeit auf etwas richten, das nicht mit der Geburt zusammenhängt, wie etwa auf ein Objekt im Raum oder eine Zahl. Noch effektiver ist es für die meisten Frauen, innere Bilder zu nutzen, die einen Zusammenhang mit der Bewegung einer Wehe haben. In der Eröffnungsphase können Sie sich zum Beispiel Wasser und Wellen vorstellen und in der Durchtrittsphase eine Pflanze, die aus dem Boden sprießt (siehe Seiten 26-31). Es ist wichtig, dass Sie sich vor der Geburt Gedanken darüber machen, was für ein Bild für Sie passen und funktionieren könnte. Tatsächlich ist die Vorstellung von Wellen oft die hilfreichste, weil Wehen in ihrem Verlauf Wellen so ähnlich sind.

Körperhaltungen

Bewegung und ein häufiges Verändern der eigenen Position während der Wehen, helfen Schmerzen und Beschwerden zu lindern. Die Erholungs-Varianten der verschiedenen Geburtspositionen (siehe Seiten 38-49) eignen sich gut für die Pausen zwischen den Wehen und helfen, sparsam mit der eigenen Kraft umzugehen.

Shiatsu und Massage

Bestimmte Berührungstechniken helfen vielen Frauen, ihre Wehen als wirkungsvoller und weniger schmerzhaft, oft auch als weniger beängstigend zu erleben. Bei Voranschreiten der Geburt werden Sie in einen ganz individuellen Rhythmus finden. Eine Geburt ist mit einem Tanz zu vergleichen. Wenn Sie die passenden Schritte und einen guten Rhythmus finden, dann geht alles wie von selbst und Sie kommen gut voran.

DIE ERÖFFNUNGSPHASE

Diese erste Phase der Geburt ist die längste und ihre Dauer variiert von Frau zu Frau stärker als die der anderen Geburtsphasen. Die Eröffnungsperiode kann wiederum unterteilt werden. Sie beginnt mit der Latenzphase: der Muttermund wird vollständig weich und öffnet sich die ersten 3 Zentimeter. Es folgt die aktive Phase: der Muttermund öffnet sich von 3 auf 10 Zentimeter.

Oft ist es nicht einfach festzustellen, ob die Geburt begonnen hat oder noch nicht. Bei manchen Frauen scheint die Latenzphase sehr lange zu dauern, andere scheinen gar keine zu haben und gleich mit der aktiven Phase zu beginnen. Die Latenzphase kann mehrere Tage andauern, mit unregelmäßigen Wehen, es kann aber auch sein, dass es eine Frau nicht einmal bemerkt, dass die Geburt bereits begonnen hat. Oft werden in dieser Zeit die Wehen nicht kontinuierlich stärker und häufiger, sondern kommen eher sporadisch. So kann es sein, dass für 1 oder 2 Stunden ziemlich starke und häufige Wehen einsetzen, die dann aber wieder ganz aufhören. Die Wehen können dabei durchaus schmerzhaft sein, insbesondere dann, wenn das Baby mit seinem Rücken in Richtung des Rückens der Mutter liegt. Die Wehen der Latenzphase dauern normalerweise jeweils 30-40 Sekunden, und die Intervalle dazwischen variieren zwischen 3 bis zu 20 Minuten. Die Gebärmutter zieht sich zusammen, aber diese Kontraktionen finden noch nicht auf eine koordinierte Art und Weise statt.

Die Eröffnungswehen wirken nicht nur auf die Öffnung des Muttermundes, sondern ihre Aufgabe ist es auch, das Baby dabei zu unterstützen sich in eine bessere Lage für die Geburt zu bringen. Manche Hebammen nennen diese Wehen ›Übungswehen‹.

Die aktive Phase dauert dann normalerweise 10-12 Stunden, wobei sie sowohl schon nach einer Stunde vorbei sein kann, als auch 36 Stunden oder mehr andauern kann. Die Wehen werden jetzt stärker und häufiger, sie dauern jeweils mindestens 40 Sekunden und kommen alle 3-4 Minuten. Spätestens jetzt können Sie ganz sicher sein, dass die Geburt in vollem Gange ist. Wie in der Latenzphase werden Sie jetzt spüren können, wie Ihr Bauch hart wird, wenn sich die Gebärmutter zusammenzieht. Durch die Kontraktionen der Gebärmutter wird jetzt der Po des Babys,

Die Erweiterung des Muttermundes

Diese Darstellung in Originalgröße zeigt die Erweiterung des Muttermundes auf bis zu 10 Zentimeter.

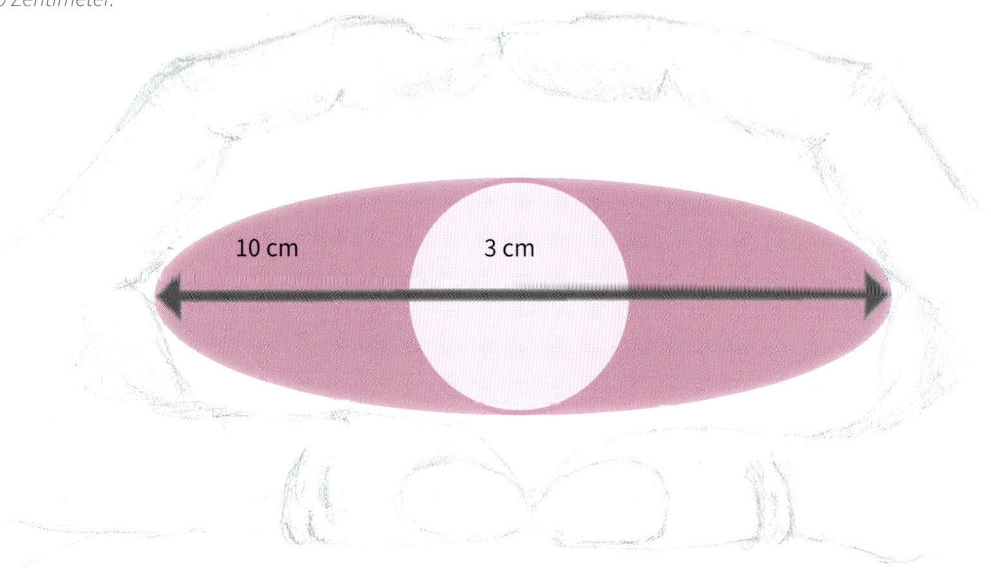

Was die Eröffnungsphase verlangsamen kann

Es gibt recht viele Gründe, weshalb diese Phase der Geburt sich verzögern oder zum Stehen kommen kann. Dazu gehören Furcht und Angst, eine ungünstige Position – etwa, wenn Sie auf dem Rücken liegen –, Erschöpfung oder wenn Sie zuwenig essen.

Der Faktor Angst ist hier besonders mächtig. Wenn Sie sich vor den Geburtswehen fürchten, produziert Ihr Gehirn vermehrt das Hormon Adrenalin und setzt dieses in die Blutbahn frei. Adrenalin hemmt jedoch die Produktion von Endorphinen – Hormone, die als natürliche Schmerzmittel wirken – und von Oxytocin. Die Freisetzung von Adrenalin ist Teil des ›Kämpfen oder flüchten‹-Reaktionsmusters des Körpers. Es wird stimuliert, wenn Sie sich durch die Geburt ›bedroht‹ fühlen – dann werden Sie entweder sehr schnell gebären oder die Geburt kommt zum Stillstand. Letzteres passiert zum Beispiel häufig, wenn eine Frau von zu Hause ins Krankenhaus fährt. Denn sie verlässt ihre ›sichere‹ Umgebung zu Hause und kommt an einen neuen und möglicherweise beängstigenden Ort, an dem Sie sich ›bedroht‹ fühlt. (Natürlich gibt es Frauen, für die das nicht zutrifft, und für die die Klinik der Ort ist, an dem sie sich sicher fühlen.) Deshalb ist es hilfreich, auch in der Klinik einen sicheren Ort zu haben – egal, ob es sich dabei um einen Ort in Ihrer Vorstellung handelt oder um eine Umgebung, die Sie sich durch einige mitgebrachte Lieblingsobjekte kreieren.

vorausgesetzt er befindet sich oben, nach unten gedrückt. Dadurch schiebt sich der Kopf des Kindes nun tiefer in das Becken. Der entstehende Druck stimuliert den Damm und das bewirkt stärkere Wehen.

Atmen

Die meisten Frauen erleben es als hilfreich, in einem Rhythmus zu atmen, der sich für sie natürlich anfühlt. Dabei ist es gut, das Ausatmen zu betonen, vielleicht auch mit einem Ton.

Fokussiert bleiben

Die Personen, die Sie während der Geburt begleiten – Ihr Geburtspartner, die Hebamme, ein Arzt – haben einen wesentlichen Einfluss darauf, ob es Ihnen leichter oder schwerer fallen wird, den Fokus und die Aufmerksamkeit zu halten. Alle involvierten Personen sollten daher möglichst positiv gestimmt und entspannt bleiben, egal was gerade passiert. Ein ermutigendes Wort zum richtigen Zeitpunkt kann viel bewirken.

Ich habe es oft miterlebt, dass nur eine einzige unangebrachte Bemerkung – wie etwa »Sind Sie sicher, dass Sie keine Periduralanästhesie (PDA) möchten?« eine Frau, die bisher gut in ihrer Geburt vorangekommen ist, plötzlich vollkommen unsicher macht. Von einer Minute zur anderen hinterfragt sie alles, was sie bisher gemacht hat, und kann sich nicht mehr vorstellen, wie sie bis jetzt ohne PDA auskommmen konnte. Es ist wirklich frappierend, wie innerhalb so kurzer Zeit eine Frau, die bis dahin wunderbar fokussiert war und sehr gut mit der Geburt zurecht gekommen ist, zu einer Frau werden kann, die der Situation überhaupt nicht mehr gewachsen zu sein scheint.

Positionen

Probieren Sie verschiedene Geburtshaltungen aus dem Kapitel ›Fit für die Geburt?‹ (siehe ab Seite 38) aus und finden Sie heraus, welche davon für Sie momentan die angenehmste ist. Es kann sein, dass Sie sich viel bewegen möchten, vielleicht tut Ihnen aber gerade Ruhe gut. Wenn Sie ein Bedürfnis danach haben, sich auf den Rücken zu legen, bedenken Sie aber immer, dass dies keine günstige Position für längere Zeit ist. Sie sind in der Rückenlage ziemlich unbeweglich und die Geburt wird meistens schmerzhafter, weil Ihr Baby von innen gegen Ihren Rücken gedrückt wird. Außerdem hat Ihr Kind weniger Platz und erhält auf seinem Geburtsweg nach unten keine Hilfe durch die Schwerkraft. Das wirkt verlangsamend auf die Geburt. Vermeiden Sie es daher, länger auf dem Rücken zu liegen. Sie müssen aber auch nicht sofort beim Einsetzen einer Wehe wieder aktiv werden. Sich in Pausen zu erholen und Kräfte zu sammeln, ist ganz wichtig! Es ist anstrengend, viele Stunden in Bewegung zu sein, wenn die Geburt lange dauert. Erschöpfung hilft aber keineswegs, ganz im Gegenteil, denn wenn Sie müde sind, ist auch Ihre Gebärmutter geschwächt.

Shiatsu und Massage

Irgendwann haben Sie vielleicht ein wachsendes Bedürfnis nach Unterstützung durch Ihren Partner, dann könnte es der richtige Moment für Shiatsu oder Massage sein. Körperkontakt und an den Körperstellen massiert zu werden, wo Sie es gerade als angenehm empfinden, ist vielleicht genau das, was Sie jetzt brauchen, um sich zu entspannen. Am unteren Rücken ist das sehr oft hilfreich, aber auch anderswo, wie etwa an Händen oder Füßen, kann Berührung viel bewirken. Ihre Vorlieben können während der Wehen anders sein, als in den Pausen dazwischen.

Natürlich ist es möglich, dass die aktive Phase Ihrer Eröffnungsperiode mitten in der Nacht beginnt und Sie genau dann die Unterstützung Ihres Partners brauchen – für verschiedene Geburtspositionen, für eine Massage und ganz besonders in emotionaler Hinsicht. Versuchen Sie dann einfach alles zu tun, was im Moment am besten funktioniert.

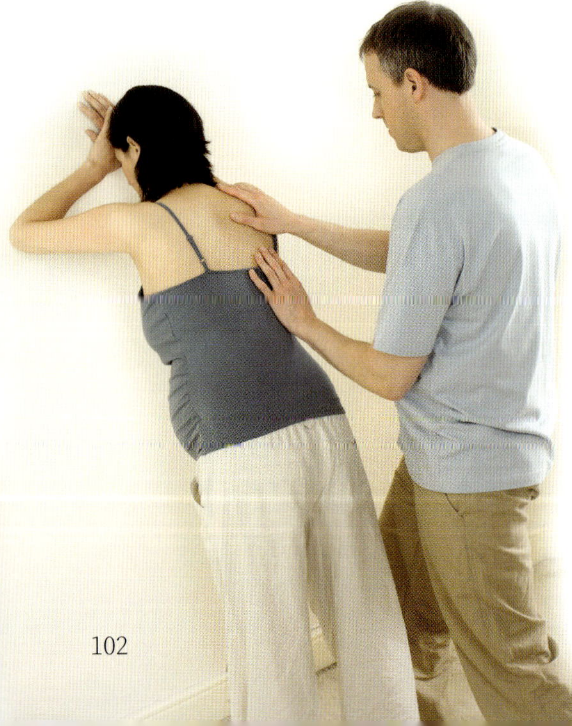

Blasensprung

Die Fruchtblase kann zu jedem Zeitpunkt während der Geburt platzen, muss aber nicht. Es gibt Babys, die in einer intakten Fruchtblase geboren werden. Wenn die Fruchtblase platzt, bevor die Wehen einsetzen, besteht ein potentielles Infektionsrisiko, daher werden Schwangere in einem solchen Fall medizinisch beobachtet. Nach einer gewissen Zeit raten Ärzte womöglich zur Einleitung der Geburt. Falls Sie in diese Situation kommen, stimulieren Sie die geburtsunterstützenden Punkte! Sie können damit eventuell die Wehen anregen! Tatsächlich ist es häufig so, dass die Fruchtblase gegen Ende der Eröffnungsphase platzt. Das Fruchtwasser schützt dann das Baby vor der Wucht der Wehen und unterstützt es bei seinem Weg hinaus.

Essen und trinken

Da eine Geburt lange dauern kann, sollten Sie einfach dann essen und trinken, wenn Ihnen danach ist. Stellen Sie sich vor, Sie würden 24 Stunden lang ohne zu essen durcharbeiten. Schon ohne gleichzeitig schwanger zu sein ist das ein großer Kraftakt! Wenn Sie Hunger und Durst haben, essen und trinken Sie alles, worauf Sie Lust haben. Es ist wichtig, dass Sie Ihren Körper mit frischer Kraft versorgen, Sie verbrauchen während der Wehen ja auch viel Energie!

Manche Frauen haben jedoch während der Geburt keinen Appetit oder es wird ihnen übel, wenn sie etwas essen. Wenn Sie sich nicht vorstellen können, etwas zu sich zu nehmen, auch wenn Ihre Geburt lange dauert, kauen Sie zumindest einige Traubenzucker-Tabletten.

Wie Sie Ihrem Körper helfen können

Da die Eröffnungsphase lange dauern kann und Sie nicht wissen, wie lange das tatsächlich sein wird, ist es ganz wichtig, dass Sie sich Ihre Energien gut einteilen. Das gilt sowohl für Sie selbst als auch für Ihren Partner. Am besten funktioniert das, indem Sie zu jedem Zeitpunkt nur das Allernotwendigste aktiv tun und sich in den Wehenpausen wirklich ausruhen, entspannen und loslassen. Das ist umso wichtiger, wenn die Geburt mitten in der Nacht beginnt, weil der Schlafmangel noch dazu kommt und Sie daher noch schneller müder werden.

Ein guter Beginn sind daher immer die Atemtechniken und Visualisierungen. Sie sind mit minimaler Anstrengung verbunden und sowohl Sie als auch Ihr Baby werden mit ausreichend Sauerstoff versorgt. Probieren Sie es aus und wenn Sie merken, dass das alles ist, was Sie im Moment benötigen, gönnen Sie Ihrem Körper und Ihrem Partner einfach Ruhe. Dazu kommt, dass tiefes Atmen die körpereigene Produktion von Endorphinen und Oxytocin fördert. Sich während der Geburt zu entspannen, ist allerdings nicht ganz dasselbe, wie während des Übens. Auch wenn Sie jetzt dieselben Atemtechniken, wie beim Üben ausführen, werden Sie – von außen betrachtet – überhaupt nicht entspannt aussehen. Vielleicht werden Sie in Bewegung sein oder Geräusche von sich geben. Sich während der Geburt zu entspannen bedeutet, Ihren Körper das tun zu lassen, was er gerade tun muss, ohne dagegen anzukämpfen oder ihn daran zu hindern. Wenden Sie daher jede Atemtechnik an, die Ihnen gerade am besten hilft, nutzen Sie Ihre Stimme und innere Bilder, wie Sie Ihnen gerade in den Sinn kommen.

Eine bequeme Körperhaltung wird Ihnen ebenfalls helfen, sich entspannter zu fühlen. Das kann eine bestimmte Position sein, oder eine Kombination mehrerer Positionen. Es kann sein, dass Sie sich viel bewegen oder gar nicht. Machen Sie, was auch immer für Sie funktioniert.

Wenn Sie Bewegung brauchen, bewegen Sie sich, wenn Sie sich aber lieber hinlegen möchten, tun Sie das – möglichst in Seitenlage. Im Bett können Sie auch knien und sich mit Ihren Armen vorne auf die Bettkante stützen. Ist Ihnen eher nach Bewegung zumute, achten Sie auch dabei darauf, hauptsächlich Positionen einzunehmen, in denen Sie sich gut ausruhen können, zum Beispiel, indem Sie knien und Ihren Oberkörper auf einen Ball legen.

Die günstigsten Körperhaltungen sind immer solche, in denen Ihr Becken und Ihr Baby Bewegungsfreiheit haben – sie bringen die Geburt gut voran und machen sie weniger schmerzhaft. Die Seitenlage ist eine Möglichkeit, aber noch besser sind hingegen alle aufrechten Positionen, bei denen Sie sich nach vorne lehnen und abstützen können. Dabei bleibt das Becken noch freier, sodass Ihr Kind sich besser bewegen kann. Außerdem hilft die Schwerkraft dem Baby bei seinem Weg nach unten. Insgesamt ist dadurch die Wahrscheinlichkeit geringer, dass das Baby stecken bleibt. Das Lehnen nach vorne reduziert außerdem den Druck auf Ihren unteren Rücken und die daraus resultierende Anspannung in diesem Bereich. Wenn Sie sich dann zusätzlich bewegen, unterstützt das umso mehr die Öffnung Ihrer Hüften und Ihres Beckens und schafft noch weitere Bewegungsfreiheit für Ihr Baby.

Wenn Sie die Geburtspositionen zur Vorbereitung geübt haben, werden Sie sie während der Geburt ziemlich intuitiv einsetzen können und rasch diejenigen finden, die gerade für Sie am angenehmsten sind.

DIE ÜBERGANGSPHASE

Gegen Ende der Eröffnungsperiode beginnt Ihr Körper sich auf die zweite Phase der Geburt, die Durchtrittsphase, vorzubereiten. In dieser Übergangsphase vollzieht der Muttermund den letzten Teil seiner Öffnung, meist von 8 auf 10 Zentimeter. Der Abstand zwischen den Wehen verkürzt sich jetzt auf etwa zwei Minuten und die Wehen werden länger, jede dauert bis zu 60 Sekunden.

Körperlich wird jetzt alles intensiver. Wenn Sie abwechselnd frieren und schwitzen, anfangen zu zittern oder sich wackelig auf Ihren Beinen fühlen, sind das deutliche Anzeichen dafür, dass Sie in der Übergangsphase sind. Es kann sein, dass Sie knurrende Laute von sich geben oder dass Ihnen übel wird. Der Druck auf Ihr Rektum verstärkt sich und vielleicht müssen Sie Ihren Darm entleeren.

Auch emotional ist die Übergangsphase meist sehr intensiv. Sie haben jetzt vielleicht das Gefühl, dass Ihnen alles zu viel wird und Sie möchten am liebsten aufgeben. Vielleicht sind Sie plötzlich gereizt oder wütend, und schreien Ihren Partner an. Obwohl bis jetzt alles gut gegangen ist, verlangen Sie jetzt vielleicht eine PDA oder bitten um einen Kaiserschnitt.

Die Übergangsphase kann kurz sein und nur einige Minuten dauern, oder aber bis zu einer Stunde und länger. Sie und Ihr Partner sollten dabei nie vergessen, dass all diese Intensität ein deutliches Zeichen dafür ist, dass Ihre Geburt gute Fortschritte macht und dass sich Ihr Körper nur darauf vorbereitet, bald Ihr Kind zu gebären. Es bedeutet, dass etwas voran geht! Wenn Sie die Übergangsphase aus diesem Blickwinkel sehen und all die heftigen Empfindungen als positive Anzeichen annehmen, wird es Ihnen leichter fallen, mit der Intensität und Anstrengung dieser Phase zurechtzukommen.

Es kann gut sein, dass Sie jetzt zum ersten Mal einen Drang spüren zu pressen. Das hat damit zu tun, dass der Kopf Ihres Babys nach unten drückt und Ihre Beckenbodenmuskulatur reizt. Das heißt allerdings nicht mit Sicherheit, dass Ihr Muttermund schon vollständig geöffnet ist. Viele Frauen geben diesem Pressdrang nach und drücken nach unten, weil sie glauben, dass es das ist, was sie jetzt tun sollten. Allerdings ist es zunächst am besten, sich damit zurückzuhalten, soweit das irgendwie möglich ist. Pressen Sie erst, wenn Sie nicht mehr anders können, dann ist Ihr Muttermund wahrscheinlich auch bereit dafür. Selbst dann geht es jedoch nicht darum Ihr Baby hinauszudrücken, sondern darum, den Körper einfach tun zu lassen, was zu tun ist, um Ihr Baby zu gebären.

Es ist wichtig abzuwarten, bis Sie starke Presswehen haben, bevor Sie tatsächlich aktiv anfangen zu pressen. Vorher kann es sein, dass Ihr Baby seine Position noch leicht verändern muss. Wenn Sie daher zu früh pressen, halten sie es womöglich davon ab und es kommt vielleicht in eine noch ungünstigere Position für die Geburt.

Manchmal entsteht eine Pause im Geburtsvorgang, wenn der Muttermund ganz offen ist. Einige Frauen möchten dann ein wenig schlafen, besonders dann, wenn die Eröffnungsphase sehr lange gedauert hat. Manche Hebammen nennen das dann die ›Ruh-dich-aus-und-sei-dankbar‹-Phase. Es macht durchaus viel Sinn für den Körper, sich jetzt gut auszuruhen, bevor die physisch noch anspruchsvollere Durchtrittsphase beginnt.

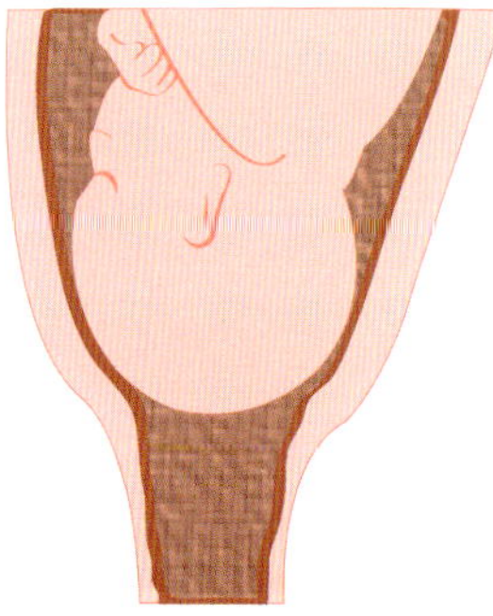

Die Übergangsphase ist bald erreicht. Der Muttermund ist fast geöffnet.

Was die Übergangsphase verlangsamen kann

Wie in der Eröffnungsphase, gibt es auch in der Übergangsphase viele Faktoren, die zu einer Verlangsamung oder gar einem Stillstand des Geburtsvorgangs führen können. Dazu gehören Furcht und Angst, das Gefühl nicht beachtet zu werden, Erschöpfung, das Gefühl es nicht zu schaffen und aufgeben zu müssen, eine unbequeme Körperhaltung und die Rückenlage, die Ihr Kreuzbein blockiert und die Geburt schmerzhafter macht.

Wie Sie Ihrem Körper helfen können

Das Wichtigste ist jetzt, entspannt zu bleiben und die Konzentration zu halten – auf welche Weise auch immer das für Sie funktioniert. Sie sollten weiterhin bewusst tief atmen und sich entspannen, jetzt aber zusätzlich Ihre Aufmerksamkeit immer mehr hinunter in Richtung Ihres Damms und Beckenbodens richten. Damm-Massagen (siehe Seite 97) – schon vor der Geburt – helfen, eine gute Verbindung zu diesem Körperbereich zu spüren.

Nehmen Sie Körperhaltungen ein, in denen Sie sich die Schwerkraft zunutze machen können. Es sollten aber auch jetzt Positionen sein, in denen Sie sich so gut wie möglich entspannen können, erzwingen Sie nichts. Gerade wenn Sie das Gefühl haben, aktiv etwas tun zu müssen, versuchen Sie eher abzuwarten und einen eventuellen Pressdrang etwas zurückzuhalten, so lange, bis dieser Drang Sie überwältigt und die Durchtrittsphase tatsächlich beginnt.

Ob Sie in dieser Phase berührt werden möchten oder nicht, ist individuell verschieden. Es kann aber gut sein, dass Massage oder Shiatsu Ihnen hilft, angespannte oder verkrampfte Körperbereiche zu entspannen. Oft entsteht in der Übergangsphase extrem starker Druck auf Ihr Kreuzbein. Wenn Ihr Partner Sie dort behandelt, brauchen Sie jetzt wahrscheinlich wesentlich stärkeren Druck als bisher. Wenn Ihre Beine zittern, kann es ebenfalls sehr gut tun, wenn sie massiert werden. Und falls Sie das Gefühl haben, die Verbindung zu sich selbst, zu Ihrer Atmung und zu Ihrem Baby zu verlieren, können genau jetzt haltende Techniken am Bauch das Richtige sein. Vielleicht tut es Ihnen jetzt auch gut, wenn Ihr Partner die beruhigenden Punkte an Ihren Händen und Füßen (siehe Seite 87-90) stimuliert.

Beim Pressen geht es nicht darum,
das Baby hinauszudrücken, sondern darum,
dem Körper zu erlauben Ihr Kind zu gebären.

DIE DURCHTRITTSPHASE

In dieser Phase wird Ihr Baby geboren. Sie erleben starke Wehen, mit denen Ihr Baby sich durch den Geburtskanal hinunterschiebt und schließlich hinaus in die Welt bewegt. Sie sollten wirklich nur dann pressen, wenn Sie einen unbändigen Drang danach verspüren. Denn es kann sein, dass Ihr Kind seinen Kopf zuvor noch ein wenig drehen muss, um dann leichter hinausgleiten zu können. Wenn Sie zu früh pressen und Ihr Baby hat noch nicht die richtige Geburtslage eingenommen, schieben Sie es mit Ihrem Pressen weiter hinunter, wo es dann keine Möglichkeit mehr hat, eine optimale Geburtsposition einzunehmen. Sie riskieren damit, dass es in dieser Position stecken bleibt.

Wie bei allen Phasen der Geburt, ist auch die Dauer der Durchtrittsphase von Frau zu Frau und von Geburt zu Geburt sehr unterschiedlich. Manche Frauen müssen nicht stark pressen und das Baby gleitet relativ sanft hinaus. Andere Frauen haben sehr starke Presswehen. Manche Babys werden mit ein oder zwei Wehen geboren, andere lassen sich Zeit. Wenn es so weit ist, werden Sie einen unwiderstehlichen Drang danach spüren zu pressen. Geben Sie sich dieser unbändigen Kraft hin, lassen Sie Ihren Körper die Führung übernehmen und lassen Sie sich von dem leiten, was Sie spüren.

Vertrauen Sie Ihrem Körper! Er ist auf das Gebären gut vorbereitet. Die Knochen Ihres Beckens sind in der Lage sich so weit auseinander zu bewegen, dass ein ausreichend großer Durchgang für ein Kind entsteht und eine Geburt möglich ist. Auch Ihr Steißbein bewegt sich ein wenig, um nicht im Weg zu sein. Es ist wichtig, dass Ihnen das bewusst ist. Ihre Knochen sind nicht fixiert, sie können sich bewegen, und je mehr Sie deren Bewegung zulassen, umso leichter wird die Durchtrittsphase werden.

Der Kopf Ihres Babys schiebt sich zuerst immer tiefer in den Geburtskanal, bis er den Beckenboden erreicht und auch von außen an der Vagina sichtbar ist. Ein weiterer wichtiger Meilenstein der Geburt ist geschafft! Jetzt ist es wichtig, nicht ganz plötzlich stark zu pressen, um die Überdehnung oder einen Riss des Damms zu vermeiden. Auch das Baby braucht jetzt seine Zeit und es zu plötzlich hinauszudrücken, könnte die Geburt traumatischer machen.

Sie können jetzt den Kopf Ihres Babys zum ersten Mal berühren, wenn Sie nach unten greifen. Das hilft manchen Frauen dabei, sich gut zu konzentrieren, aber nicht alle Frauen tun das gerne. Auch Ihr Partner möchte vielleicht den Kopf sehen. Er sollte nicht besorgt sein, wenn das Köpfchen eine bläuliche Farbe hat – die blaue Körperfärbung ist ganz normal, bevor das Baby seinen ersten Atemzug getan hat, der sein Blut mit Sauerstoff anreichern wird.

Manche Babys werden, nachdem Sie mit ihrem Kopf den Beckenboden erreicht haben, sehr schnell geboren – Kopf und Körper gleiten in einer Wehe hinaus. Andere scheinen es nicht eilig zu haben, warten eine Weile am Damm und werden dann mit mehreren Wehen geboren.

Insgesamt ist die Durchtrittsphase kürzer als die Eröffnungsphase, wahrscheinlich werden Sie nicht länger als etwa zwei Stunden aktiv pressen, vielleicht aber auch nur 15 Minuten – oder sogar kürzer, wenn es nicht Ihre erste Geburt ist. Nehmen Sie sich Zeit, es gibt keinen Grund sich zu beeilen. Ihr Baby wird kommen, wenn es dazu bereit ist.

Was die Durchtrittsphase verlangsamen kann

Häufig wird der Fortschritt der Durchtrittsphase durch zu viel Angst der Mutter aufgehalten oder gar blockiert. Verzögerungen können aber auch eintreten, wenn eine Frau zu sehr versucht, den Fortgang der Geburt zu kontrollieren und etwas zu erzwingen, wofür ihr Körper und das Baby vielleicht noch nicht bereit sind. Ein deutliches Anzeichen dafür ist, wenn Sie Ihren Nacken und Ihre Schultern verkrampfen. Das heißt, dass Sie sich sehr anstrengen und stark pressen, dass dies aber wenig Wirkung hat, weil Ihre ganze Aufmerksamkeit im oberen Teil Ihres Körpers konzentriert ist. Das ist sehr ermüdend und kostet Sie wertvolle Kraft!
Ein weiterer Grund für eine Verlangsamung der Durchtrittsphase ist die Rückenlage. Wenn Sie flach auf dem Rücken liegen, hat das Pressen oft keine Wirkung, weil Sie quasi ›bergauf‹ pressen müssen. Hinzu kommt, dass Ihr Baby in dieser Position leicht stecken bleiben kann, weil Ihr Becken zusammengedrückt wird und sich Ihre Knochen nicht genug bewegen können.

Wie Sie Ihrem Körper helfen können

Bleiben Sie entspannt, geraten Sie nicht in Panik und bleiben Sie mit Ihrer Aufmerksamkeit bei Ihrer Atmung. In dieser Phase der Geburt mögen manche Frauen weniger Körperkontakt, anderen hingegen hilft Berührung in Form von Massage oder Shiatsu sehr, entspannt und fokussiert zu bleiben. Dabei ist es jetzt ratsam, das Hauptaugenmerk auf Nacken und Schultern zu legen, da diese Körperbereiche oft sehr angespannt sind.
Oft wird diese Phase der Geburt als schwierig beschrieben, und viele Frauen erwarten, stark pressen und sich unglaublich anstrengen zu müssen. Tatsächlich ist es aber so, dass Ihrem Baby die Geburt leichter fallen wird, wenn Sie genau das nicht tun. Versuchen Sie es anders zu betrachten: Sie arbeiten mit Ihrem Kind zusammen! Seien Sie geduldig und lassen Sie einfach zu, dass Ihr Baby geboren wird. Ihr Körper und Ihr Baby wissen, was zu tun ist.
Was Sie tun können: Konzentrieren Sie sich darauf zu fühlen, wie sich Ihr Baby hinunter in Richtung Damm und Beckenboden bewegt und versuchen Sie dann mit dem Druck, den sie dort spüren, mitzugehen. Wenn es Ihnen möglich ist, stellen Sie sich bildlich vor, wie sich Muskulatur und Gewebe Ihres Damms und Beckenbodens dehnen und öffnen. Wenn Sie sich mit Dammmassagen vorbereitet haben, wird Ihnen das jetzt wahrscheinlich leichter fallen. Um sich besser darauf konzentrieren zu können, wie sich das Baby nach unten schiebt, nutzen Frauen oft gerne Hilfsmittel – wie etwa ein Seil, an dem man sich festhalten und mit aller Kraft nach unten ziehen kann.
Aufrechte Körperhaltungen sind während der Durchtrittsphase weiterhin sehr wichtig, weil sie dem Kind den Weg hinunter erleichtern. Wenn Sie solche Geburtspositionen auf sehr aktive Weise nutzen, fördern sie auch die Dehnung und Öffnung Ihres Damms. Sind Sie gerade nicht sicher, was Sie als Nächstes tun sollten, probieren Sie die stehende Hocke aus – sie ist eine besonders günstige Position für diese Phase.
Ein anderer wichtiger Grundsatz ist, dass Sie während der ganzen Durchtrittsphase immer mit dem weitermachen, was gerade gut funktioniert. Halten Sie Ihre Konzentration und nutzen Sie dafür jedwede Atemtechnik oder Visualisierung, die gut für Sie passt. Rechnen Sie damit, dass es sich rasch ändern kann, welche Position Sie gerade als angenehm empfinden, und dass Sie sich auch jetzt in den Wehenpausen ausruhen müssen. Es kann auch sein, dass Sie sich in Ihren eigenen Raum zurückziehen möchten und dann wenig Bedürfnis nach Körperkontakt oder Massage empfinden.
Und noch ein letzter wichtiger Tipp: Seien Sie darauf gefasst, von der unbändigen Kraft überwältigt zu werden, die sich entfaltet, wenn Ihr Baby durch den Geburtskanal gleitet.

DIE NACHGEBURTSPHASE

Das ist die Geburtsphase, in der sich die Plazenta löst und ausgestoßen wird. Sie ist ähnlich wie die Durchtrittsphase, allerdings bei Weitem nicht so intensiv. Die Plazenta ist wesentlich kleiner als das Baby und hat auch keine Knochen, daher gleitet sie wesentlich leichter durch den Durchgang, der kurz vorher vom Baby geschaffen wurde. Normalerweise wird die Plazenta mit nur einer Wehe geboren, manchmal sofort nach dem Neugeborenen, manchmal innerhalb von 10-15 Minuten, meistens aber innerhalb einer Stunde nach der Geburt des Babys. Auch wenn diese Phase weniger intensiv ist, gibt es gewisse Risiken. Wenn die Blutgefäße, mit denen die Plazenta vorher mit der Gebärmutterwand verbunden war, sich nicht rasch verschließen, besteht die Gefahr einer Blutung. Ist Ihre Geburt jedoch bisher problemlos verlaufen und Sie haben wenig Blut verloren, ist die Wahrscheinlichkeit einer solchen Komplikation gering. Ihr Körper ist darauf ausgelegt, sowohl das Baby als auch die Plazenta zu gebären. Sollten Sie jedoch starke Blutungen bekommen, wird man Ihnen Medikamente geben, die das Kontrahieren der Gebärmutter unterstützen und die komplette Ablösung und Ausscheidung der Plazenta beschleunigen.

Was die Nachgeburtsperiode verlangsamen kann

Wenn bei der Ablösung der Plazenta eine Verzögerung eintritt, kann das damit zu tun haben, dass Sie nicht entspannt oder nicht mehr in einer aufrechten Körperhaltung sind. Andere Gründe können eine volle Blase oder Erschöpfung sein.

Wie Sie Ihrem Körper helfen können

Auch während der Nachgeburtsperiode ist es unverzichtbar, dass Sie sich entspannen und in einer guten Verbindung mit Ihrem Körper und Ihrem Baby bleiben. Wenn Sie Ihre Plazenta auf natürliche Art und Weise und ohne Medikamente gebären möchten, sollten Sie fokussiert bleiben und eine aufrechte Position beibehalten oder einnehmen – wobei die tiefe Hocke jetzt eher nicht die angenehmste Körperhaltung sein wird, auch wenn die Nachgeburtsperiode nicht so intensiv ist wie die Durchtrittsphase.
Eine volle Blase kann das Abstoßen der Plazenta behindern, daher ist es ratsam, auf die Toilette zu gehen, auch wenn das momentan das Letzte ist, auf das Sie gerade Lust haben. Eine weitere Möglichkeit, wie Sie das Ablösen der Plazenta anregen können, ist, Ihr Baby zu stillen. Stillen stimuliert die Freisetzung des Hormons Oxytocin in Ihren Blutkreislauf, das Kontraktionen der Gebärmutter fördert und damit die Ablösung der Plazenta unterstützt.

DIE BONDING-PHASE

Der anstrengende Teil der Geburt ist nun geschafft, Sie halten Ihr Kind in Ihren Armen und können sich ganz auf die Vertiefung der Verbindung zueinander konzentrieren. Ein neuer Abschnitt in Ihrer Reise des Mutterseins beginnt: Eine Familie werden, Ihr Baby kennenlernen und es als eigenständiges Wesen wahrnehmen, außerhalb des sicheren und schützenden Raums Ihrer Gebärmutter.

Die Zeit unmittelbar nach der Geburt ist ganz besonders wichtig für das so genannte ›Bonding‹. Wenn Sie keine Medikamente bekommen haben, werden sowohl Sie als auch Ihr Baby in einem Zustand erhöhter Sensibilität sein. Jetzt ist der Moment, in dem Sie sich in Ihr Kind verlieben, und das Neugeborene wird beginnen, an Ihrer Brust zu saugen.
In dieser Phase kann es wundervoll für beide Elternteile sein, zu versuchen die Dinge aus der Perspektive Ihres Babys zu sehen. Es war neun Monate lang im Mutterleib, in einer eher dunklen Umgebung, von Flüssigkeit rundum unterstützt und gehalten. Es hat gerade eine drastische Veränderung erlebt und ist jetzt plötzlich von Luft und Licht umgeben. Unterstützen Sie Ihr Baby, sich an diese neue Umgebung anzupassen.

Was das Bonding beeinträchtigen kann

Wenn Sie während der Geburt Schmerzmittel bekommen haben, kann dessen Wirkung das Bonding mit Ihrem Kind beeinträchtigen.
Wird Ihr Baby unnötigerweise nach der Geburt von Ihnen getrennt, verhindert das eine natürliche Bonding-Phase.

Wie Sie sich helfen können

Wenn Sie während der Geburt von vielen unterstützenden Personen umgeben waren, sollten diese sich jetzt zurückziehen. Es ist jetzt an der Zeit, dass nur Sie und der Vater oder Ihr Partner/Ihre Partnerin mit Ihrem Baby zusammen sind. Im Idealfall sollten Sie jetzt gemeinsam an einem Ort sein, an dem Sie sich komplett wohl und geborgen fühlen. Wenn Sie nicht zu Hause sind, kann dies für den Moment auch Ihr imaginärer sicherer Ort sein. Gehen Sie in Ihrer Vorstellung dorthin zurück und sehen Sie, wie Ihr Neugeborenes hineinpasst.

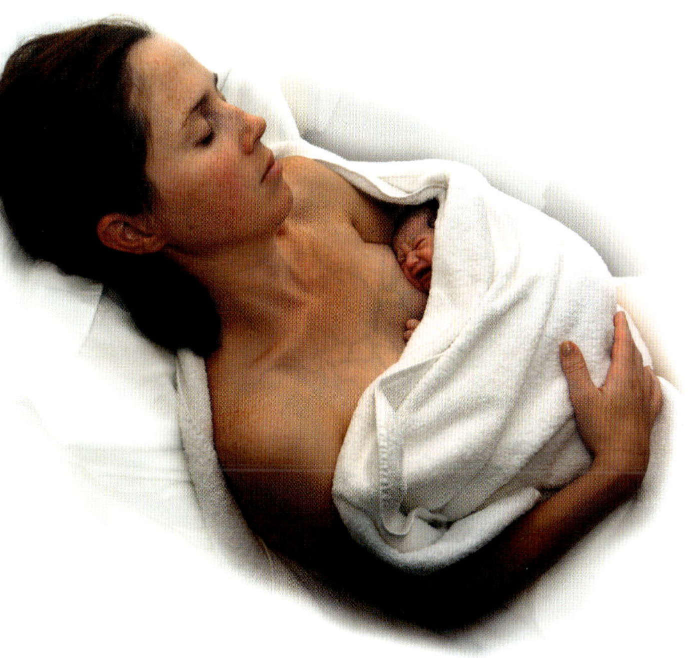

Umgang mit Schmerzen

Was den meisten Frauen und ihren Partnern im Zusammenhang mit der Geburt Angst macht, sind die Schmerzen. Das ist nicht weiter verwunderlich, denn in unserer Kultur wird die Geburt meist als Erfahrung dargestellt, die mit schier unerträglichen Schmerzen einhergeht. Es ist zwar wirklich so, dass die meisten Frauen in bestimmten Situationen während der Geburt Schmerzen empfinden – zum Beispiel, wenn die Wehen stärker werden oder wenn sich das Baby tiefer in den Geburtskanal hinunter schiebt. Diese Geburtsschmerzen erfüllen jedoch normalerweise ganz bestimmte Aufgaben: Sie veranlassen Sie beispielsweise dazu, Ihre Körperposition zu verändern oder aber Ihre Aufmerksamkeit auf etwas ganz Bestimmtes zu lenken. Sie können aber auch ein wichtiger Hinweis darauf sein, dass Ihr Körper gerade andere oder bessere Unterstützung braucht. Dabei dürfen Sie nicht vergessen: Ihr Körper ist darauf ausgelegt, mit diesen Schmerzen umgehen zu können.

Ein Großteil der Schmerzen, den Frauen während der Geburt erleben, ist allerdings auf Furcht und Angst zurückzuführen. Angst erzeugt Spannung, und Anspannung im Körper verstärkt meist den Schmerz. Je entspannter Sie daher sind, desto weniger Schmerzen werden Sie empfinden, weil Ihr Körper dann auch mehr Endorphine und Oxytocin produziert. Je angsterfüllter Sie hingegen sind, desto schwerer wird es Ihnen fallen, mit den Schmerzen fertig zu werden. Ein weiterer

Den Schmerz umwandeln

Wenn Sie gegen den Schmerz keinen kräfteraubenden Widerstand leisten und ihn akzeptieren, kann Ihr Körper besser darauf reagieren. Einige einfache Techniken – Atemtechniken, Visualisierungen, das Verändern der Körperhaltung und Berührungstechniken, wie Massage und Shiatsu – können Ihnen dabei helfen und die Geburt für Sie wesentlich erträglicher machen.

Sie können Ihre Atmung ganz bewusst dazu nutzen, den Schmerz oder bestimmte Beschwerden auszuatmen. Erlebt man Schmerz, verkrampft sich die Muskulatur unwillkürlich und das verstärkt den Schmerz nur noch mehr. Wenn Sie gezielt den Schmerz ausatmen, hilft das, die Spannungen zu lösen und so den Schmerz zu lindern. Diese Technik hilft auch oft bei Beschwerden, wie Übelkeit: Atmen Sie das Gefühl der Übelkeit bewusst aus und lassen Sie mit der Einatmung frische Energie in sich hineinströmen.

Kreative Visualisierungen können ebenfalls helfen, den Schmerz loszulassen. Vielleicht möchten Sie sich Ihren Schmerz als ganz konkretes inneres Bild vorstellen – zum

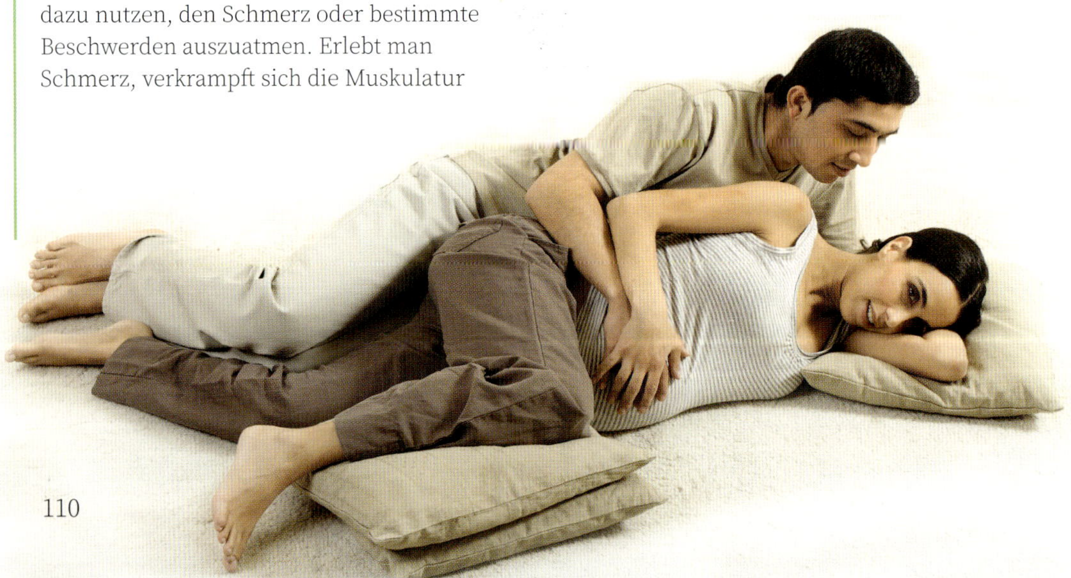

ganz wichtiger Einflussfaktor auf Schmerz ist Müdigkeit. Je müder Sie sind, desto weniger sind Sie Herausforderungen jedweder Art gewachsen. Natürlich trifft das auch ganz besonders auf Schmerzen zu!

Prinzipiell gibt es zwei mögliche Wege mit Schmerzerfahrungen umzugehen: Sie können viel Energie darauf verwenden, den Schmerz zu bekämpfen, was allerdings meist verstärkend wirkt und Ihnen Kraft entzieht, oder aber Sie richten Ihre Aufmerksamkeit darauf, den Schmerz zu erleben und willigen in ihn ein. Wenn Sie den Schmerz annehmen, können Sie ihn in einem zweiten Schritt auch loslassen!

Mit dem Thema Schmerz sollte sich auch der Partner auseinandersetzen. Möglicherweise kommt eine Frau ganz gut mit dem Schmerz zurecht, ihr Partner hingegen überhaupt nicht und er versucht dann verzweifelt, ihr den Schmerz zu nehmen. Ihr Partner sollte sich daher darüber im Klaren sein, wie es für ihn ist, Sie unter Schmerzen zu erleben und sich mit den Gefühlen auseinandersetzen, die dabei in ihm hochkommen. Wie kann er in einer solchen Situation angemessen reagieren? Was ihm richtig erscheint, ist nicht unbedingt das, was Sie gerade brauchen.

Ihr Glaube an sich selbst hat einen großen Anteil daran, wie Sie Ihrem Geburtsschmerz begegnen. Wenn Sie davon überzeugt sind, dass Sie gut damit fertig werden und sich ganz auf jede einzelne Wehe einlassen,

Beispiel als bestimmte Farbe, als bösen Geist, stacheligen Kaktus oder als irgendetwas anderes, das für Sie passt. Dann lassen Sie dieses Bild bewusst los. Das kann helfen, den Schmerz zu lindern.

Nutzen Sie die verschiedenen Körperhaltungen, die in diesem Buch vorgestellt wurden, denn diese Positionen helfen, besser mit dem Geburtsschmerz umzugehen und ihn zu erleichtern. Sie sind auf die besonderen Vorgänge im Körper während einer Geburt abgestimmt. Wenn Menschen körperliche Schmerzen empfinden und sich dabei stark anspannen und verkrampfen, krümmen sie sich intuitiv zusammen oder legen sich hin. Beides ist aber bei den Schmerzen während der Geburt nicht wirklich hilfreich. Damit Sie die speziellen Geburtspositionen spontan nutzen können und rasch diejenige finden, die Ihnen im Moment gerade am besten hilft, empfehle ich Ihnen daher sehr, sie vorher gut zu üben.

Berührung kann ebenfalls eine große Hilfe bei Schmerzen sein. Massieren und reiben Sie Ihren Bauch, Ihren Nacken oder Ihren Rücken, oder bitten Sie Ihren Partner dies für Sie zu tun – all diese Berührungstechniken können Schmerzen lindern und sehr zu Ihrem Wohlbefinden beitragen. Während der Geburt gibt es oft ganz spezifische Körperstellen, die mehr von Schmerzen betroffen sind als andere und diese brauchen dann besonders viel oder aber ganz wenig Berührung.

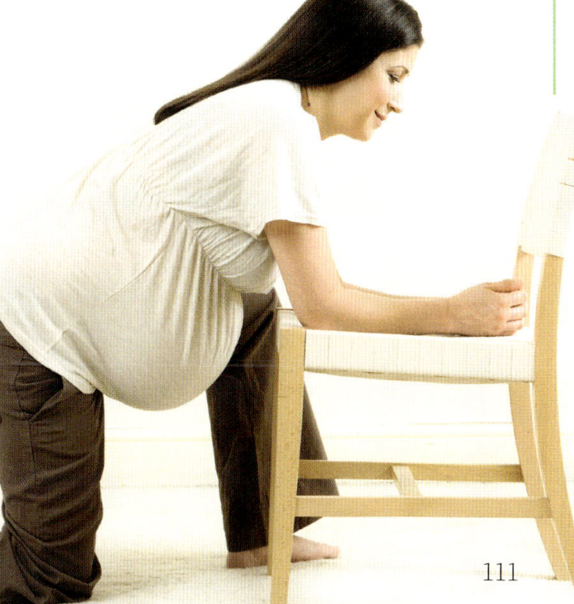

dann werden Sie meistens auch gut mit dem Schmerz zurechtkommen. Wenn Sie aber denken, dass Ihnen alles zu viel wird und dass Sie nicht weitermachen können, dann geschieht es leicht, dass Sie aufgeben und von der ganzen Situation überwältigt werden. Hier kann Ihr Partner eine entscheidende Rolle als Ihr wichtigster Unterstützer einnehmen. Er muss an Sie glauben und von dem, was Sie gerade machen, überzeugt sein. Seine Aufgabe ist es, Sie auf eine Art und Weise zu ermutigen, die Ihnen gut tut, um so zu verhindern, dass Sie aufgeben.

Natürlich können Geburtsschmerzen manchmal so intensiv werden, dass Sie wirklich an Ihre Grenzen kommen. Ihr Partner sollte in der Lage sein, zu erkennen, wann ein solcher Punkt erreicht ist und es für Sie unerträglich wird.

Es gibt mehrere Ursachen für extrem starke Schmerzen. Bei plötzlichen sehr intensiven Schmerzen ist es immer wichtig, der Ursache auf den Grund zu gehen. Es kann zum Beispiel sein, dass das Baby in einer ungünstigen Position stecken bleibt und nicht vorankommt. In diesem Fall sind die Schmerzen ein wichtiges Signal!

Für den Fall, dass die Schmerzintensität für Sie unerträglich wird, können schmerzlindernde Medikamente schnell Abhilfe schaffen. Manchmal sind diese auch wirklich notwendig. Beispielsweise können Schmerzmittel während einer langen und schwierigen Geburt für eine Weile die Höhepunkte der Wehen abmildern und Ihnen so helfen, sich zu entspannen. Das kann den weiteren Verlauf der Geburt dann wesentlich erträglicher machen. Bedenken Sie dabei aber, dass

Der Schmerztest

Es ist unmöglich, die Schmerzen einer Geburt in einer Übung nachzuempfinden, denn sie unterscheiden sich von fast allen anderen Schmerzen. Allerdings ist es sehr wohl möglich, eine Idee davon zu bekommen, wie wir prinzipiell auf Schmerz reagieren und was uns im Umgang damit hilft. Die folgende Übung soll Sie und Ihren Geburtspartner dabei unterstützen, Ihre Reaktionen auf Schmerz besser kennenzulernen. Sie dient auch dazu, herauszufinden, wie Ihr Partner damit umgeht, Sie in Schmerzen zu erleben. Die Übung wurde von der Amerikanerin Pam England, Gründerin der Organisation ›Birthing from Within‹, entwickelt.

Für die Übung benötigen Sie mehrere Eiswürfel. Zunächst nehmen Sie und Ihr Partner jeweils einen Eiswürfel in die Hand und behalten ihn dort zwei Minuten lang. Beobachten Sie nun Ihre Reaktionen. Verkrampfen Sie sich? Welche Körperbereiche spannen Sie an? Wie fühlen Sie sich?

In einem zweiten Schritt halten nur Sie einen neuen Eiswürfel für weitere zwei

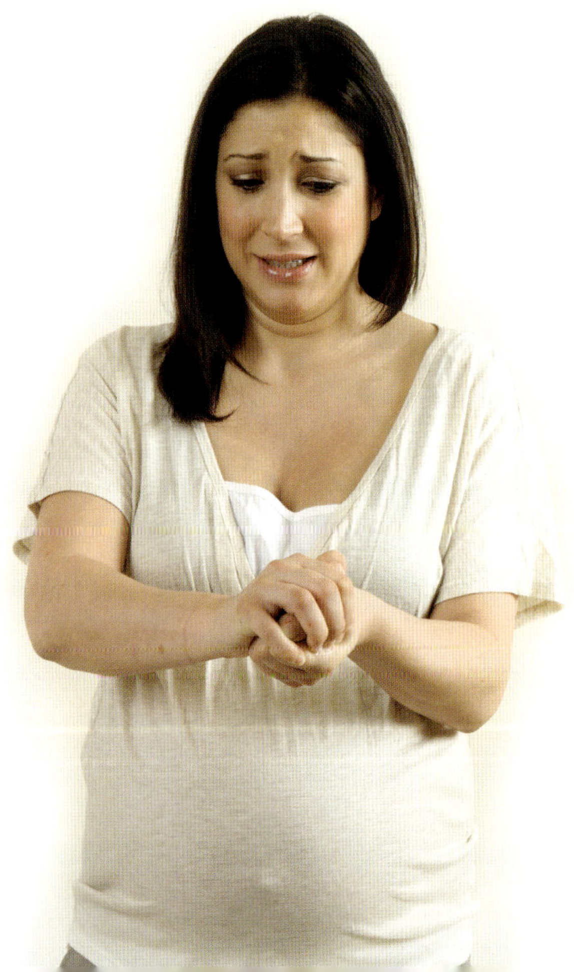

Medikamente nicht immer 100-prozentige Wirkung zeigen und dass alle Medikamente gewisse Nebenwirkungen auf Sie und auch Ihr Kind haben.

Der Einsatz von Medikamenten hat in der Geburtshilfe seinen berechtigten Platz, aber unglücklicherweise erfolgt er oft zu leichtfertig und zu häufig. Ich empfehle Ihnen, sich durch das Lesen einschlägiger Bücher oder in Gesprächen mit Ihrer Hebamme über das Pro und Contra verschiedener Medikamente und medizinischer Interventionen zu informieren.

Schmerzen während der Geburt unterscheiden sich maßgeblich von herkömmlichen Schmerzen. Normalerweise sind Schmerzen für Sie ein Zeichen dafür, dass etwas in Ihrem Körper nicht in Ordnung ist. Während der Geburt hingegen ist es anders: Der Schmerz ist Ausdruck davon, dass Ihr Körper gerade dabei ist, eine außerordentliche, aber ganz natürliche Aufgabe zu vollbringen, der er sich dann in Zukunft vielleicht nur wenige Male stellen muss.

Eine Geburt beansprucht Ihren Körper sehr und stellt physisch wie emotional eine große Herausforderung dar. Ihr Körper ist prinzipiell sehr gut darauf vorbereitet, dies alles zu meistern. Nur wenn Komplikationen auftreten, stößt er unter Umständen an seine Grenzen.

Wehen sind keine Schmerzen. Sie sind Kontraktionen, die schmerzhaft werden können.

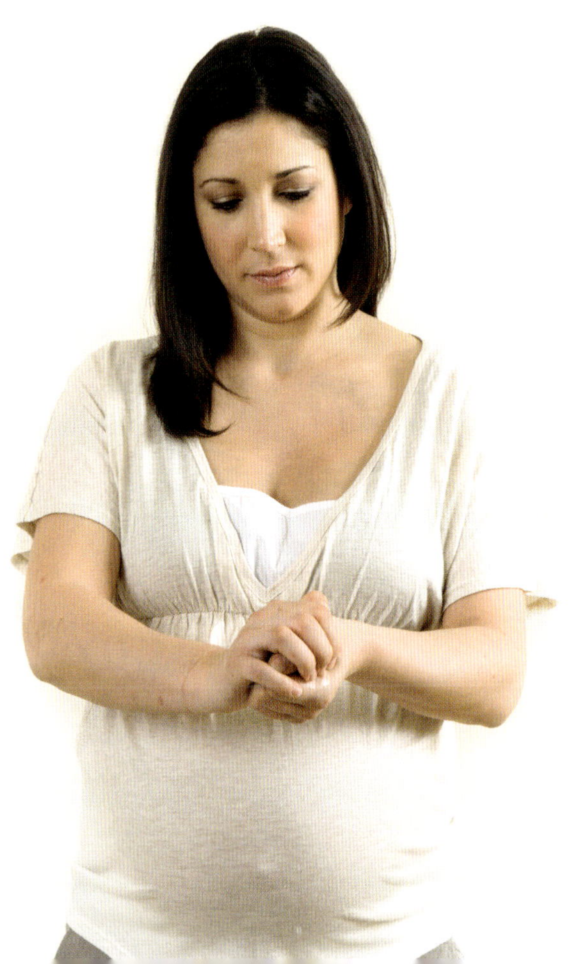

Minuten. Ihr Partner beobachtet Sie währenddessen und achtet vor allem darauf, wie es ihm geht, Ihr Unbehagen zu sehen.

Bevor Sie diesen zweiten Teil der Übung ein weiteres Mal durchführen, empfehle ich Ihnen, zuerst den Abschnitt ›Die Entspannung nutzen‹ (siehe S. 114) zu lesen, um herauszufinden, was Ihnen beiden am besten hilft sich zu entspannen. Dann probieren Sie es mit der Eiswürfel-Übung gleich aus.

Diese einfache Übung ist erstaunlich. Viele Frauen haben berichtet, dass die beste Entspannungstechnik, die sie für die Übung mit den Eiswürfeln angewandt haben, auch während der Geburt am hilfreichsten war.

Entspannung nutzen

Entspannung ist ungeheuer wichtig, damit Sie den Tag der Geburt Ihres Babys genießen können. Wenn Sie entspannt sind, geben Sie Ihrem Körper den Raum, den er braucht, um gut im Geburtsvorgang voranzukommen. Sie werden die Geburt wahrscheinlich als weniger schmerzhaft erleben und auch die Belastung für Ihr Baby ist dann geringer.

Um herauszufinden, was Ihnen während der Geburt helfen kann sich zu entspannen, sollten Sie zunächst überlegen, was Ihnen normalerweise in Stress-Situationen hilft, sich ruhiger zu fühlen. Das ist ein erster guter Anhaltspunkt. Ihrem Partner kommt hier ebenfalls eine Schlüsselrolle zu: Er muss Ihre jeweilige Gemütsverfassung gut einschätzen können und darüber hinaus bei Anspannung

Finden Sie heraus, was funktioniert

Machen Sie es sich mit Ihrem Partner bequem. Es sollte ruhig im Raum sein. Schließen Sie Ihre Augen, wenn sich das für Sie gut anfühlt. Atmen Sie langsam und tief aus. Spüren Sie mit jeder Ausatmung, wie die Spannung in Ihrem Körper nachlässt und Sie locker werden. Vielleicht hilft es Ihnen, sich dabei Ihre Wunsch-Umgebung im Geiste vorzustellen (siehe Seite 106). Wenn Sie sich ganz entspannt fühlen, lenken Sie Ihre Aufmerksamkeit auf die unten aufgeführten Fragen. Nehmen Sie sich für jede Frage Zeit und lassen Sie sie auf sich wirken. Beobachten Sie dabei, ob sich Ihre Atmung in irgendeiner Weise verändert.

- Hilft mir Musik dabei mich zu entspannen, oder fällt es mir leichter in Stille ruhig zu werden? Oder brauche ich ein bisschen von beidem?
- Kann ich mich besser entspannen, wenn ich von anderen Menschen umgeben bin oder eher dann, wenn ich alleine bin?
- Fällt es mir leichter mich zu entspannen, wenn ich mich bewege oder reglos bleibe?
- Entspanne ich mich eher, wenn ich im Freien bin oder in Innenräumen?
- Empfinde ich es als entspannender, mich auf mich selbst zu konzentrieren, oder auf Objekte außerhalb meines Körpers?
- Ist es für mich angenehm und entspannend, berührt oder massiert zu werden, oder fühle ich mich wohler, wenn ich mehr Raum für mich habe?
- Welches der fünf Elemente wirkt auf mich am meisten beruhigend? Wasser? Wasser in der Form eines sanften Stroms, eines Wasserfalls, des Meeres oder eines Sees? Feuer? Ein tobender Brand oder eine Kerze? Metall? Ein Kristall oder ein tiefes Ausatmen? Holz? Eine wachsende Pflanze oder ein kräftiger Baumstamm? Erde? Ein bestelltes Feld oder ein Sandstrand?

Hören Sie gut in sich hinein, wie die verschiedenen Fragen auf den Grad Ihrer Entspannung wirken. Wahrscheinlich bemerken Sie, dass Sie bestimmte Dinge in bestimmten Momenten als entspannend empfinden, in anderen Situationen aber nicht.

In einem nächsten Schritt machen Sie und Ihr Partner jetzt unterschiedliche Dinge:

◆ *Versuchen Sie sich als werdende Mutter in Ihrer Vorstellung nun ganz auf den Beginn der Geburt zu konzentrieren. Stellen Sie sich konkret vor, wie sich Ihre Gebärmutter zusammenzieht und wie sich eine Wehe in Ihnen aufbaut. Sie spüren den Druck, mit dem sich Ihr Baby weiter nach unten in Ihr Becken schiebt. Denken Sie an all die Dinge, die Sie normalerweise als entspannend erleben und überlegen Sie, was davon Ihnen helfen würde, sich jetzt – während dieser Wehe – zu entspannen. Sind es physische Gegenstände, sind es Gedanken, gibt es Körperhaltungen, die Sie jetzt gerne einnehmen würden, um sich wohlzufühlen? Oder möchten Sie jetzt auf* und Stress genau wissen, was Ihnen helfen würde zu entspannen und wie er Sie dabei unterstützen kann. Von entscheidender Wichtigkeit ist es jedoch auch, dass Ihr Partner selbst entspannt bleibt. Wenn er Sie bei der Geburt begleiten und unterstützen will und sehr angespannt und nervös ist, verursacht das für Sie nur zusätzlichen Stress. Sagt Ihr Partner dann ermutigende Dinge und fordert Sie auf, sich zu entspannen, wird Sie das nicht überzeugen und nichts bewirken. Deshalb ist es wichtig, dass Sie beide den folgenden Abschnitt lesen und gemeinsam mithilfe dieser Tipps herausfinden, wie Sie Ihr Potenzial für eine entspannte Geburt aktivieren und nutzen können.

eine bestimmte Art berührt oder gehalten werden? Ist Musik jetzt gut oder Stille? Möchten Sie andere Menschen um sich haben oder lieber alleine sein? Taucht jetzt eines der fünf Elemente in Ihren Gedanken auf, das sich gut anfühlt? Tut es jetzt gut, sich zu bewegen oder still sitzen zu bleiben? Erkunden Sie Ihre Gefühle und Gedanken und Sie erhalten so ein besseres Gespür dafür, was Ihnen während der Wehen helfen könnte sich zu entspannen und loszulassen.

◆ *Als Partner gehen Sie ebenfalls auf eine imaginäre Reise, denn Sie sind Beobachter der Geburt. Stellen Sie sich konkret vor, Ihre Partnerin während ihrer Wehen zu beobachten und spüren Sie hin, wie es Ihnen dabei geht. Welche Gefühle kommen in Ihnen hoch? Überlegen Sie, was Ihnen in dieser Rolle als Zuschauer jetzt helfen könnte sich zu entspannen.*

◆◆ *Nachdem Sie beide für eine Weile so Ihren Gefühlen und Gedanken nachgegangen sind, kommen Sie allmählich wieder zurück in Ihre Körper. Nehmen Sie bewusst Ihre Atmung wahr und folgen Sie mit Ihrer Aufmerksamkeit der Bewegung Ihres Atems beim Ausatmen und beim Einatmen. Nehmen Sie wahr, wie Sie sitzen oder liegen, und spüren Sie hin, wie entspannt Sie jetzt sind. Kommen Sie nach und nach wieder im Hier und Jetzt an und werden Sie sich wieder des Raumes bewusst, in dem Sie sich befinden. Mit einer Ausatmung öffnen Sie Ihre Augen.*

Zum Abschluss tauschen Sie untereinander Ihre Erfahrungen aus.

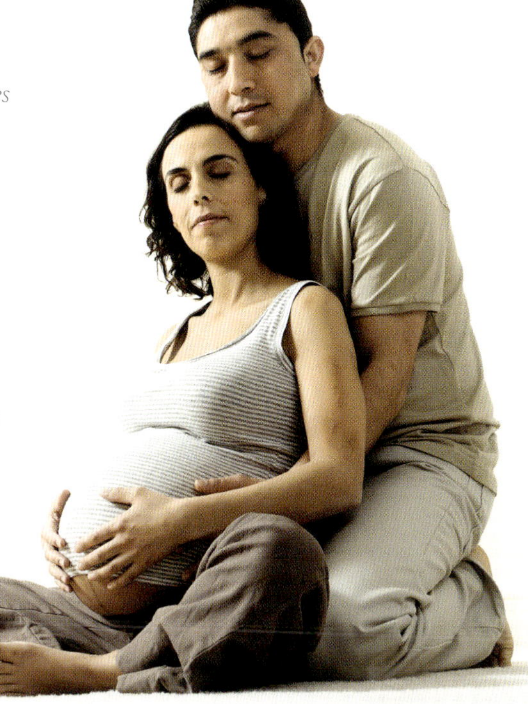

Gestalten Sie Ihre Geburtsumgebung

Die Wahl der Umgebung, in der Sie Ihr Baby zur Welt bringen wollen, ist sehr wichtig. Vielleicht haben Sie sich bei Ihren Überlegungen bisher nur gefragt, ob Sie zu Hause oder in einem Krankenhaus entbinden möchten. Doch für welchen Ort Sie sich letztendlich entscheiden, es bleibt Ihnen immer noch genügend Freiraum, eine angenehme Umgebung nach Ihren persönlichen Vorstellungen zu gestalten. Sollte dies jedoch nicht möglich sein, können Sie sich einen imaginären Raum nach Ihren eigenen Bedürfnissen schaffen. Das könnte Ihnen sehr helfen, wenn die äußeren Bedingungen für die Geburt eine Mitgestaltung des Geburtsraumes nicht zulassen.

In ihrem Buch *Rediscovering Birth* beschreibt Sheila Kitzinger, wie selbstverständlich es für die Frauen in der Vergangenheit in anderen Kulturen war, draußen in enger Verbindung mit der Natur zu gebären. Oft wurde ihnen etwas abseits eine spezielle Hütte oder ein Unterstand unter freiem Himmel gebaut. Sklavenfrauen einer Zuckerrohrplantage in der Karibik bekamen ihre Babys neben einem ›Geburtsbaum‹, Frauen der Aborigines auf einem Teppich von weichen Blättern des Gummibaums und Mütter in Neu Guinea auf einem Bett von Schlingpflanzen.

Selbst heute noch entscheiden sich einige Frauen ihre Kinder draußen in der Natur zu gebären. Immer wieder begeben sich einige russische Frauen in ein Sommercamp an die Schwarzmeerküste, um ihre Kinder in der See zur Welt zu bringen.

In einigen Kulturen war der Platz der Geburt ein ganz besonderer, oftmals auch geweihter Ort. In Südafrika zum Beispiel war ein solcher Ort das Haus der Großeltern, da er als Wohnsitz der Ahnen betrachtet wurde, die der Geburt und dem Neugeborenen ihren Segen erteilen. Zulufrauen entbanden in einer extra mit kostbaren und auserlesenen Gegenständen geschmückten Hütte, da sie glaubten, dass die ersten Dinge, die ein Baby sieht, von besonderer Schönheit sein müssen.

Wir haben uns weit von diesem Ideal entfernt. Heutzutage sind wir mehr auf Sicherheit bedacht und darauf, dass die richtige Ausrüstung und Geräte – wie in einem Krankenhaus – während der Entbindung zur Verfügung stehen. Wo aber möchten Sie die ›Geburtstagsparty‹ Ihres Babys stattfinden lassen? Fühlen Sie sich wohl dabei zu Hause zu gebären, von all Ihren vertrauten Dingen umgeben oder fühlen Sie sich eher unsicher, da Sie unvorhergesehene Komplikationen befürchten? Bietet Ihnen ein Krankenhaus Sicherheit oder nimmt Ihre Angst dort eher noch zu?

Wenn Sie sich für eine Entbindung im Krankenhaus entschieden haben, weil Sie sich grundsätzlich dort sicherer fühlen, überlegen Sie, welche Dinge Sie dorthin mitnehmen wollen, um eine angenehme und schöne Umgebung für sich und Ihr Baby zu schaffen. Sie können sich mit Dingen umgeben, die praktischer Natur sind, wie eine bequeme Matte oder eine kuschlig weiche Decke oder aber Dinge, die eine spezielle Bedeutung für Sie haben, wie Erinnerungsstücke, spezielle Steine oder Bilder. Einige Frauen können sich eine optimale Umgebung auch in ihrer Vorstellung erschaffen, indem sie Bilder in Ihrem Kopf entstehen lassen. Sie brauchen nicht unbedingt eine real existierende Umgebung zu ihrer Unterstützung.

Wenn Sie Ihr Baby zu Hause bekommen, ist es sehr viel einfacher die optimale Atmosphäre nach Ihren Wünschen zu gestalten. Außerdem befinden Sie sich hier in Ihrer ganz vertrauten und privaten Umgebung, in die Hebamme und Arzt nur mit Ihrer Erlaubnis eingelassen werden. In einem Krankenhaus ist das anders. Es ist eine Ihnen fremde Umgebung, wo Hebammen und Ärzte sich in ihrem vertrauten professionellen Umfeld bewegen. Doch vergessen Sie nicht: auch hier ist alles darauf ausgerichtet, Sie zu unterstützen! Wenn Sie das Bett in einer bestimmten Höhe haben wollen, das Licht abgedunkelt werden soll oder Sie Teile der medizinischen Ausrüstung als störend empfinden, sorgen Sie dafür, dass auf Ihre Wünsche Rücksicht genommen wird. Ihnen in dieser Hinsicht besonders beizustehen, ist die Aufgabe Ihres Geburtspartners. Bedenken Sie – es geht um Ihr ganz persönliches Geburtserlebnis.

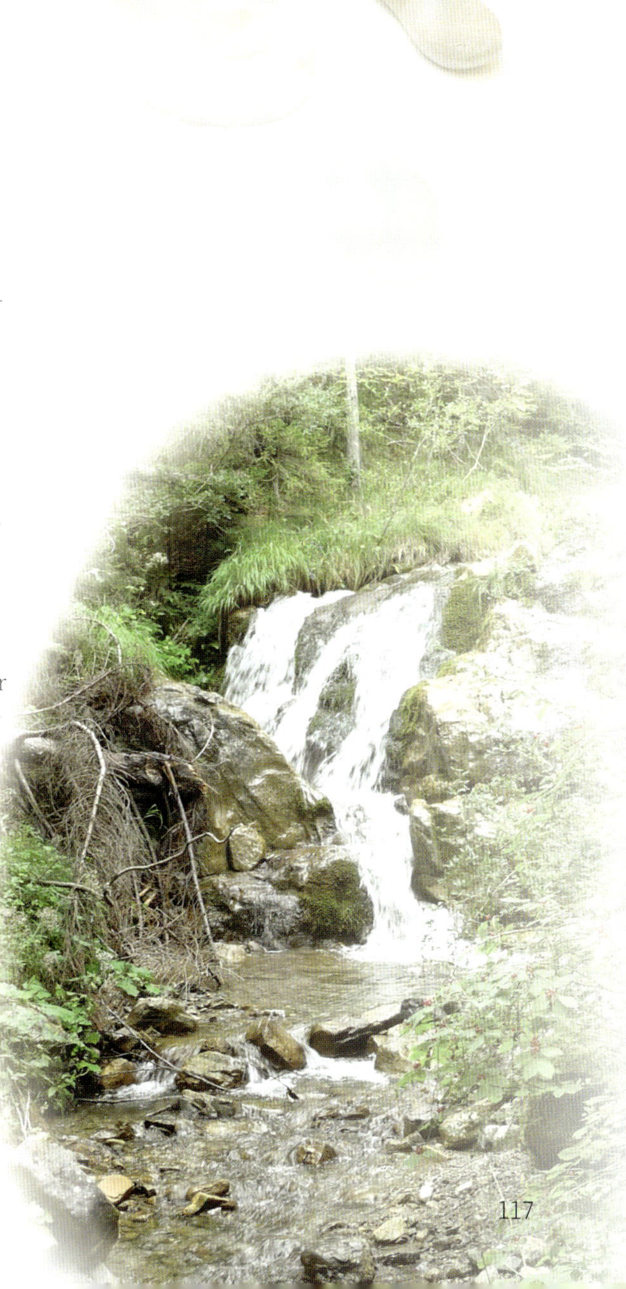

Visualisierung Ihrer ganz persönlichen Geburtsumgebung

Die folgende Übung soll Ihnen dabei helfen, eine Umgebung für die Geburt Ihres Kindes in Ihrer Vorstellung entstehen zu lassen, die Ihren Wünschen entspricht.

Setzen oder legen Sie sich bequem hin und entspannen Sie Ihren Körper. Sie können Ihre Augen geöffnet halten oder sie schließen, wie Sie am besten entspannen können. Atmen Sie langsam und tief aus. Mit jedem Atemzug fühlen Sie, wie Ihr Körper sich mehr entspannt und Sie innerlich ganz ruhig werden. Wenn Sie sich vollkommen entspannt fühlen, versuchen Sie sich Ihre ideale Umgebung vorzustellen. Wie sieht der Raum aus, in dem Sie sich am wohlsten fühlen? Es könnte ein ganz spezieller Ort sein, den Sie besonders lieben – ein Raum in Ihrem Haus, ein Raum anderswo, der Ihnen besonders gut gefällt, ein Ort in Ihrer Vorstellung oder aus einem Traum. Lassen Sie sich ganz auf diesen speziellen Ort ein.

Erforschen Sie die ersten Bilder, die sich Ihnen zeigen. Sind Sie in einem Wald, an einem Fluss, an einem sonnenbeschienenen Strand oder an einem speziellen Ort, den Sie aus Ihrer Kindheit kennen? Lassen Sie sich ganz von den Bildern in Ihrer Vorstellung leiten. Schauen Sie sich um, und nehmen Sie die verschiedenen Farben und Dinge wahr, die Sie umgeben. Lassen Sie sich ein auf Ihre Umgebung. Spüren Sie den Sand an einem Strand, ist er grobkörnig oder fein? Fühlen Sie das Wasser? Ist es heiß oder kalt? Nehmen Sie Gerüche oder Düfte wahr?

Denken Sie an die fünf Elemente: Metall, Wasser, Holz, Feuer, Erde. Welches Element finden Sie an Ihrem speziellen Ort? Nehmen Sie sich Zeit, jedes der Elemente nacheinander zu erforschen. Beobachten Sie, welche da sind und welche nicht! Lassen Sie sich auf die Elemente ein, die Sie dort vorfinden.

Tauchen Sie ganz in diese Umgebung ein und erforschen Sie dabei Ihre Gefühle. Wie nehmen Sie sich selbst an diesem Ort war? Nehmen Sie sich Zeit, sich darin zu bewegen. Was tun Sie gerade? Halten Sie zwischendurch auch einmal inne, um darüber nachzudenken.

Nehmen Sie nun all die Bilder und Gefühle Ihres speziellen Ortes mit und stellen Sie sich den Raum vor, in dem Sie gerne Ihr Baby zur Welt bringen würden. Welche Dinge möchten Sie gerne während der Geburt um sich haben? Wie bewegen Sie Ihren Körper in diesem Geburtsraum? Welche Bilder tauchen auf, wenn Sie sich vorstellen, wie Sie Ihr Kind gebären?

Verbringen Sie so viel Zeit wie Sie möchten, in diesem besonderen Raum, dann erlauben Sie sich selbst wieder Ihren Körper zu spüren. Werden Sie sich Ihres Atems bewusst und folgen Sie der Bewegung Ihres Atems, wenn Sie ein- und ausatmen.

Nehmen Sie bewusst wahr, wie Sie sitzen oder liegen und wie Sie sich in diesem Moment fühlen. Beim nächsten Ausatmen öffnen Sie die Augen.

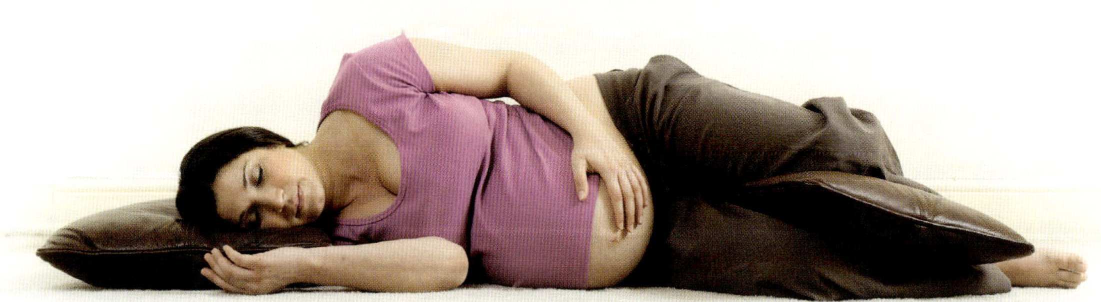

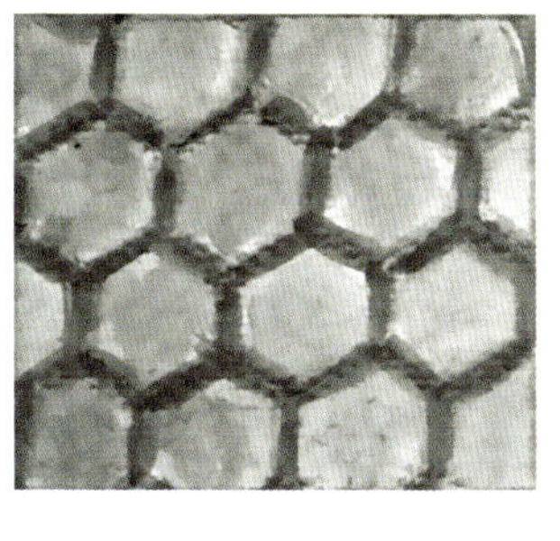

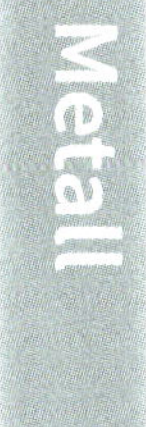

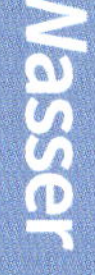

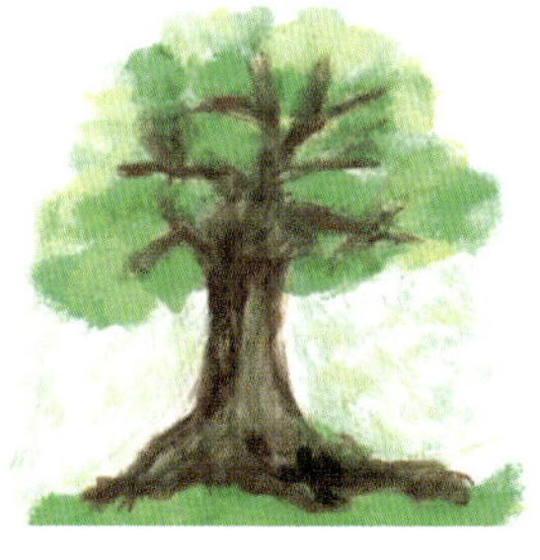

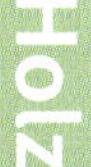

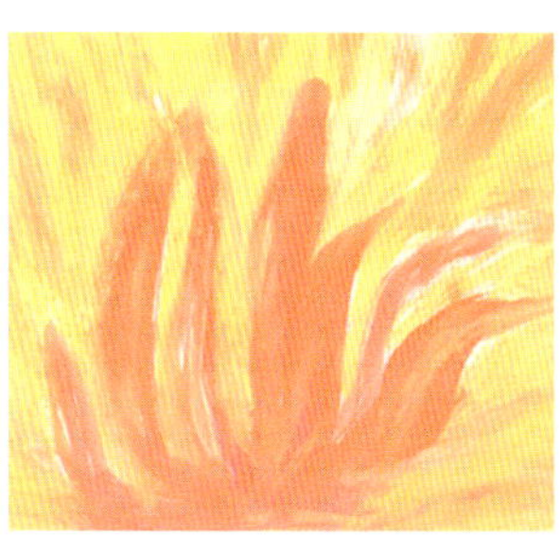

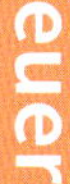

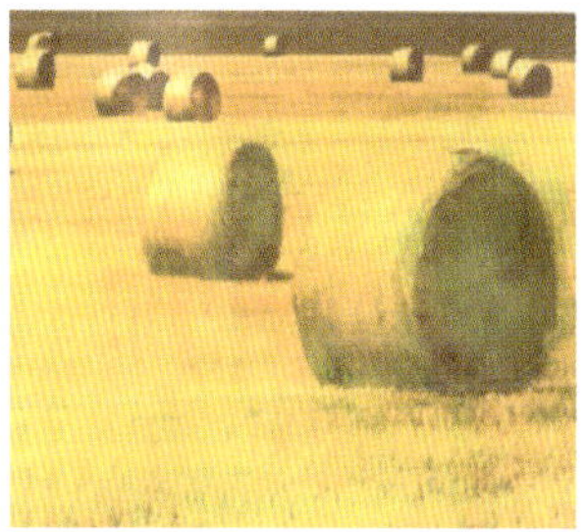

Erde

Wie kann Ihr besonderer Geburtsraum in der Realität aussehen?

Überlegen Sie, was Sie von dem speziellen Ort in Ihrer Vorstellung in Ihre reale Geburtsumgebung mitnehmen möchten. Welche Gestaltungsmöglichkeiten stehen Ihnen zur Verfügung, Ihre Visualisierung umzusetzen?

Zum Beispiel, wenn Sie sich in Ihrer Vorstellung an einem fließenden Strom besonders wohlfühlen, kann es sein, dass Wasser eine sehr positive und entspannende Wirkung auf Sie hat. Vielleicht wäre es dann überlegenswert, über eine Wassergeburt nachzudenken. Oder aber: In Ihrer Visualisierung gibt es ein wärmendes Feuer, das in Ihnen besonders gute Gefühle auslöst, dann wäre möglicherweise eine Hausgeburt das richtige für Sie.

Vielleicht aber fühlen Sie sich in einem Krankenhaus wohler, wo die medizinische Ausstattung Ihnen ein sicheres Gefühl gibt. Dann sollten Sie vielleicht vor der Geburt noch intensiver in Ihre Vorstellung eintauchen, um einen magischeren Ort zu erschaffen, den Sie gut als Gegenpol zu der sterilen Krankenhausatmosphäre in sich abrufen können.

Wie sieht der Geburtsraum in Ihrer Vorstellung aus und wie haben Sie vor, ihn in der Realität nach Ihren Wünschen zu gestalten? Schreiben Sie es auf, zum Beispiel in Form eines Tagebuches. Von der Beschreibung Ihres imaginären Geburtsortes könnten Sie auch eine Tonaufnahme machen, um ihn in Ihrer Vorstellung lebendig zu erhalten. In den Wochen vor der Geburt können Sie sich die Aufnahme anhören oder in Ihrem Tagebuch lesen, um sich damit das Bild Ihres Wunschortes einzuprägen. Versuchen Sie einige wichtige Worte, Gedanken oder Bilder zu finden, die Sie immer wieder an diesen Ort zurückbringen. Gleichzeitig erstellen Sie eine Liste für die Dinge, die Sie für die Gestaltung Ihres realen Geburtsraumes brauchen.

Die Wahl Ihres Geburtspartners

Es ist der Geburtstag Ihres Babys – wen möchten Sie gerne bei dieser ersten Party dabei haben? Wer wird an Ihrer Seite sein? Es liegt bei Ihnen zu wählen.

Ihr Geburtspartner sollte ein Mensch sein, bei dem Sie das Gefühl haben, Sie selbst sein zu können, jemand, in dessen Nähe Sie sich entspannt und geborgen fühlen. Sie können auch bei der Wahl der Person, die bei der Geburt an Ihrer Seite sein soll, die fünf Elemente zur Hilfe nehmen: Welche Eigenschaften sollte sie haben – ein ruhig-fließender Strom, ein feuriger Ofen, ein tiefverwurzelter Baum? Welche von diesen Elementen möchten Sie in Ihrem ganz persönlichen Raum um sich haben? Diese Überlegungen könnten Einfluss auf Ihre Wahl des Geburtspartners haben und Ihnen gleichzeitig auch verdeutlichen, ob Sie nur einen oder vielleicht doch mehrere Personen an Ihrer Seite haben möchten.

Ihr Geburtspartner sollte den klaren Wunsch haben, Sie aktiv bei der Geburt zu begleiten. Es wäre wichtig mit ihm die verschiedenen Komponenten der Geburtsvorbereitung (Atem, Positionen und Berührungstechniken) gemeinsam zu üben, um herauszufinden, wie Sie sich beide dabei fühlen und miteinander zurechtkommen. Wenn Sie sich nicht sicher sind, dass Sie gut miteinander auskommen, wäre es vielleicht angebracht, jemand anderen zu fragen, der entweder Ihren Geburtspartner ersetzt oder als zusätzliche Geburtsbegleitung fungiert. Vielleicht möchten Sie zur Sicherheit sowieso eine zweite Person auswählen, die bei einer sich lang hinziehenden Geburt Ihren Geburtspartner entlasten könnte. Eine andere Möglichkeit wäre sich zu überlegen, eine freiberufliche Hebamme oder eine Doula als zusätzliche Unterstützung hinzuzuziehen.

Sie können wählen, ob Sie mehrere Personen um sich haben wollen, die Ihnen auf ganz unterschiedliche Weise Unterstützung bieten können oder ob Sie es vorziehen, soviel wie möglich für sich allein zu sein.

Erwägen Sie sorgfältig, wen Sie während der Geburt an Ihrer Seite haben möchten. Wenn Sie sich mit den bei der Geburt anwesenden Personen – einschließlich der Hebamme – nicht wohlfühlen, kann das den Geburtsverlauf negativ beeinflussen. Ihre Gefühle gegenüber anwesenden Personen sind jedoch nie ganz vorhersehbar und zeigen sich womöglich erst während der Wehen – Ihre Geburtspartner sollten daher auch darauf vorbereitet sein, von Ihnen aufgefordert zu werden, zu gehen.

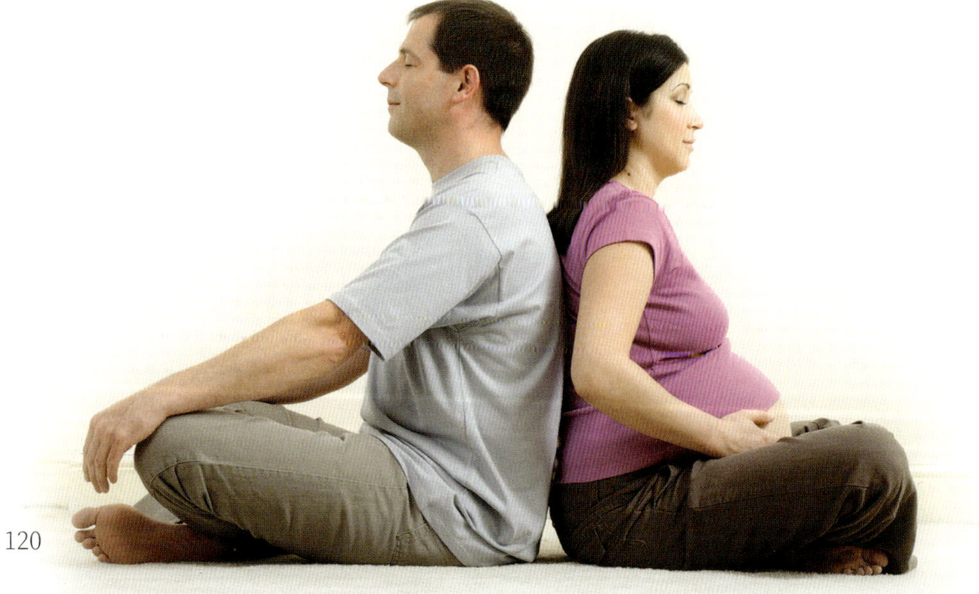

Doula

Das Wort Doula kommt aus dem Altgriechischen und bedeutet sinngemäß ›Dienerin der Frau‹. Das Konzept ist nicht neu, sondern wird seit Jahrtausenden praktiziert: Frauen, die schon eigene Kinder haben, helfen und begleiten werdende Mütter bei der Geburt und geben ihnen ein Gefühl der Geborgenheit. Eine Wiederbelebung dieses Modells entstand durch das Engagement zweier Ärzte in den USA in den 1980er Jahren. Eine Doula bietet im Unterschied zu einer Hebamme keine medizinische Unterstützung, sondern kümmert sich um das mentale, seelische und körperliche Wohl der Schwangeren.

Die Rolle des Geburtspartners

Traditionell war die Rolle des Partners, für die Sicherheit in der Umgebung der Geburtsstätte zu sorgen. Er war derjenige, der den Hütteneingang bewachte und damit sicherstellte, dass sich kein Fremder Zutritt verschaffte. Auch heute noch ist dies eine der Hauptaufgaben des Geburtspartners, insbesondere wenn Sie im Krankhaus entbinden.

Ihr Geburtspartner spielt eine wichtige Rolle: Er sollte sich darum kümmern, dass nicht immer wieder Assistenzärzte, Schwestern oder andere Personen in Ihr Zimmer kommen, dass das Licht gedimmt wird, falls es Ihnen zu grell ist oder aber, um allgemein für Ruhe zu sorgen. Er sollte auch darauf vorbereitet sein, medizinische Anweisungen zu hinterfragen und versuchen herauszufinden, ob sie überhaupt in Ihrem besten Interesse sind – oder aber, um mehr Zeit zu bitten, um über mögliche medizinische Alternativen nachzudenken.

Auch noch einer weiteren Sache muss sich Ihr Geburtspartner bewusst sein: Während der Geburt wird er möglicherweise keinen ausdrücklichen Dank für seinen Einsatz von Ihnen erfahren. Er kann annehmen, dass, wenn Sie während der Geburt nichts – Anerkennendes – sagen, er trotzdem alles richtig macht. Sie werden nicht sagen: »Aaah, das fühlt sich gut an.« Wenn die Unterstützungsaktionen Ihres Partners wirkungsvoll sind, dann können Sie ungestört mit der Geburt fortfahren, sind sie es jedoch nicht, dann muss Ihr Partner sich darauf gefasst machen, Kritik von Ihnen zu hören, zurecht gewiesen zu werden oder sogar aufgefordert zu werden, zu gehen.

Ihr Geburtspartner muss Ihre Wünsche und Bedürfnisse erkennen und Sie dementsprechend unterstützen. Wenn Sie eine schöne natürliche Geburt haben möchten, muss Ihr Partner die von mir vorgestellten Atemtechniken und Körperübungen mit Ihnen zusammen geübt haben. Das Buch ist für Sie, aber auch im selben Maße für Ihren Partner gedacht.

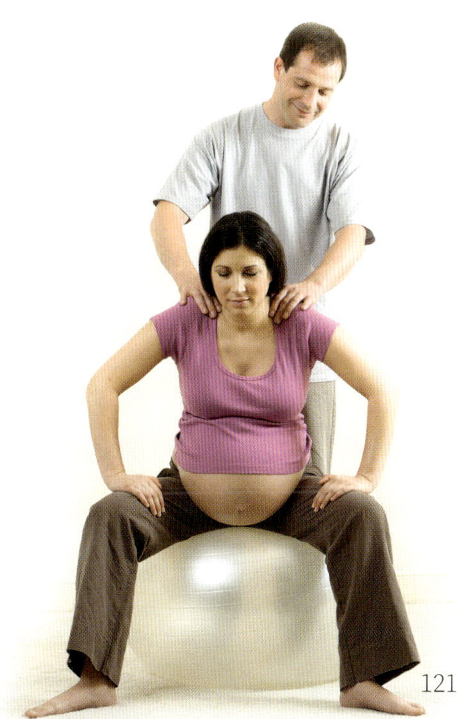

Essen und Trinken

Es ist wichtig während der Entbindung gut gestärkt und versorgt zu sein, besonders wenn sie sich über viele Stunden hinzieht. Einige Frauen mögen zwar nichts essen, aber wenn alles sehr lange dauert, kommt vielleicht doch ein Zeitpunkt, wo Sie schließlich hungrig werden. Im Vorhinein können Sie gar nicht genau wissen oder planen, ob und was Sie genau brauchen werden. Es ist daher wichtig, eine Auswahl an Essen und Getränken greifbar zu haben.

Wenn Sie sich für eine Hausgeburt entschieden haben, ist das kein großes Problem, denn Sie können sich einen Vorrat an Lebensmitteln besorgen, den Sie vielleicht brauchen werden. Werden Sie jedoch in einem Krankhaus entbinden, bedarf es einer sorgfältigeren Planung. Da Sie nicht genau wissen können auf was Sie genau Lust haben werden, stellen Sie eine Auswahl von Lebensmitteln zusammen, die sich auch leicht transportieren lassen. Vergessen Sie dabei auch nicht Ihren Geburtspartner. Auch er wird zwischendurch essen oder trinken wollen, insbesondere bei einer langandauernden Geburt.

Überprüfen Sie auch vorher, ob das Krankenhaus eine Kantine hat, welches Angebot es dort gibt, wann sie geöffnet ist und wie weit Sie vom Kreißsaal oder Geburtszimmer entfernt liegt. Nicht immer ist es praktisch und sinnvoll von dort Essen oder Getränke zu holen.

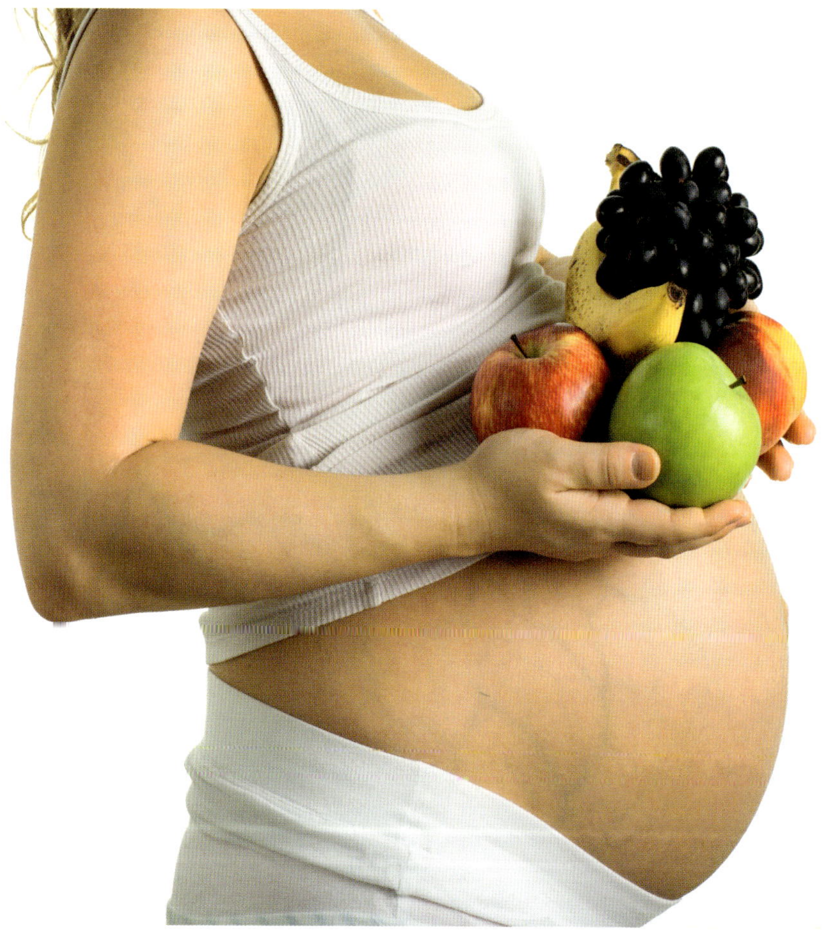

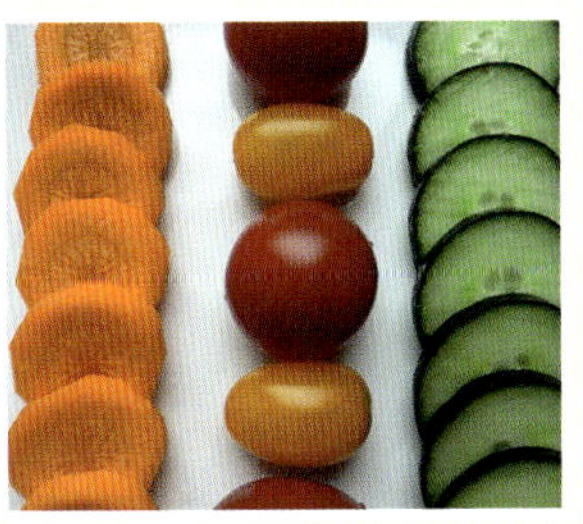

Essen

Grundsätzlich gilt für alles, was Sie zum Essen für Ihre Geburt vorbereiten, dass es leicht verdaulich sein sollte. Essen Sie dann, wenn Sie Hunger haben. Wenn Ihnen nicht danach ist, etwas zu essen, nehmen Sie trotzdem etwas zu sich, wenn die Geburt länger als 16 Stunden dauert.
Nachfolgend finden Sie einige Vorschläge:

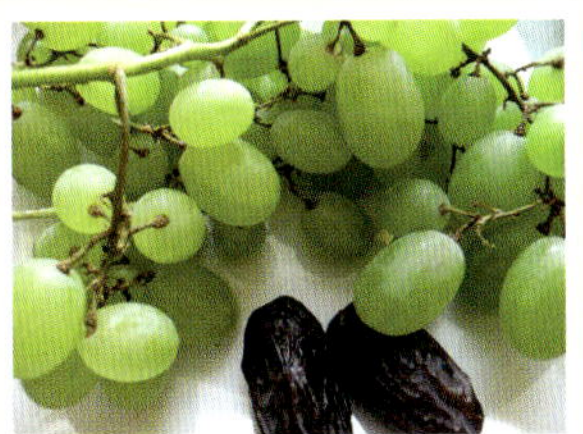

Kleine Mahlzeiten aus leicht gekochtem Gemüse

Frische Früchte, wie Bananen (obwohl sie die Schleimproduktion anregen, sind sie eine großartige Energiequelle), Äpfel, Birnen und Weintrauben

Trockenfrüchte sind ein guter Energielieferant und lassen sich gut lagern; getrocknete Aprikosen sind eine gute Quelle für Eisen, Feigen liefern Calcium

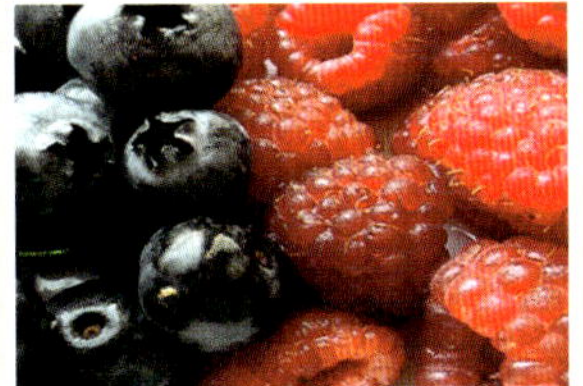

Salate und rohes Gemüse sind gute Zwischenmahlzeiten; Möhren- oder Gurkenscheiben eignen sich gut zum Knabbern zwischendurch

Nüsse sind zwar schwer verdaulich, aber sehr nährstoffreich

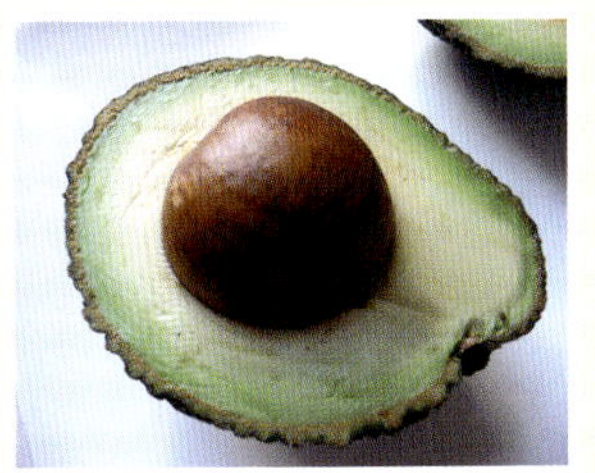

Weizenprodukte und Käse können bei manchen Menschen zu Blähungen führen, aber Haferkekse und Reiscracker sind gute Alternativen

Glukose Snacks können ein guter Energielieferant sein, wenn Sie sonst nichts essen möchten, die Geburt sich aber in die Länge zieht

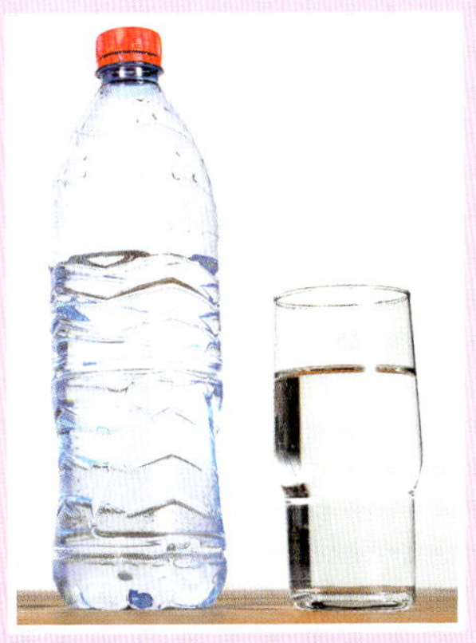

Trinken

Wasser ist als Getränk optimal, heiß oder kalt, und Sie können es auch benutzen, um Ihr Gesicht zu erfrischen. Fruchtsäfte oder Smoothies sind sowohl gute Energielieferanten als auch Durstlöscher. Kräutertees können erfrischend sein, aber nehmen Sie nur solche, die Sie vorher bereits gekostet haben und die Ihnen gut schmecken.
Vermeiden Sie schwarzen oder grünen Tee sowie Kaffee und kohlensäurehaltige Getränke. Tee und Kaffee können zu stimulierend wirken und kohlensäurehaltige Getränke führen schnell zu Blähungen

Ihr Baby auf seine Geburtsreise vorbereiten

Kommen wir jetzt zur wichtigsten Person des Geburtsereignisses: Ihrem Baby. Ihr Kind trägt ebenso viel zu dem ganzen Geschehen bei, wie Sie selbst. Wahrscheinlich ist es auch Ihr Baby, das entscheidet, wann die Geburt beginnt. In der Regel kommen Babys dann, wenn sie bereit dazu sind. Aber so wie jede Geburt für jede Frau anders ist, gibt es auch von Baby zu Baby große Unterschiede. Manchen gefällt es offenbar sehr im Mutterleib und sie machen sich nur zögerlich oder widerwillig auf den Weg hinaus in die Welt, andere hingegen können es kaum erwarten geboren zu werden.

Sehen wir uns daher nun etwas genauer an, wie ein Baby möglicherweise die Geburt erlebt. Der große Unterschied ist, dass Sie sich bewusst Zeit nehmen können, sich auf die Geburt vorzubereiten, während für Ihr Baby die Geburt einfach geschieht. Ihr Körper setzt bei der Geburt Endorphine frei, das Gehirn Ihres Babys hingegen produziert Adrenalin. Das bedeutet, dass die Geburt für ein Baby prinzipiell eine aufregende Erfahrung ist. Allerdings ist es gut darauf vorbereitet, mit dieser Art von Stress fertig zu werden. Tatsächlich ist in Fachkreisen die Ansicht verbreitet, dass das Geburtserlebnis eine gewisse Vorbereitung auf den Umgang mit Stress im weiteren Leben ist.

Dass die Anstrengung einer Geburt positive Wirkung auf ein Kind haben kann, wurde von einigen Psychologen in der Vergangenheit nicht so gesehen. Bevor man genauer über die Konsequenzen eines Kaiserschnitts Bescheid wusste, vertraten sie die Meinung, eine Geburt sei zu viel Stress für ein Baby und alle Kinder sollten besser per Kaiserschnitt zur Welt kommen. Die Vertreter dieser Ansicht sind mittlerweile wieder davon abgekommen. Es hat sich die Überzeugung durchgesetzt, dass ein Kaiserschnitt kein natürliches Ereignis ist, auf das Babys vorbereitet sind und daher womöglich für ein Kind mehr Stress bedeutet als eine vaginale Geburt.

Es gibt gute Möglichkeiten, Neugeborenen beim Verarbeiten der Belastung durch eine Kaiserschnitt-Geburt zu helfen. Allerdings erfordert das ein Bewusstsein seitens der Eltern dafür, dass ihr Kind vielleicht ein wenig mehr Unterstützung bei der Anpassung an sein neues Leben außerhalb des Mutterleibs benötigen wird als nach einer natürlichen Geburt.

Natürlich kann auch eine vaginale Geburt ein Übermaß an Anstrengung und Stress für ein Baby mit sich bringen. Eine Geburt ist ein sehr fein abgestimmter Vorgang, der durch zahlreiche Faktoren aus dem Gleichgewicht geraten kann. Die Situation kann für das Kind zu belastend und problematisch werden, wenn etwa der Geburtsvorgang sehr lange dauert, wenn das Baby im Geburtskanal stecken bleibt, oder wenn Nabelschnurkomplikationen auftreten, die eine ausreichende Blut- und Sauerstoffversorgung des Babys beeinträchtigen. In der Medizin spricht man in solchen Fällen von ›fetalem Distress‹ oder ›fetalem Sauerstoffmangel‹. Das können Gründe für eine sofortige Entbindung mit Kaiserschnitt oder Geburtszange sein. Treten Komplikationen dieser Art auf, können Sie Ihr Baby am besten unterstützen, indem Sie trotz allem versuchen, möglichst entspannt zu bleiben. Andernfalls übertragen sich Ihre eigenen Ängste und Ihr Stress auch auf das Baby. Ruhig zu bleiben und sich zu entspannen, haben daher in jeder Situation während der Geburt höchste Priorität.

Was Ihr Baby ›weiß‹

Zum Zeitpunkt seiner Geburt ist Ihr Baby ein Wesen mit sehr wachem und lebendigem Bewusstsein. Es existieren jedoch unterschiedliche Meinungen darüber, wie sehr dieses Bewusstsein bereits ausgereift ist und ab wann genau es sich im Mutterleib entwickelt.

Ihr Baby hat bis zum Tag seiner Geburt schon eine beachtliche Entwicklung mit vielerlei Erfahrungen hinter sich. Bereits nach 8 Wochen im Mutterleib besitzt es einen

Tastsinn, nach 22 Wochen kann es hören und nach 30 Wochen kann es auch Licht wahrnehmen. Interessanterweise ist der Tastsinn der erste der fünf Sinne, der sich entwickelt. Das Baby hat also früh gelernt, wie sich Berührung durch seine unmittelbare Umgebung (Bewegungen des mütterlichen Darms und Kontraktionen der Gebärmutter-Muskulatur) und auch durch Körperkontakt von außen (wenn beispielsweise die Mutter ihren Bauch berührt) anfühlt.

Alles, was Sie während der Schwangerschaft tun, betrifft auch unmittelbar Ihr Baby und wird von ihm wahrgenommen. Jede Veränderung im Hormonhaushalt der Mutter überträgt sich unmittelbar auf das Kind, da alle mütterlichen Hormone auch in den Blutkreislauf des Kindes gelangen – wenn Sie sich gestresst fühlen, wird das daher den Stress des Babys erhöhen, und wenn Sie selbst entspannt sind, wird auch Ihr Baby ruhiger sein.

In Verbindung bleiben

Die Geburt ist für Ihr Baby eine völlig neue Erfahrung. Wahrscheinlich auch für Sie, wenn es Ihre erste Entbindung ist. Wenn Sie während Ihrer Schwangerschaft viel mit Ihrem Baby geredet haben und es viel durch den Bauch massiert haben, machen Sie damit auch während der Geburt weiter. Es vermittelt Ihrem Baby Sicherheit und Vertrautheit. Körperkontakt und Massage am Bauch kann sowohl für Sie als auch für Ihren Partner ein guter Weg sein, mit Ihrem Baby zu kommunizieren.

Wenn Sie sich während der Schwangerschaft eine bestimmte Musik zur Entspannung angehört haben, wird sie auch dem Baby geholfen haben, sich zu beruhigen. Spielen Sie diese Musik dann auch während der Geburt und danach! Sie wird sowohl Ihnen als auch Ihrem Kind helfen, sich zu entspannen.

Es ist auch nie zu spät, Ihrem Kind, während es noch im Mutterleib ist, einen speziellen Namen zu geben. Das könnte ein besonderer Name sein, mit dem Sie es während der Schwangerschaft und auch während der Geburt ansprechen. Es kann der Name sein, den Sie für Ihr Kind gewählt haben, es könnte aber auch ein eigener ›Gebärmutter-Name‹ sein. Ich nannte meine Tochter, bevor Sie geboren wurde, ›Kleines Fischchen‹ und meinen Sohn ›Kirschbeerchen‹.

Manchmal sind Eltern besorgt, dass solche vorgeburtlichen Spitznamen hängen bleiben könnten und die Kinder sie nie wieder loswerden. Meiner Erfahrung nach ist das nicht so. Wenn Sie Ihr Kind nach der Geburt kennenlernen, ist meist ganz klar, was sein neuer Name sein wird. In meiner Familie wurden die vorgeburtlichen Spitznamen nur die ersten paar Wochen nach der Geburt weiter verwendet. Wir erinnern uns aber gerne und liebevoll an diese ersten Namen! Natürlich kann es aber sein, dass genau dieser erste Name perfekt für Ihr Kind passt und Sie sich entscheiden, ihn weiter zu verwenden.

Eine wiederum ganz andere Möglichkeit, die Verbindung mit Ihrem Baby zu gestalten, wäre, in den letzten Wochen Ihrer Schwangerschaft ein Tagebuch für Ihr Kind zu schreiben, in dem Sie Ihre Erfahrungen im Zusammenhang mit der Geburt beschreiben. Richten Sie es direkt an Ihr Baby und halten Sie darin fest, wie Sie es während der Geburt unterstützen werden. Wenn Sie nicht gerne schreiben, können Sie ihm natürlich auch einfach davon erzählen, während Sie Ihren Bauch massieren (siehe Seite 76 und 77).

Während der Geburt können Sie die ganze Zeit mit Ihrem Baby weiter kommunizieren. Das ist sogar sehr wichtig, denn wenn Sie sich während des Geburtsvorgangs quasi von Ihrem Baby trennen, kann die Geburt für das Kind um Einiges schwieriger werden. Während einer Wehe können Sie sich bewusst auf Ihr Baby konzentrieren oder auch laut mit ihm sprechen. Treten Schwierigkeiten auf, erzählen Sie Ihrem Kind, was gerade passiert! Vielen Müttern hilft es, sich ganz bewusst auf etwas Positives – wie eben auf ihr Baby - zu konzentrieren, anstatt auf etwas Negatives - wie den Schmerz. Das kann die ganze Einstellung zur Geburt wesentlich verbessern.

ZWEI FANTASIEREISEN

Eine Reise in Ihre Gebärmutter

Die folgende Entspannungsübung wird Ihnen helfen, sich gut in Ihre Gebärmutter einzufühlen und eine gute Verbindung zu Ihrem Baby aufzubauen.

Setzen Sie sich bequem hin. Konzentrieren Sie sich auf Ihre Atmung. Sie vertieft sich mit jeder Ausatmung und Ihr Körper beginnt sich zu entspannen. Schließen Sie Ihre Augen, wenn Sie das möchten, und richten Sie Ihre Aufmerksamkeit ganz auf Ihre Gebärmutter. Nehmen Sie Ihren Mutterleib als einen Raum wahr. Stellen Sie sich vor dieser Raum sei dezent beleuchtet. Welche Farbe hat das Licht? Atmen Sie langsam und ruhig weiter, Ihre Aufmerksamkeit richtet sich dabei ganz und gar auf das Innere Ihrer Gebärmutter. Mit jeder Einatmung strömt jetzt mehr Licht direkt ins Zentrum Ihres Mutterleibs. Mit jeder Ausatmung lassen Sie alle Zweifel, Sorgen und Ängste los, die Sie in Bezug auf die Geburt haben.

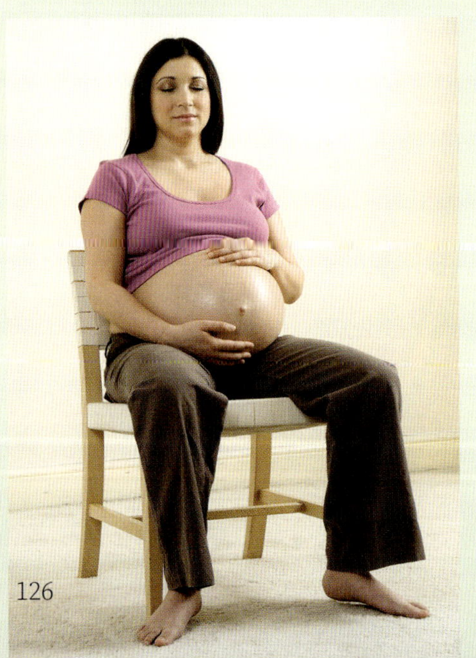

Allmählich wird Ihre Gebärmutter ganz weich und locker, sodass Sie Ihr Baby sogar ›hören‹ können. Folgen Sie dem Fluss Ihres Atems und bitten Sie Ihr Baby dabei, zu Ihnen zu sprechen. Hören Sie die nächsten paar Minuten einfach nur zu. Vielleicht teilen sich Gefühle, Gedanken und Träume Ihres Kindes Ihnen mit? Verändert sich Ihre Atmung? Spüren Sie bestimmte Gefühle, Gedanken oder Bilder in Ihnen aufsteigen? Lassen Sie jegliche Befürchtungen und Ängste, die in Bezug auf die Geburt auftauchen, jetzt los.

Wenn negative Gefühle in Ihnen aufsteigen, sagen Sie sich, dass es ganz einfach ist, diese gehen zu lassen. Machen sich Stimmen des Zweifels bemerkbar, schicken Sie auch diese sanft fort. Lassen Sie dabei Ihre Gebärmutter zu einem sicheren und warmen Ort werden. Vielleicht breitet sich in Ihnen ein Gefühl von Friede und Verbundenheit aus. Genießen Sie es und erlauben Sie sich und Ihrem Baby, so lange an diesem entspannten Ort zu bleiben, wie es Ihnen gut tut.

Zum Beenden der Übung nehmen Sie nach und nach wieder bewusst die Bewegung Ihres Atems wahr, atmen Sie aus, atmen Sie ein, und kommen Sie wieder im Raum an, in dem Sie sich befinden. Mit einer Ausatmung öffnen Sie schließlich wieder Ihre Augen.

Geburtsreise mit Ihrem Baby

Die folgende Visualisierungsübung hilft Ihrem Baby sich auf das, was es während der Geburt erwartet, vorzubereiten. Machen Sie diese Übung nur in den letzten Wochen Ihrer Schwangerschaft. Es ist nicht ratsam, Ihr Baby auf diese Geburtsreise mitzunehmen, bevor es tatsächlich dafür bereit ist. Eine Ausnahme wäre, wenn eine vorzeitige Entbindung notwendig ist, und Sie sich darauf vorbereiten möchten.

Machen Sie es sich bequem. Sie können sitzen oder liegen, je nachdem wie es Ihnen leichter fällt, sich zu entspannen. Schließen Sie Ihre Augen. Atmen Sie langsam aus und ein und beobachten Sie den Rhythmus Ihres Atems. Er vertieft sich mit jeder Ausatmung und Sie entspannen sich. Spüren Sie, wie sich Ihre Bauchmuskeln sanft nach innen ziehen und nehmen Sie nun immer bewusster Ihr Baby in Ihnen wahr.

Während Sie das nächste Mal ausatmen, richten Sie Ihre Aufmerksamkeit ganz auf Ihr Kind. Bewegt es sich? Liegt es ganz ruhig? Wie geht es ihm? Wie fühlt es sich in diesem sicheren Raum, umhüllt von Wasser? Wie ist es, in dieser Umgebung zu leben und zu wachsen? Versuchen Sie auch nachzuempfinden, wie es sich für Ihr Baby anfühlt, Ihren Herzschlag zu hören. Machen Sie sich bewusst, dass Ihrem Baby nie kalt ist, dass es nie hungrig ist und dass es schläft, wann auch immer ihm danach ist.

Jetzt erzählen Sie Ihrem Kind, dass es weiterhin in dieser so sicheren Umgebung bleiben wird, aber dass Sie es auf eine imaginäre Reise in die Zukunft mitnehmen werden. Erklären Sie ihm, dass Sie jetzt gemeinsam eine Reise zu seinem neuen Zuhause außerhalb Ihres Körpers unternehmen werden. Nehmen Sie nun ganz die Perspektive Ihres Babys ein... :

Die Wände deines Zuhauses werden enger. Sie drücken deinen Körper zusammen. Du fühlst dich zusammengepresst und ganz neue Empfindungen überschwemmen dich. Für einige Augenblicke ist es so, als würde alles ganz langsam werden. Dann lässt der Druck nach, der Raum wird wieder größer und fühlt sich wieder vertraut an. Du hörst das Herz deiner Mutter schlagen, ihre Stimme und die Stimmen anderer, vielleicht hörst du auch Musik oder jemanden singen, wie du es schon kennst. Du fühlst dich wieder wohl und beginnst dich zu entspannen.

Dann beginnt dieses Gefühl, zusammengedrückt zu werden, von Neuem. Es fühlt sich so an, als würdest du hinausgedrückt, als würdest du hinausgezogen aus deiner sicheren und behaglichen Umgebung. Du bist nicht sicher, was du fühlst. Du fragst dich: Vielleicht gibt es da draußen, außerhalb der Wände deiner Mutterleib-Welt um dich herum etwas Neues, Aufregendes? Vielleicht ist da draußen aber auch etwas Furchterregendes? Du bist nicht sicher, aber trotzdem hört es nicht auf, du spürst, wie du weiter und weiter hinaus gedrückt wirst. Bist du bereit dafür?

Langsam wirst du aus deinem Zuhause gepresst. Du zweifelst. Manchmal bleibst du stecken und bist nicht sicher, ob du dich jetzt weiter bewegen kannst oder nicht. Es fühlt sich an, als würdest du dich durch einen langen engen Tunnel schieben. Dein ganzer Körper wird von allen Seiten zusammengedrückt.

Schließlich spürst du, wie es rund um deinen Kopf noch enger wird, aber dann wird der Druck plötzlich leichter und du nimmst ganz neue Empfindungen wahr. Dein Körper beginnt sich zu winden und zu drehen, und mit einem Mal befindest du dich in einem riesigen Raum. Du bist in einer anderen Welt außerhalb der Gebärmutter. Ist es kalt? Laut? Hell?

Plötzlich wirst du von Wärme umhüllt und hörst den vertrauten Klang des Herzschlags, nur ist er jetzt viel lauter. Auf einmal empfindest du ein unwiderstehliches Verlangen danach, etwas zu essen zu finden.

Nachdem Sie mit Ihrem Baby diese Fantasiereise durchlebt haben, konzentrieren Sie sich langsam wieder auf Ihre Atmung und kommen Sie wieder im Jetzt an. Ihr Baby ist immer noch sicher in Ihrem Mutterleib. Wie geht es Ihrem Kind jetzt? Bewegt es sich? Wie bewegt es sich? Ist es ruhig? Vielleicht möchten Sie ein bisschen mit ihm reden und ihm versichern, dass die echte Reise noch nicht begonnen hat. Bleiben Sie dabei bewusst bei Ihrer Atmung und beobachten Sie den Fluss Ihres Atems während Sie ein- und ausatmen. Nehmen Sie wahr, wie Sie sitzen oder liegen und werden Sie sich Ihrer Umgebung gewahr, in der Sie es sich bequem gemacht haben. Mit einer Ausatmung öffnen Sie wieder Ihre Augen.

Die Lage des Kindes in Ihrer Gebärmutter

Wie Ihr Baby in Ihrer Gebärmutter liegt, hat einen Einfluss darauf, wie die Geburt für Sie beide verlaufen wird. Die günstigste Position für Ihr Baby ist, mit dem Kopf nach unten zu liegen (Schädellage) und mit seiner Wirbelsäule in Richtung Ihrer Bauchdecke (vordere Hinterhauptslage). In dieser Position kann das Baby sich gut wie eine Kugel zusammenrollen, sodass sein Kopf eng am Körper ist und der schmalere Teil seines Schädels zuerst durch den Geburtskanal gleiten kann. Da in dieser Position seine Wirbelsäule nicht in Richtung Ihres Rückens liegt, entsteht außerdem weniger Druck auf Ihr Kreuzbein.

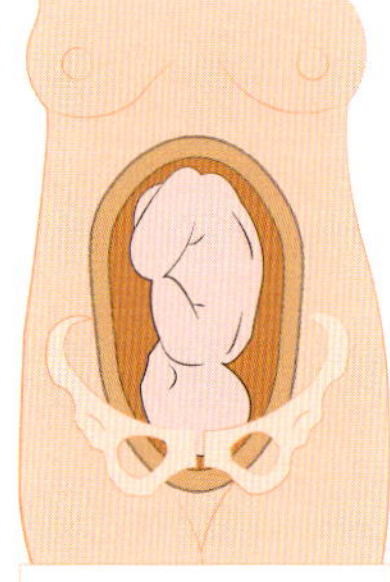
Vordere Hinterhauptslage

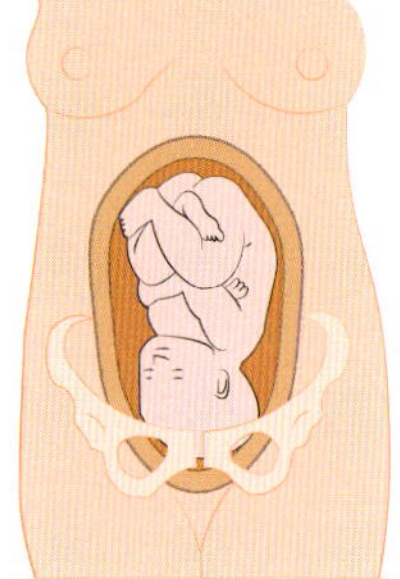
Hintere Hinterhauptslage

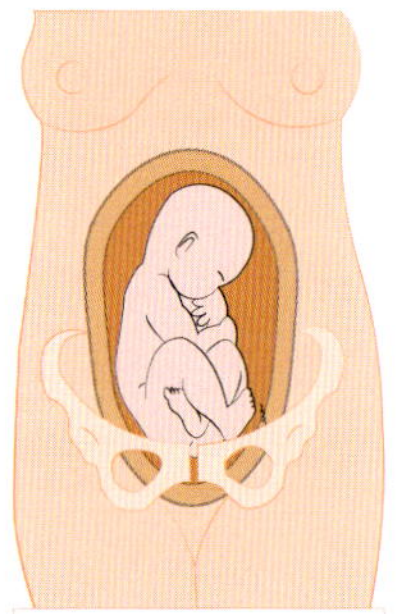
Steißlage oder Beckenendlage

Weniger vorteilhaft ist die hintere Hinterhauptslage, bei der das Baby zwar mit dem Kopf unten liegt, mit seinem Rücken aber in Richtung Ihrer Wirbelsäule. Die Geburt wird dann wahrscheinlich schmerzhafter, und Ihrem Baby fällt es schwerer den Geburtskanal zu passieren. Bei dieser Lage des Babys in der Gebärmutter haben die Eröffnungswehen häufig die Aufgabe, das Baby noch in eine bessere Position zu drehen. Das kann zu einer wesentlich längeren und oft schmerzhafteren Eröffnungsphase führen. Eine solche ›Rücken-zu-Rücken‹-Position des Babys schließt jedoch keineswegs ein schönes Geburtserlebnis aus.

Wenn Ihr Baby mit dem Steiß voran liegt, spricht man von Beckenendlage. Auch dann ist es möglich vaginal zu gebären. Allerdings ist es heutzutage so, dass die wenigsten Gynäkologen das Risiko für Komplikationen, die bei einer solchen Geburt auftreten können, eingehen möchten, und daher bei Beckenendlagen meist zu einer Entbindung mit Kaiserschnitt raten. Möchten Sie dennoch versuchen, Ihr Baby auf natürlichem Wege zu gebären – insbesondere wenn es nicht Ihr erstes Kind ist – sollten Sie sich auf die Suche nach einem Experten machen, der Erfahrung in der Entbindung von Babys in Steißlage hat. Leider gibt es davon nicht allzu viele, weil nur noch wenige Ärzte diese besonderen, für eine solche Geburt notwendigen speziellen Fachkenntnisse besitzen.

Liegt Ihr Baby quer in Ihrer Gebärmutter (Querlage oder Schräglage), befindet sich weder sein Kopf noch sein Gesäß in Ihrem Becken. Dann ist eine vaginale Geburt nur dann möglich, wenn sich Ihr Kind noch dreht. In den letzten Wochen der Schwangerschaft kommt es gar nicht so selten vor, dass ein Baby quer oder diagonal liegt, besonders wenn es nicht die erste Schwangerschaft ist. Meistens dreht sich das Baby dann aber noch mit seinem Kopf nach unten.

Wie liegt Ihr Baby?

Ihre Hebamme kann Ihnen etwa ab der 29. Schwangerschaftswoche sagen, in welcher Position Ihr Baby liegt. Doch Sie können es vielleicht auch selbst herausfinden. Wenn es in der hinteren Hinterhauptslage liegt, zeigen Arme und Beine Ihres Kindes nach vorne. Sie werden dann seine Bewegungen sehr gut spüren und viele Beulen und Dellen bemerken. Liegt es hingegen in der vorderen Hinterhauptslage, werden Sie auf der einen Seite Ihres Bauches eher eine harte Fläche spüren – seinen Rücken und die Wirbelsäule – und auf der anderen Seite seine Gliedmaßen.

Sollte sich Ihr Baby in Beckenendlage befinden, ist das nicht leicht selbst zu spüren, denn der Po fühlt sich von außen sehr ähnlich an wie der Kopf. Dafür brauchen Sie eine

Hebamme, sie kann mit speziellen Griffen feststellen, wie Ihr Baby wirklich liegt.

Die optimale Geburtsposition fördern

Sie können Ihrem Baby helfen, sich in eine gute Geburtsposition zu drehen, indem Sie in den Wochen vor der Geburt darauf achten, selbst immer wieder gute Körperhaltungen einzunehmen. Der Rücken und der Po sind die schwersten Körperteile des Babys. Wenn Sie sich nach vorne lehnen, wird sich Ihr Kind daher mithilfe der Schwerkraft fast automatisch so drehen, dass sein Rücken nach vorne auf Ihre Bauchseite kommt, also in die vordere Hinterhauptslage.

Wenn Sie Ihr Baby in den letzten Wochen der Schwangerschaft dabei unterstützen möchten, tiefer in Ihr Becken zu rutschen, ist die tiefe Hocke eine günstige Position. Diese und andere Übungen, die Ihrem Kind helfen in eine günstige Position für die Geburt zu finden, werden im Detail auf den Seiten 32-54 beschrieben. Denken Sie daran, sie viel zu üben!

Wie Sie Ihrem Baby helfen können sich zu drehen

Wenn Ihr Baby in Beckenendlage liegt, ist es wichtig, dass Sie sich in einer Position ausruhen, in der Ihr Po höher ist als Ihr Kopf, zum Beispiel in der Knie-Ellenbogen-Position. Da der Steiß des Babys schwerer ist als sein Kopf, regt diese Position das Kind an, sich mit dem Po in Richtung Boden, also in Richtung Kopf der Mutter, zu drehen. Eine andere Position, die dieser vom Prinzip her gleicht, ist die indische Brücke, bei der Sie auf dem Rücken liegen und Ihre Hüften heben, sodass diese höher sind als Ihr Kopf. Für viele Frauen ist die Knie-Ellenbogen-Position jedoch wesentlich bequemer als die indische Brücke. Wenn Ihr Baby in Beckenendlage liegt, sollten Sie unbedingt Positionen in der Hocke vermeiden, denn diese bringen es mit seinem Steiß voran nur noch tiefer in Ihr Becken.

Eine gute Verbindung zu Ihrem Baby kann auch für eine Veränderung seiner Lage in der Gebärmutter von Nutzen sein. Stellen Sie sich ganz konkret vor, wie Ihr Baby seine Position verändert, reden Sie mit Ihrem Ungeborenen und massieren Sie es. Versuchen Sie auch zu verstehen, warum sich Ihr Baby gerade diese Position ausgesucht haben könnte. Vielleicht hat es Angst davor geboren zu werden und fürchtet sich vor der Welt außerhalb des Mutterleibes? In China wurde die Beckenendlage früher so erklärt: ›Das Baby hält sich am Herzen der Mutter fest‹ und deshalb ist es mit seinem Kopf oben. Wenn Sie das Gefühl haben, dass das auf Ihr Baby zutreffen könnte, müssen Sie ihm versichern, dass Sie ihm helfen werden, sich an das Leben da draußen anzupassen.

Es gibt auch körperliche Gründe, warum ein Baby in Beckenendlage liegt. Es kann zum Beispiel sein, dass die Nabelschnur um seinen Hals gewickelt ist. In diesem Fall wird es sich wahrscheinlich auch dann nicht drehen, wenn Sie die empfohlenen Übungen machen. Sollte Ihr Baby beharrlich in der Beckenendlage bleiben, ist es jedenfalls ratsam, Ihre Hebamme zu konsultieren, um vielleicht mehr über die Gründe zu erfahren. Letztendlich ist es aber wichtig, Folgendes zu akzeptieren: Babys sind klug - sie wählen eine bestimmte Position nicht ohne Grund.

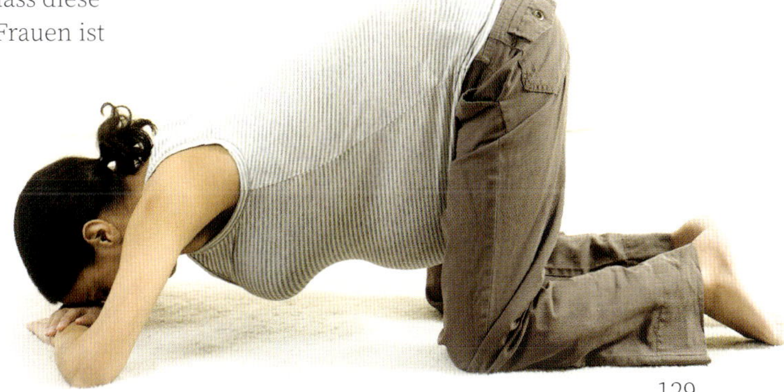

Knie-Ellenbogen-Position

Diese Körperhaltung schafft mehr Raum für Ihr Baby und kann ihm so helfen, sich aus einer Beckenendlage umzudrehen. Der Po des Babys wird sich vom Schambein der Mutter wegbewegen und seine Wirbelsäule wird sich von Ihrem Rücken entfernen.

Auf Unvorhersehbares gefasst sein

Egal wie gut und intensiv Sie sich auf die Geburt Ihres Kindes vorbereiten, es gibt keinerlei Garantie dafür, dass sie so verlaufen wird, wie Sie es sich wünschen. Es ist daher das Beste, auf jede Eventualität vorbereitet zu sein, auch auf Ereignisse, die Sie alles andere als erhoffen. Ich habe eines mit Sicherheit über die Geburt gelernt: Sie ist unvorhersehbar – Sie müssen mit Allem rechnen und sich auf eine Reise ins Ungewisse vorbereiten.

Das praktische Wissen und die Kompetenzen, die Ihnen dieses Buch vermittelt hat, können Ihnen hier in jeder Situation von Nutzen sein – auch dann, wenn bei der Entbindung medizinische Maßnahmen notwendig werden. Einer der allerwichtigsten Grundsätze ist, möglichst ruhig und entspannt zu bleiben. Bei einer schwierigen Geburt wird es Ihnen dann leichter fallen zu entscheiden, ob Sie schmerzlindernde Medikamente benötigen oder ob Sie gegebenenfalls einem Kaiserschnitt zustimmen, anstatt es weiter zu versuchen. Wenn Sie ruhig bleiben und klar denken können, wird es einfacher sein, die richtige Entscheidung zu treffen.

Während der Geburt kann es zu Situationen kommen, in denen Sie eine endgültige Entscheidung zu treffen haben. Wenn Ihnen alle wichtigen Informationen zur Verfügung stehen, beziehen Sie dann auch Ihren Körper mit ein. Achten Sie gut auf Ihre körperlichen Reaktionen, hören Sie hin und lassen Sie sich beim Finden der richtigen Antwort von Ihrem Körper helfen. In einer solchen Situation geschieht es oft, dass man von außen derartig mit Informationen überschüttet wird und sich dadurch regelrecht bombardiert fühlt. Auch werden Informationen nicht immer auf die beste Art und Weise kommuniziert. Dann kann der eigene Körper eine große Hilfe sein, weiterhin selbstbestimmt zu agieren. Bedenken Sie zudem, dass Ärzte und medizinische Fachleute auch nur Menschen sind. Es ist daher völlig legitim, sich eine zweite Meinung einholen zu wollen, wenn die Informationen, die Sie schon erhalten haben, Sie nicht zufrieden stellen.

Der große Vorteil des praktischen Wissens, das Sie durch dieses Buch erworben haben, ist, dass deren positive Wirkung aus Ihrem Inneren kommt. Es besteht daher kein Risiko für Wechselwirkungen mit Medikamenten und Sie können unbesorgt immer mit dem weitermachen, was Ihnen gerade am besten hilft, egal in welcher Situation. Sie werden sich daher nicht unbedingt zwischen einer völlig natürlichen und einer komplett durch die Medizin bestimmte Geburt entscheiden müssen. Sie können alles, was Sie gelernt haben, weiter aktiv einsetzen und so erreichen, dass Sie eventuell weniger Medikamente benötigen. Jedenfalls aber wird es dazu beitragen, dass Sie sich auch bei medizinischen Maßnahmen ein hohes Maß an Selbstbestimmtheit für Ihre Geburt bewahren. Die Gefahr, die Kontrolle zu verlieren und das Gefühl, dass Ihre Entbindung zu einem fremdbestimmten Ereignis wird, ist dann wesentlich geringer. So können Sie sich auch nach einer Geburt, die viel medizinische Unterstützung benötigt hat, ein gutes Gefühl bewahren und das Risiko einer postnatalen Depression reduzieren.

▽ ▽ ▽

Im Wesentlichen betrifft das praktische Wissen dieses Buches wichtige Lebenskompetenzen, die sich auch auf viele Situationen im Alltag anwenden lassen. Es kann Ihnen weit über die Geburt hinaus von Nutzen sein und das vielleicht ganz besonders in den Jahren Ihrer Elternschaft.

SO SETZEN SIE IHR PRAKTISCHES WISSEN EIN

Und nun einige Beispiele dafür, wie Sie Ihre neu erworbenen Kompetenzen adaptieren und einsetzen können, wenn die Geburt nicht ganz nach Plan verläuft.

Vorab ein wichtiger Rat, wenn eine medizinische Maßnahme im Raum steht: Auch wenn Sie sehr müde sind oder von den Ereignissen schier überrollt werden, versuchen Sie zu jeder Zeit, die Vor- und Nachteile einer Maßnahme zu berücksichtigen und besprechen Sie die zur Verfügung stehenden Optionen mit Ihrer Hebamme und Ihrem Geburtspartner.

Periduralanästhesie (PDA)

Bei der Periduralanästhesie wird ein Betäubungsmittel in den unteren Rücken injiziert, um Geburtsschmerzen zu lindern. Bedenken Sie bei der Entscheidung für eine PDA, dass die Wirkung sehr unterschiedlich sein kann. Auch gibt es verschiedene Arten von PDA.

Vorab ist es daher schwierig zu wissen, welche praktischen Übungstechniken Sie nach einer PDA noch aktiv einsetzen können und wie effektiv diese sein werden. Manchmal verschwindet der Schmerz nach einer PDA nicht komplett – in einem solchen Fall nutzen Sie am besten weiterhin Atemtechniken, die Ihnen gut tun, während Ihr Partner Sie massiert oder Shiatsu-Techniken anwendet. Hier ist dann wahrscheinlich das Lösen von Anspannung in Nacken und Schultern wichtiger als im Rücken. Wenn Ihre Beine zittern, kann sanftes Streichen über Ober- und Unterschenkel angenehm sein.

Sollte Ihnen nach einer PDA übel oder kalt werden, gibt es einige Shiatsu-Punkte, die dagegen helfen und die von Ihrem Partner gut stimuliert werden können. Die Punkte DI 4 (siehe Seite 95) und HK 6 (drei Finger über der Handgelenksfalte an der Innenseite des Arms) sind bei Übelkeit zu empfehlen. Bei Kälte schafft der Punkt HK 8 (siehe Seite 87) häufig Abhilfe. Fühlen sich bestimmte Körperstellen kalt an, bitten Sie Ihren Partner, Sie dort einfach zu halten, auch das kann sehr gut tun, denn Körperkontakt kann generell bei Kältegefühl sehr wohltuend sein.

Die Auswahl an Körperhaltungen und Positionen ist bei einer PDA ein wenig eingeschränkt. Wenn Sie eine PDA erhalten, werden Sie wahrscheinlich im Bett liegen. Versuchen Sie auch dann, eher auf einer Seite anstatt flach auf dem Rücken zu liegen. Wahrscheinlich können Sie sich sogar auf die Knie drehen und vorne an der Bettkante abstützen, dann sind Sie fast im Vierfüßlerstand!

Versuchen Sie auch nach einer PDA den natürlichen Fortschritt Ihrer Geburt so gut wie möglich und aktiv zu unterstützen. Dann ist es gut möglich, dass Sie bei Abflauen der Wirkung der PDA Ihr Baby aus eigener Kraft gebären, ohne dass der Einsatz einer Geburtszange oder Saugglocke erforderlich ist.

Insgesamt kann eine solche Situation schon Angst machen, außerdem kann es sein, dass die PDA die Schmerzen nicht komplett beseitigt. Umso hilfreicher sind dann die Atem- und Entspannungstechniken, die Sie geübt haben, um möglichst ruhig und konzentriert zu bleiben.

Schmerzstillende Medikamente und Lachgas

Wenn Sie ein schmerzstillendes Medikament oder Lachgas erhalten, kann es passieren, dass Sie sich etwas benommen fühlen. Sie können dennoch weiterhin bewusst und kontrolliert mit Atemtechniken fortfahren, um Ihre Konzentration und Ihren Fokus besser zu halten. Wenn Sie Lachgas erhalten, werden Sie allerdings Ihre Atemtechnik ein wenig adaptieren und sich mehr auf die Einatmung konzentrieren müssen. Achten Sie aber auch dann darauf, tief auszuatmen.

Versuchen Sie weiterhin die Körperhaltung einzunehmen, die für Sie am bequemsten ist. Wenn Sie sich benommen fühlen, brauchen Sie dafür mehr Unterstützung durch Ihren Partner. Körperlich anspruchsvollere Positionen, wie etwa die stehende Hocke, werden aber eher nicht gut funktionieren. Körperkontakt, Massage und Shiatsu durch Ihren Partner können weiterhin sehr wohltuend und unterstützend sein, vor allem um Spannung in bestimmten Körperbereichen zu lösen.

Geburtseinleitung

Wenn Ihre Geburt künstlich eingeleitet werden muss, werden Sie unter Umständen ganz besonders von all Ihrem praktischen Wissen aus der Geburtsvorbereitung profitieren. Obwohl die Ansicht verbreitet ist, dass eine eingeleitete Geburt sehr schnell vonstattengeht, ist das in der Realität oft ganz anders: Meistens müssen Sie nach der Entscheidung für eine Einleitung noch ziemlich lange warten, bevor Sie die geburtseinleitenden Medikamente überhaupt verabreicht bekommen. Wenn die Geburt beginnt, erhalten Sie vom medizinischen Personal meist nur sehr zögerlich schmerzstillende Medikamente, da man vorher nicht weiß, wie rasch sich die Wehen dann entwickeln und man deshalb noch abwarten möchte. Während dieser Wartezeit ist es ganz wichtig, dass Sie sich entspannen und ruhig bleiben. Viele der praktischen Techniken, die Sie gelernt haben, können Ihnen dabei von Nutzen sein. Mit der Entspannung ist auch die Wahrscheinlichkeit höher, dass die Geburtswehen dann doch einsetzen. Es ist auch ein guter Zeitpunkt, um intensiv die geburtsunterstützenden Punkte (siehe ab Seite 94) zu stimulieren – auch das könnte die Geburt noch auf natürlichem Wege einleiten.

Hat der Geburtsvorgang dann nach einer Einleitung tatsächlich begonnen, empfiehlt es sich, weiterhin alle geburtsunterstützenden Punkte zu bearbeiten. Dabei ist es unerheblich, auf welche Art und Weise und mit welchen Medikamenten die Geburt eingeleitet wurde. Die Stimulierung der Punkte kann sich auf die erforderliche Dosis positiv auswirken! Vielleicht reicht dann ein einziges Prostaglandin-Pessar (eine Tablette, die vaginal eingeführt wird) bereits aus, um Ihre Eröffnungswehen zu stimulieren. Es kann sein, dass Sie eine geringere Menge an Oxytocin benötigen als man Ihnen sonst verabreicht hätte (synthetisches Oxytocin wird meist über einen Tropf verabreicht, um die Wehentätigkeit anzuregen). Je geringer die Dosis geburtseinleitender Medikamente ist, desto größer wird Ihre Chance auf einen natürlichen Wehenrhythmus.
Oft sind die Wehen einer eingeleiteten Geburt stärker und intensiver, steigern sich sehr schnell zum Höhepunkt und die Wehenpausen sind oft kürzer. Setzen Sie daher nach einer Einleitung alles ein, was Sie für Ihre Geburt geübt haben – vielleicht noch mehr und intensiver als Sie es bei einer natürlichen Geburt tun würden!

Bleiben Sie immer bei Ihrem Baby

Wenn die Geburtssituation für Sie schwierig und belastend wird, bedenken Sie, dass dies gleichzeitig auch für Ihr Baby so ist. Sie haben Hebammen und Ärzte, die Ihnen mitteilen, was los ist, aber auch Ihr Baby braucht jemanden, der ihm sagt, was gerade passiert. Wenn Sie in einer solchen Situation das Gefühl haben, die Kontrolle über das, was gerade geschieht, verloren zu haben und andere entscheiden, was mit Ihnen passieren soll, dann wird sich dieses Gefühl von Kontrollverlust auch auf Ihr Kind übertragen.
Berühren Sie Ihren Bauch! Reiben und streicheln Sie Ihren Bauch! Reden Sie mit Ihrem Baby und erzählen Sie ihm, was gerade passiert – so, wie Sie es irgendeiner anderen Person auch erzählen würden! Hören Sie niemals auf mit Ihrem Baby zu kommunizieren!

Kaiserschnitt

Wenn Untersuchungen in der späten Schwangerschaft ergeben, dass eine vaginale Geburt sehr schwierig oder unmöglich sein wird, wie etwa bei Querlage des Babys, einer tiefliegenden Plazenta oder Blutungen, fällt womöglich eine klare Entscheidung für einen Kaiserschnitt.

Bei einem geplanten Kaiserschnitt fragen sich viele Frauen, ob es überhaupt Sinn macht, sich auf die Geburt vorzubereiten. Die Antwort ist ein klares Ja. Auch für einen Kaiserschnitt ist es sehr wichtig, entspannt zu bleiben und eine gute Verbindung zu Ihrem Baby aufrecht zu erhalten. Wenn Sie bereits wissen, dass Ihr Kind durch einen Kaiserschnitt geboren wird, können Sie sich vorher überlegen, wie diese Geburt trotzdem ein möglichst schönes Erlebnis für Sie, Ihren Partner und Ihr Baby werden kann. Sie können sich beispielsweise Gedanken über die Umgebung machen, die Sie sich wünschen. Auch die Umgebung eines

Operationssaals – wo die Atmosphäre durch Medizintechnik geprägt ist – können Sie vielleicht durch mitgebrachte Gegenstände oder eigene Musik persönlicher gestalten. Atemtechniken und Visualisierungen können sowohl vor als auch während eines Kaiserschnitts sehr hilfreich sein, um mit Ihrem Baby zu kommunizieren und es auf die Art von Geburt vorzubereiten, die es erleben wird. Unabhängig davon, was der Grund für den geplanten Kaiserschnitt ist, kann es außerdem immer vorkommen, dass Sie davor natürliche Wehen bekommen. Sie sollten also immer auch auf Wehen vorbereitet sein. Und noch einen anderen Aspekt sollten Sie bedenken: Auch wenn diese Geburt ein Kaiserschnitt sein wird, kann es gut sein, dass Sie später mal ein weiteres Kind vaginal zur Welt bringen. Ihre Vorbereitung auf eine natürliche Geburt ist daher nie umsonst und könnte Ihnen spätestens bei der nächsten Geburt eine große Hilfe sein.

Ein Not-Kaiserschnitt ist eine ganz andere Situation. In der Regel ist er mit einer lebensbedrohlichen Situation für Sie oder Ihr Kind verbunden, und meistens muss dann alles sehr schnell gehen. Umso wichtiger ist es jedoch auch dann, dass Sie so ruhig und gefasst wie möglich bleiben. Ihr Partner wird auf vieles, was er aus diesem Buch gelernt hat, zurückgreifen können, um Sie und Ihr Baby zu unterstützen.

Die Atemtechniken werden Ihnen helfen, sich vor und während des Kaiserschnitts zu entspannen und mit Ihrer Konzentration in Ihrem Körper und bei Ihrem Baby zu bleiben. Nach einer Kaiserschnitt-Entbindung haben viele Frauen Flüssigkeit in der Lunge, dann können die Atemtechniken helfen, die Lungen rasch wieder davon zu befreien. Auch die Körperübungen haben jedenfalls einen positiven Effekt: Wenn Sie sie vor der Geburt praktiziert haben, fördert das Ihre körperliche Fitness und so eine rascherer Erholung nach einem Kaiserschnitt. Sie verbessern außerdem Ihre Körperwahrnehmung nach der Geburt.

Nach einem Kaiserschnitt kann einem Baby Massage besonders gut tun, denn es hat während der Geburt nicht die intensive Massage erlebt, die beim Passieren des Geburtskanals auf ganz natürliche Weise erfolgt. Sie werden natürlich Ihr Baby nicht auf dieselbe Weise zusammendrücken, aber sanftes Halten und viel Berührung können ihm den Übergang vom Mutterleib in die Außenwelt erleichtern.

TENS

TENS steht für Transkutane Elektrische Nervenstimulation. Mit einem speziellen Apparat werden sensorische Rezeptoren auf der Haut durch schwache elektrische Impulse gereizt. TENS wird in erster Linie zur Schmerzlinderung während der Eröffnungsphase eingesetzt. Der erzielte Effekt ist der Wirkung von Shiatsu ähnlich. Frauen, die TENS in Anspruch nehmen, rate ich daher, sich nicht gleichzeitig ihren unteren Rücken zu intensiv mit Shiatsutechniken bearbeiten zu lassen, da beides gemeinsam eventuell überstimulierend sein könnte. Massage oder Shiatsu an anderen Körperstellen kann hingegen unterstützend sein, vorausgesetzt, es fühlt sich gut an. Während Sie mit TENS stimuliert werden, können Sie jede Körperhaltung oder Position einnehmen, in der Sie sich wohlfühlen und weiterhin Ihre Atemtechniken anwenden.

Umgang mit großen Ängsten

Es ist ratsam sich mit den eigenen Ängsten rund um die Geburt auseinanderzusetzen. Ein gewisses Maß an Angst im Zusammenhang mit der Geburt ist zwar natürlich, aber es gibt Ängste, die viel tiefer gehen und vielleicht ganz andere Ursachen haben – familiäre Verhaltensmuster, die eigene Geburtserfahrung oder andere traumatische Erlebnisse in der eigenen Geschichte.

Wenn Sie das Gefühl haben, dass Ihre Ängste tiefer sitzen und sich durch Tiefenatmung, Entspannungsübungen oder Gespräche mit Ihrer Hebamme, Ihrem Partner oder Freunden nicht lösen, sollten Sie eventuell überlegen, professionelle Hilfe in Anspruch zu nehmen. Ein Traumatherapeut oder Psychotherapeut mit diesem Spezialgebiet könnte Ihnen dabei helfen, Ängste dieser Art zu lösen oder einen Weg zu finden, mit dem Trauma so umzugehen, dass es Sie bei der Geburt nicht einholt.

Ihr Baby ist da!

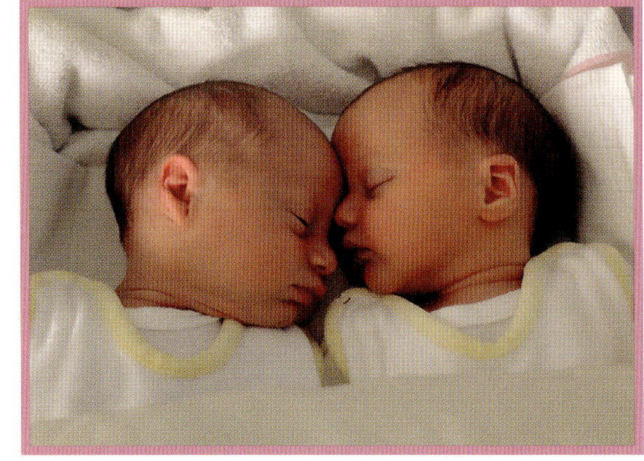

Ich habe Ihnen in diesem Buch nun viel praktisches Wissen für die Vorbereitung auf die Geburt Ihres Kindes vermittelt. Vieles davon kann Ihnen aber auch über die Geburt hinaus eine große Hilfe sein und ich empfehle Ihnen daher sehr, es auch nach der Geburt Ihres Babys weiterhin anzuwenden. Ich hoffe, es kann zu einer kontinuierlichen und unterstützenden Begleitung auf der nächsten Etappe Ihrer Elternschaft werden. Im Folgenden einige Anregungen.

Atmung

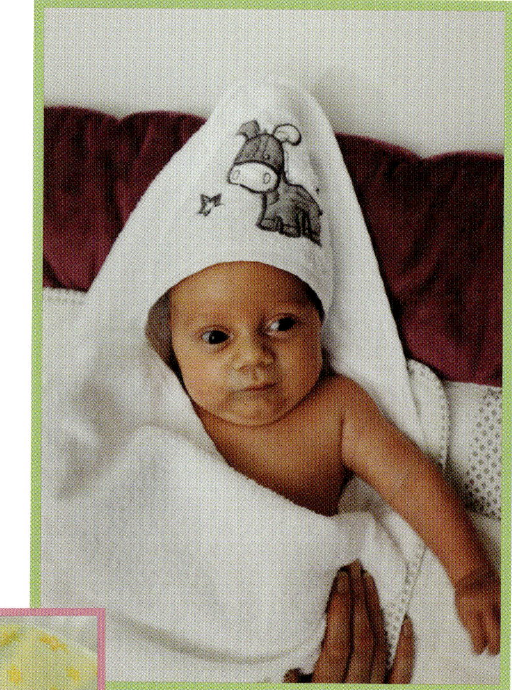

Wenn Sie in der ersten Zeit dabei sind, sich an Ihr neues Familienmitglied zu gewöhnen, wird es Ihnen und Ihrem Partner gut tun, immer wieder tief durchzuatmen und die Atmung dazu zu nutzen, sich zu entspannen.

In den ersten Tagen werden Sie gern Zeit damit verbringen, Ihr Neugeborenes einfach anzusehen und seinen Atem zu beobachten. Die Verbindung zu Ihrem Kind ist jetzt viel greifbarer als vorher und Sie können jetzt auch ganz direkt mit ihm kommunizieren. Wiederholen Sie daher Töne und Worte, die Sie während der Schwangerschaft und Geburt benutzt haben, um Ihr Baby anzusprechen. Ganz besonders intensiv reagieren Babys auf Musik und Lieder, vor allem wenn sie diese schon gehört haben, als sie noch im Mutterleib waren.

Massage

Sie haben Ihr Baby ja schon durch den Bauch hindurch massiert. Machen Sie auch nach der Geburt damit weiter. Sie können ganz intuitiv kleine Massage-Routinen entwickeln, die Sie immer wieder machen und mit dem Wachsen Ihres Babys abwandeln. Vergessen Sie dabei aber auch nicht sich selbst. Auch Ihnen könnte in der ersten Zeit eine Shiatsubehandlung oder Massage sehr gut tun, vor allem auch, um besser mit schlaflosen Nächten und dem Stillen zurechtzukommen. Auch Ihr Partner kann in dieser Zeit eine gute Unterstützung brauchen. Am besten ist es daher, wenn Sie sich weiterhin gegenseitig massieren, auch mit Shiatsutechniken.

Körperhaltungen

Die in diesem Buch vorgestellten Körperübungen sind auch weiterhin sehr zu empfehlen, denn Sie helfen Ihnen, sich nach der

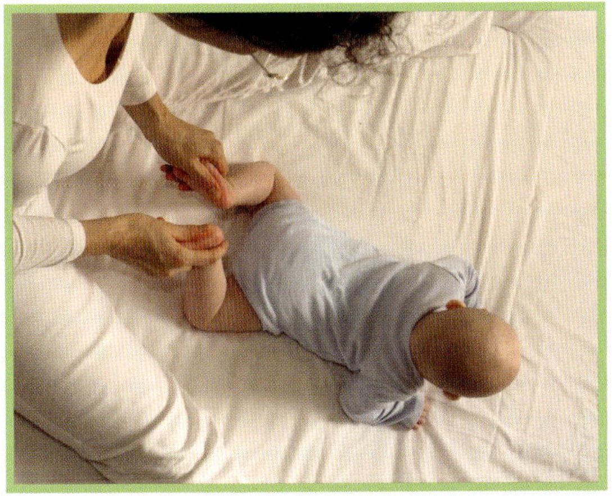

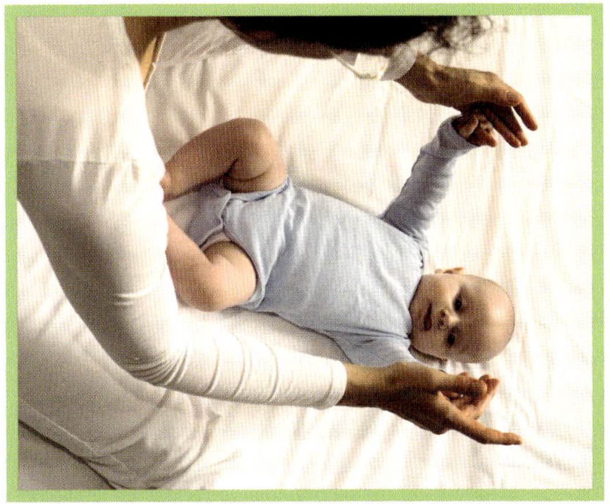

Geburt gut zu erholen. Seien Sie allerdings zunächst noch vorsichtig mit den Geburtspositionen. Diese werden in den ersten Tagen, und meist Wochen, noch zu anstrengend sein. Sie sollten ganz sanft, mit ganz leichten Übungen, beginnen. Die hockenden Positionen werden ein wenig später sehr nützlich sein: Wenn Ihr Baby größer und schwerer wird, kommt Ihnen eine gute Haltung sehr zugute, wenn Sie Ihr Kind hochheben.

Genießen

Das Leben Ihres Kindes auf dieser Erde beginnt gerade erst und ist eine weitere Phase der ›Geburtsreise‹. Genießen Sie Ihr neues Leben als Mutter und Ihr Leben als Familie.

Genießen Sie Ihr neues Leben als Mutter und Ihr Leben als Familie

Meine glückliche Geburt

Wie für alle Dinge im Leben, ist es auch hilfreich für die Geburt ein wenig vorauszuplanen, um möglichst sicherzustellen, dass Sie, Ihr Partner und Ihr Baby die Geburt so erleben werden, wie Sie sich das wünschen. Die folgenden Fragen können Ihnen dabei helfen Ihren perfekten Geburtsplan zu entwickeln und sich die ›Werkzeuge‹ und Techniken zurechtzulegen, die Sie Ihrer Einschätzung nach am besten unterstützen werden.

FRAGEN FÜR DIE GEBÄRENDE

Diese Fragen sollte in erster Linie die Frau für sich beantworten. Es kann aber schön und hilfreich sein, sie gemeinsam mit dem Partner durchzugehen. Es ist wichtig, dass auch der Geburtspartner die Wünsche und Vorlieben der Gebärenden gut kennt.

Geburtsumgebung

- Möchte ich zuhause sein oder im Krankenhaus?
- Wie sieht die optimale Umgebung für die Geburt meines Kindes aus?
- Möchte ich mein Kind in einem Innenraum oder im Freien zur Welt bringen? Möchte ich, dass die fünf Elemente bei meiner Geburt eine Rolle spielen (z.B. Wassergeburt oder Geburt im Freien bei einem Feuer)?
- Wie kann ich für mich eine optimale Umgebung gestalten?
- Was brauche ich dafür? Wie warm soll es sein? Was für Licht hätte ich gerne? Welche Gegenstände? Kunstwerke (konkrete Bilder oder eher abstrakte Kunst) oder Fotos? Musik oder Stille?
- Wie kann ich mich mit meiner inneren Idealvorstellung für eine stimmige Geburtsumgebung verbinden?
- Gibt es ein Bild, ein Wort, ein Gefühl oder vielleicht einen Gegenstand, der mir dabei helfen kann, mich mit meiner idealen Umgebung verbinden zu können?

Musik und Klänge

- Was für Musik oder welche Klänge finde ich während der Schwangerschaft entspannend?
- Wie reagiert mein Baby darauf?
- Denke ich, dass ich diese Musik und Klänge während der Geburt hören möchte? Wenn nicht, was würde ich sonst gerne während der Entbindung hören?

Atmung und innere Bilder

- Welche Atemtechniken und welche inneren Bilder funktionieren für mich jetzt?
- Welche davon werde ich dann – meinem Gefühl nach – während der Geburt verwenden wollen?

Übungen und Körperhaltungen

- Welche Übungen und Körperhaltungen mag ich? Welche mag ich nicht?
- Was ist für meinen Partner bequem?
- Von welchen Übungen und Körperhaltungen erwarte ich, dass ich sie während der Geburt nutzen werde? Denke ich, dass ich viele verschiedene Positionen oder nur ein oder zwei anwenden werde?

Shiatsu und Massage

- Welche Berührungstechniken gefallen mir am besten?
- Welcher Bereich meines Körpers hat am besten auf Shiatsu und Massage reagiert?

- Wenn ich in mich hineinspüre, wo würde ich gerne während der Geburt berührt und massiert werden?

Umgang mit Schmerz

- Wie reagiere ich auf Schmerz?
- Erinnern Sie sich an Ihre jüngste Schmerzerfahrung (egal, ob körperlich oder emotional). Was linderte den Schmerz? Was hat ihn verstärkt? (Hier können auch die Erfahrungen des Partners sehr hilfreich sein.)

GeburtsbegleiterInnen

- Wen (Geburtspartner, Familie, Doula) möchte ich außer einer Hebamme bei der Geburt meines Kindes um mich haben?
- Wie viele Personen möchte ich überhaupt dabei haben?
- Was für persönliche Qualitäten sollen diese Menschen haben?
- Was sollen sie tun? Sollen Sie mich massieren, mit mir atmen, mit mir reden, mich mit Essen versorgen, mich dabei unterstützen meine Geburtsumgebung so zu gestalten und beizubehalten, wie ich es möchte?

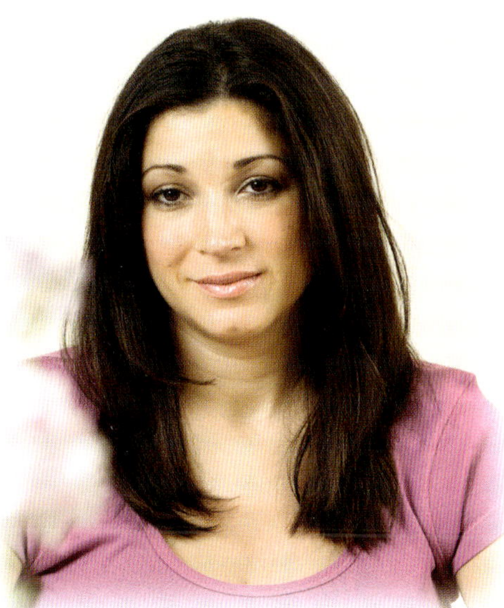

- Möchte ich, dass meine anderen Kinder bei der Geburt dabei sind?

FRAGEN FÜR DEN GEBURTSPARTNER

- Wie reagiere ich darauf, andere Personen zu beobachten, die Schmerzen haben?
- Wie werde ich darauf reagieren, wenn meine Partnerin Schmerzen hat?
- Was für Speisen und Getränke werde ich während der Geburt wollen?
- Was werde ich tun, wenn ich müde bin?
- Wird es mich stören, nicht im Zentrum der Aufmerksamkeit zu sein?
- Wie würde ich darauf reagieren, wenn man mich bittet wegzugehen?
- Wie würde es mir gehen, wenn man mich nicht weggehen lässt, falls ich das möchte?
- Wie fühle ich mich dabei, unter Umständen mit Ärzten, Hebammen und anderem medizinischem Personal kommunizieren zu müssen, was meine Partnerin braucht (z.B. sie zu bitten sich zu entfernen oder nicht zu sprechen)?

FRAGEN FÜR BEIDE

- Wie stelle ich mir die Geburt aus der Perspektive meines Babys vor?
- Sieht mein Baby der Geburt mit Sorge entgegen?
- Freut sich mein Baby auf die Geburt?
- Wie möchte ich mein Kind willkommen heißen?
- Wie wird mein Baby die ersten Momente nach der Geburt erleben? Wie wird es sich fühlen?

Die Übersetzerin

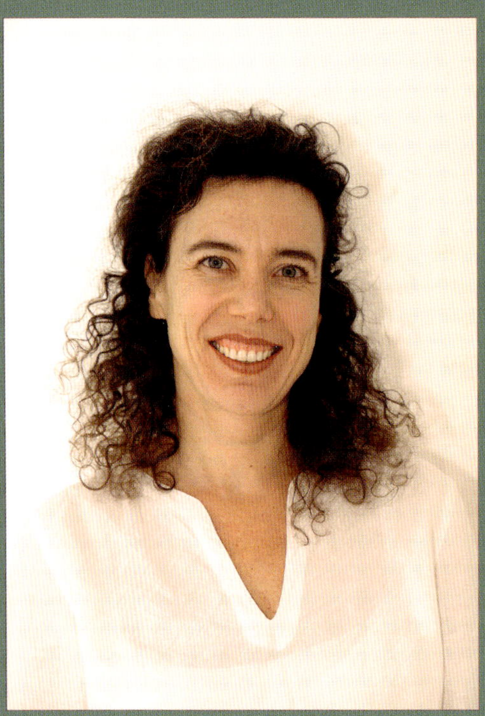

Die Österreicherin Alexandra Gelny ist Shiatsu-Praktikerin und begann schon während ihrer Ausbildung, sich mit Shiatsu und traditioneller Chinesischer Medizin rund um Kinderwunsch, Schwangerschaft und Geburt zu beschäftigen. Inspiriert durch Suzanne Yates' ganzheitlichen Well Mother-Ansatz, den sie im Jahr 2008 kennenlernte, wurden diese Themen zu einem wichtigen Schwerpunkt in ihrer Shiatsu-Arbeit. Sie ist langjährige Schülerin von Suzanne Yates und unterrichtet, nach Absolvierung einer Lehrerinnen-Ausbildung bei ihr, seit 2016 auch selbst Fortbildungskurse für Shiatsu-PraktikerInnen und Hebammen. Darüber hinaus arbeitet sie als Coach, hat ein Wirtschaftsstudium absolviert und war als Journalistin, PR-Beraterin und Projektmanagerin im Bereich Gesundheit und Kultur tätig.

Ein Nachwort

Die Motivation, dieses Buch zu übersetzen, entstand aus einem ganz praktischen Grund. Seit ich vor einigen Jahren von Suzanne Yates viele der in diesem Buch beschriebenen Übungen und Berührungstechniken gelernt habe, integriere ich sie in meine Shiatsu-Arbeit und biete individuelle Geburtsvorbereitungs-Einheiten für Paare an. Oft werde ich dann gefragt, ob man das alles irgendwo nachlesen könne. Aus diesem Wunsch nach einer deutschen Ausgabe von Suzanne Yates so inspirierendem Buch *Beautiful Birth* entwickelte sich die Lust, es selbst zu übersetzen. Mit Monika Knaden und ihrem Pirmoni Verlag fand ich für dieses Projekt die perfekte Partnerin. Ihr gilt ganz besonders mein inniger Dank. Sie hat dieses Buch möglich gemacht, ganz wesentlich zur Qualität des Textes beigetragen und ihn in Form gebracht.

Suzanne Yates verfolgt mit ihrer Arbeit seit über 25 Jahren das Ziel, schwangere Frauen und ihre Partner dabei zu unterstützen, mit Vertrauen in ihre ureigenen Fähigkeiten ihren ganz individuellen und persönlichen Weg durch Schwangerschaft, Geburt und Elternschaft zu entwickeln und zu gehen. In ihrem Buch *Beautiful Birth,* das 2008 zum ersten Mal erschien, bereitete sie ihr Wissen so auf, dass es auch autodidaktisch umsetzbar wurde. Sie wählte dafür eine sehr praxisnahe Sprache und großzügige Bebilderung, um LeserInnen Lust zum Ausprobieren zu machen und es ihnen leicht zu machen, direkt ins Üben einzusteigen. Bei der Übersetzung ins Deutsche war es mir ein großes Anliegen, eine ebenso praxisorientierte Klarheit zu erreichen. Ich bin Suzanne für die vielen wertvollen Gespräche sehr dankbar, sie waren dafür eine große Hilfe und haben auch dazu geführt, das Buch hier und dort inhaltlich zu schärfen, zu aktualisieren und zu erweitern.

Bei der Übersetzung geburtsspezifischer Begriffe war ich immer wieder mit dem Wandel der Zeit im deutschen Sprachgebrauch konfrontiert. Beispielsweise habe ich mich dazu entschlossen, durchgehend den Begriff ›Durchtrittsphase‹ für die zweite Phase der Geburt zu verwenden, anstatt des üblicheren, mittlerweile aber bei vielen Hebammen weniger beliebten und nicht mehr zeitgemäßen Begriffs „Austreibungsphase“. Im Englischen gibt es nichts Vergleichbares, da hier nur von erster, zweiter und dritter Phase der Geburt gesprochen wird. Anregende Gespräche mit Hebammen haben mir für solche Entscheidungen der Wortwahl wichtige Hinweise gegeben und waren eine große Hilfe. Dafür bin ich sehr dankbar.

Meinen Klientinnen und ihren Partnern möchte ich ebenfalls herzlich für ihr Vertrauen und die Bereitschaft, ihre Erfahrungen mit mir zu teilen, danken. Ihre Rückmeldungen boten mir wertvolle Informationen für den Text.

Besonderer Dank gilt auch meiner Shiatsu-Kollegin Johanna Garnitschnig, für ihr immer offenes Ohr und den wertvollen fachlichen Austausch in jeder Phase der Übersetzung. Meine Schwester Denise und ihre Familie waren ebenso eine wichtige Stütze. Besonders dankbar bin ich hier für die großzügige Bereitschaft, private Fotos zur Verfügung zu stellen.

Meinem Mann Hannes kann ich für seine bedingungslose Unterstützung und Geduld während der intensiven Arbeit an der Übersetzung gar nicht genug danken.

Alexandra Gelny
Wien, August 2016

Weiterführende Literatur

ENGLAND, Pam und HOROWITZ, Rob (1998): *Birthing from Within*. Partera Press (1. Auflage)

GASKIN, Ina May (2004): *Die selbstbestimmte Geburt – Handbuch für werdende Eltern mit Erfahrungsberichten*. Kösel-Verlag (2. Auflage 2007)

KITZINGER, Sheila (2000): *Re-discovering Birth*. Pinter & Martin, London/UK

ODENT, Michel (2010): *Geburt und Stillen: Über die Natur elementarer Erfahrungen*. C.H. Beck Verlag

STADELMANN, Ingeborg (2005): *Hebammensprechstunde*. Stadelmann-Verlag (7. überarbeitete Auflage)

YATES, Suzanne (2007): *Shiatsu für Schwangerschaft und Geburt*. Urban & Fischer Verlag/Elsevier GmbH

Adressen, die weiterhelfen

Hebammen

Auf den Webseiten der Hebammenverbände finden Sie umfangreiche Informationen und Links rund um das Thema Schwangerschaft und Geburt. Auch können Sie nach Hebammen in Ihrer Nähe (Stadt oder Region) suchen:

Deutscher Hebammenverband e.V.
Gartenstraße 26, 76133 Karlsruhe
www.hebammenverband.de

Österreichisches Hebammen-Gremium
Landstraßer Hauptstraße 71/2, A-1030 Wien
www.hebammen.at

Schweizerischer Hebammenverband
Rosenweg 25 C, CH-3000 Bern 23
www.hebammen.ch

Doulas

Doula-Geburtsbegleiterinnen nehmen eine alte Tradition wieder auf. Eine gebärende Frau wurde und wird in vielen Kulturen und Ländern von einer ihr vertrauten, geburtserfahrenen Frau begleitet. Erfahren Sie mehr unter:

www.doulas-in-deutschland.de
www.doula.at
www.doula.ch

Well Mother

Well Mother wurde in Großbritannien von Suzanne Yates gegründet und beschäftigt sich mit vielen verschiedenen Aspekten der Anwendung von Shiatsu und Massage für Schwangerschaft, Geburt und die Zeit danach. Lesen Sie mehr dazu unter:

http://www.wellmother.org/info/deutsch

Index

Danksagung der Autorin

Mit meiner ersten Schwangerschaft im Jahr 1989 wurde mir die Unterstützung von Schwangeren und ihren Partnern eine Herzensangelegenheit und so begann ich meine Arbeit als Shiatsu-Therapeutin ganz darauf auszurichten.
Meine Arbeit wurde maßgeblich inspiriert und beeinflusst durch meine langjährige Shiatsu-Lehrerin Sonia Moriceau, sowie meinem Partner Chris Wilkinson, einem Yoga-Lehrer und Homöopath. Zusammen mit Chris konzipierte ich auch die ersten Well-Mother-Seminare, um unser Wissen mit anderen zu teilen.
In den folgenden Jahren wurde meine Arbeit vertieft und bereichert durch die Begegnung mit der großen Zahl von Schwangeren und ihren Partner, die meine Kurse besuchten. Ihnen gilt mein Dank und auch den vielen Massage- und Shiatsu-Therapeuten und Hebammen, die ich seit 1997 in meiner Well-Mother Organisation unterrichtete und von deren Erfahrungen und Anregungen ich profitierte.
Nicht genug danken kann ich jedoch meinen beiden Kindern, Rosa Lia und Bram Delaney, für ihre Unterstützung. Sie haben meine Lehrtätigkeit und Schriftstellerei geduldig ertragen. Ein besonderer Dank gilt Rosa, die dieses Buch lektoriert hat und mir wertvolle Anmerkungen und Hinweise gab.

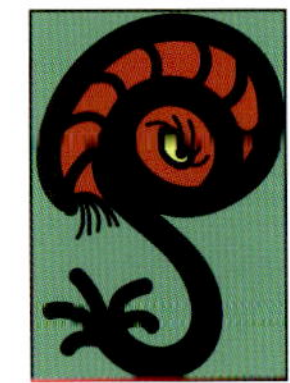

Pirmoni-Verlag
www.pirmoni.de

Bildnachweise

Fotoproduktion:
Die Fotoreihe für sämtliche Übungen stammt von:

Jules Selmes
22 Hart Road, Dorking, Surrey/ UK

Weitere Fotos:
Hannes Beran, Wien: S. 138
William Francis Brennan (Ölbild: Sea Scape, 2009), Berlin: S. 26, 27
Alexandra Gelny, Wien: S. 94 (beide Fotos)
Herbert Gspan: S. 134-135
Monika Knaden, Berlin: S. 28, 29, 116, 117, 123
Suzanne Yates, Bristol/UK: S. 6
Adobe Foto Stock: S. 30, 64, 109, 122, 123 (ganz unten)

Covermotiv: Jules Selmes

Wichtiger Hinweis